Respira

Vivir Mejor

James Nestor

Respira

La nueva ciencia de un arte olvidado

Traducción de Arnau Figueras Deulofeu

Planeta

Título original: *Breath: The New Science of a Lost Art*

Avda. Diagonal, 662-664, 08034 Barcelona (España)
www.planetadelibros.com

Diseño de la cubierta: Booket / Área Editorial Grupo Planeta
Imagen de la cubierta: Shutterstock
Primera edición en Colección Booket: septiembre de 2022
Primera edición en esta presentación: julio de 2025
Segunda impresión: octubre de 2025

Depósito legal: B. 11.666-2025
ISBN: 978-84-08-30622-1
Impreso en España

Biografía

James Nestor es periodista y escribe para medios como *Outside*, *Scientific American*, *The Atlantic*, *Dwell* y *The New York Times*. Es autor de varios libros, entre ellos *En las profundidades*, libro de ciencia del año en Amazon y finalista del premio PEN/ESPN, y *Respira*, que se ha convertido en un éxito de venta internacional. Es colaborador de distintos programas de televisión y vive en San Francisco, California.

Al transportar el aliento, la inhalación debe ser plena. Cuando es plena, tiene gran capacidad. Cuando tiene gran capacidad, puede extenderse. Cuando está extendida, puede penetrar hacia abajo. Cuando penetra hacia abajo, puede aposentarse tranquilamente. Cuando se aposenta tranquilamente, puede tener fuerza y firmeza. Cuando tiene fuerza y firmeza, puede germinar. Cuando germina, puede crecer. Cuando crece, puede replegarse hacia arriba. Cuando se repliega hacia arriba, puede llegar hasta el extremo de la cabeza. El poder secreto de la Providencia circula por arriba. El poder secreto de la Tierra circula por abajo.

El que siga esto vivirá. El que actúe en su contra perecerá.

500 antes de Cristo, inscripción sobre piedra
de los tiempos de la dinastía Zhou[1]

ÍNDICE

Para K. S.

INTRODUCCIÓN

El sitio parecía salido de Amityville: todas las paredes desconchadas, las ventanas polvorientas y unas sombras amenazantes proyectadas por la luz de la luna. Crucé la verja, subí por una escalera que chirriaba y llamé a la puerta.

Al abrirse, una mujer treintañera con las cejas pobladas y unos dientes blancos enormes me invitó a pasar. Me pidió que me quitara los zapatos y me condujo hasta un salón cavernoso, con el techo pintado de azul cielo con nubes deshiladas. Me senté junto a una ventana que repiqueteaba por la brisa y observé, gracias a una farola amarillenta, a otras personas que entraban. Un chico con ojos de prisionero. Un hombre de cara adusta con flequillo a lo Jerry Lewis. Una mujer rubia con un bindi descentrado en la frente. Entre el murmullo de pies arrastrándose y holas susurrados, un camión pasó retumbando calle abajo con «Paper Planes» a todo volumen, el inexorable himno del momento. Me quité el cinturón, me desabroché el botón superior de mis vaqueros y me puse cómodo.

Estaba allí por recomendación de mi médico, quien me había dicho: «Te vendrían bien unas clases de respiración». Unas sesiones podrían contribuir a reforzar mis deteriorados pulmones, a calmar mi mente agotada y tal vez me permitirían tomarme las cosas con cierta perspectiva.

Durante los meses anteriores había pasado una mala racha. El trabajo me estaba estresando y mi casa, de ciento treinta años de antigüedad, se estaba cayendo a pedazos. Acababa de recuperarme de una neumonía, que me había aquejado también el año anterior y el otro. Me pasaba la mayor parte del tiempo en casa respirando con dificultad, trabajando y comiendo tres veces al día del mismo cuenco mientras leía periódicos de la semana anterior encorvado en el sofá. Estaba estancado en la rutina: físicamente, mentalmente y en todo el resto. Tras unos meses viviendo de esa forma, seguí la recomendación de mi médico y me inscribí en un curso introductorio de respiración para aprender una técnica llamada Sudarshan Kriya.

A las siete de la tarde, la mujer de cejas tupidas cerró la puerta principal con llave, se sentó en medio del grupo, insertó una cinta en un radiocasete portátil maltrecho y le dio al *play*. Nos dijo que cerráramos los ojos. A través de un siseo de interferencias emanaba de los altavoces la voz de un hombre con acento indio. Era aguda, rítmica y demasiado melodiosa para sonar natural, como sacada de unos dibujos animados. La voz nos ordenaba que inspiráramos lentamente por la nariz y que después espiráramos poco a poco. Que nos concentráramos en nuestra respiración.

Repetimos este proceso durante varios minutos. Yo me estiré para alcanzar un montón de mantas y me envolví una alrededor de las piernas para que no se me enfriaran los pies debido a la corriente que había junto a la ventana. Seguí respirando, pero no pasaba nada. No me invadía la calma; no se liberaba la tensión de mis músculos. Nada.

Pasaron diez minutos o quizá veinte. Empecé a estar un poco molesto y amargado por haber decidido pasar la tarde inhalando aire polvoriento sentado en el suelo de una vieja casa de estilo victoriano. Abrí los ojos y eché un vistazo a mi alrededor. Todo el mundo tenía el mismo aspecto sombrío y aburrido. El de los ojos de prisionero parecía estar durmiendo. Jerry Lewis parecía estar tranquilizándose. La del bindi estaba sentada inmóvil con una sonrisa del Gato de Cheshire en la cara. Se me pasó por la cabeza levantarme e irme, pero no quería ser maleducado. La sesión era gratuita: a la profesora no le pagaban por estar allí. Tenía que respetar su organización benéfica. Así que cerré los ojos de nuevo, me arrebujé con la manta y seguí respirando.

Entonces ocurrió algo. Yo no era consciente de que estuviera sucediendo ninguna transformación. En ningún momento sentí que me relajara o que el enjambre de pensamientos agobiantes se alejara de mi cabeza. Pero fue como si me agarraran de un sitio y me llevaran a otra parte. Ocurrió en un instante.

La cinta se terminó y abrí los ojos. Tenía algo húmedo en la cabeza. Levanté la mano para secármelo y me di cuenta de que tenía el pelo empapado. Me pasé la mano por la cara, sentí que los ojos me picaban por el sudor y noté un sabor salado. Me miré el torso y observé manchas de sangre en el jersey y en los vaqueros. La temperatura en la sala era de unos veinte grados, mucho más fresca junto a la ventana, donde corría el aire. Todo el mundo se había cubierto con chaquetas y sudaderas para no tener frío. Pero yo, de alguna forma, había empapado mi ropa en sudor como si acabara de correr un maratón.

La profesora se acercó y me preguntó si me encontraba bien, si había estado enfermo o si tenía fiebre. Le dije que me encontraba perfectamente bien. Luego dijo algo sobre el calor corporal y cómo cada inhalación nos da energía nueva y cómo cada exhalación libera energía vieja y viciada. Intenté asimilarlo, pero me costaba concentrarme. Estaba preocupado por cómo iba a llegar en bici pedaleando casi cinco kilómetros hasta mi casa desde el barrio de Haight-Ashbury con la ropa empapada en sudor.

Al día siguiente me sentía aún mejor. Como anunciaba la sesión, tenía una sensación de calma y tranquilidad que no había experimentado desde hacía mucho tiempo. Dormí bien. Las pequeñas cosas de la vida no me preocupaban tanto. Había desaparecido la tensión de los hombros y del cuello. Aquello duró unos días hasta que la sensación fue desvaneciéndose.

¿Qué había ocurrido exactamente? ¿Cómo podía haberme provocado una reacción tan profunda estar sentado con las piernas cruzadas en una casa apestosa y respirando durante una hora?

Volví a la clase de respiración la semana siguiente: la misma experiencia, pero con menos acuosidad. No conté nada de aquello ni a mi familia ni a mis amigos. Pero me propuse entender qué había ocurrido y dediqué los siguientes años a intentar desentrañarlo.

Durante aquel periodo de tiempo, arreglé mi casa, recuperé el ánimo y encontré una pista que podría dar respuesta a mis preguntas acerca de la respiración. Fui a Grecia para escribir un reportaje sobre el buceo a pulmón libre, la antigua práctica de zambullirse decenas de metros bajo la superficie tomando aire una sola vez. Entre zambullidas, entrevisté a docenas de expertos con la esperanza de hacerme una idea de qué hacían y por qué. Quería saber cómo aquellas personas de aspecto modesto —ingenieros informáticos, ejecutivos de publicidad, biólogos y médicos— habían entrenado sus cuerpos para estar doce minutos sin tomar aire, lo que les permitía bucear hasta profundidades mucho mayores de lo que los científicos creían posible.

Al sumergirse en una piscina, la mayoría de las personas salen a la superficie habiendo descendido unos tres metros y a los pocos segundos con un pitido en los oídos. Los buceadores a pulmón libre me contaron que antes eran como «la mayoría de las personas». Su transformación fue fruto del entrenamiento: obligaron a sus pulmones a trabajar más duro, se forzaron a aprovechar las capacidades pulmonares que el resto de nosotros ignoramos. Insistían en que no eran especiales. Cualquier persona con una salud razonable y que estuviera dispuesta a echarle las horas necesarias podría sumergirse hasta treinta, sesenta o incluso noventa metros de profundidad. No importaba la edad, el peso o la genética. Para bucear a pulmón libre, decían, lo único que había que hacer era dominar el arte de la respiración.[1]

Para ellos, respirar no era un acto inconsciente; no era algo que hacían sin más. Era una fuerza, un remedio y un mecanismo mediante el cual podían alcanzar un poder casi sobrehumano.

«Hay tantas maneras de respirar como alimentos para comer —me dijo una monitora que había aguantado la respiración durante más de ocho minutos y que una vez se sumergió por debajo de los noventa metros—. Y cada manera en que respiremos afectará a nuestro cuerpo de formas distintas.» Otro buceador me contó que algunos métodos de respiración nutren nuestro cerebro, mientras que otros matan neuronas; algunos nos proporcionan salud, mientras que otros aceleran nuestra muerte.

Me contaron historias disparatadas sobre cómo habían aumentado el tamaño de sus pulmones en un 30 % mediante ciertas respiraciones. Me hablaron de un médico indio que había perdido varios kilos tan solo cambiando la manera de inhalar, y también me hablaron de otro hombre al que le inyectaron la endotoxina bacteriana *E. coli,* que luego respiró siguiendo un patrón rítmico para estimular su sistema inmunitario y que en pocos minutos destruyó las toxinas. Me hablaron de mujeres que lograron que sus cánceres remitieran y de monjes que podían derretir círculos de nieve alrededor de sus cuerpos desnudos a lo largo de varias horas. Todo aquello parecían chaladuras.

Durante las horas en que descansaba de la investigación subacuática —normalmente tarde por la noche—, leía montones de libros sobre el tema. ¿Seguro que alguien había estudiado los efectos de esta respiración consciente en los marineros de agua dulce? ¿Seguro que alguien había corroborado las fantásticas historias de los buceadores a pulmón libre, que empleaban la respiración para perder peso, mejorar la salud y alargar la longevidad?

Encontré material para llenar una biblioteca. El problema era que las fuentes tenían cientos —a veces miles— de años de antigüedad.

Siete libros del taoísmo chino que se remontaban a alrededor del año 400 antes de Cristo se centraban exclusivamente en la respiración,[2] en cómo nos podía matar o curar dependiendo de cómo la usáramos. Aquellos textos contenían instrucciones detalladas sobre cómo regular la respiración, ralentizarla y cómo aguantar el aire y tragarlo. Incluso antes, los hindúes consideraban que aliento y espíritu eran lo mismo, y describieron prácticas sofisticadas que pretendían equilibrar la respiración y preservar tanto la salud física como la mental. Luego estaban los budistas, que usaban la respiración no solo para alargar la vida, sino también para alcanzar niveles superiores de conciencia. La respiración, para todas aquellas personas, para todas aquellas culturas, era una medicina poderosa.

«Así pues, el sabio que nutre su vida perfecciona la forma y alimenta su respiración», dice un antiguo texto taoísta.[3] «¿Acaso no es evidente?»

No del todo. Busqué algún tipo de verificación de esas afirmaciones en estudios más recientes sobre neumología, la disciplina médica que se ocupa de los pulmones y el tracto respiratorio, pero no encontré prácticamente nada. Según lo que encontré, la técnica respiratoria no era algo importante. Muchos médicos, investigadores y científicos que entrevisté confirmaron esta posición.[4] Veinte veces por minuto, diez veces, por la boca, por la nariz o por un tubo respiratorio: no tenía ninguna importancia. De lo que se trata es de tomar aire y dejar que el cuerpo haga el resto.

Para entender cómo la respiración es vista por los profesionales modernos de la medicina, pensad en vuestro último chequeo. Es probable que vuestro médico os tomara la presión arterial, el pulso y la temperatura, que os pusiera un estetoscopio sobre el pecho para evaluar la salud de vuestro corazón y vuestros pulmones. Puede que os preguntara por vuestra dieta, si tomáis vitaminas, si estáis estresados en el trabajo. ¿Problemas de digestión? ¿Qué tal el sueño? ¿Están empeorando las alergias estacionales? ¿Asma? ¿Qué hay de aquellos dolores de cabeza?

Pero el médico probablemente nunca os examinó el tracto respiratorio. Nunca comprobó el equilibrio entre oxígeno y dióxido de carbono en vuestro torrente sanguíneo. La manera de respirar y la calidad de cada bocanada no estaban en el menú de la revisión.

Sin embargo, si hacemos caso a los buceadores a pulmón libre y a los textos antiguos, la manera como respiramos repercute en todo. ¿Cómo puede la respiración ser tan importante y a la vez tan irrelevante?

Seguí indagando y poco a poco empezó a vislumbrarse una historia. Descubrí que yo no era el único que había empezado recientemente a plantearse esas preguntas. Mientras hojeaba textos y entrevistaba a buceadores y a superrespiradores, científicos de Harvard, Stanford y otras instituciones de prestigio confirmaban algunas de las historias más disparatadas que había oído. Pero su trabajo no tenía lugar en laboratorios de neumología. Me enteré de que los neumólogos se centran principalmente en enfermedades específicas de los pulmones: el neumotórax, el cáncer o el enfisema. «Nosotros tratamos emergencias —me contó un neumólogo veterano—. Así es como funciona el sistema.»

No, aquellas investigaciones sobre la respiración han tenido lugar en otras partes: en las excavaciones lodosas de antiguos sitios funerarios, en las cómodas sillas de clínicas dentales y en las salas acolchadas de hospitales psiquiátricos. No son el tipo de sitio donde esperaríais encontrar investigaciones avanzadas sobre el funcionamiento biológico.

Pocos de esos científicos empezaron estudiando la respiración. Pero de algún modo, de alguna forma, la respiración se interpuso en sus caminos. Descubrieron que nuestra capacidad de respirar ha cambiado durante los largos procesos de la evolución humana y que la manera en que respiramos ha empeorado notablemente desde los albores de la Revolución Industrial. Descubrieron que el 90 % de nosotros —muy probablemente yo, vosotros y casi todas las personas que conocéis— respiramos de forma incorrecta y que este defecto está o bien causando o bien agravando una lista interminable de enfermedades crónicas.

En un tono más alentador, algunos de esos investigadores también exponían que muchas enfermedades modernas —el asma, la ansiedad, el trastorno por déficit de atención con hiperactividad (TDAH) y la psoriasis, entre otras— podrían o reducirse o revertirse simplemente cambiando la manera en que inspiramos y espiramos.

Esos trabajos estaban transformando drásticamente creencias que se habían dado por sentadas durante mucho tiempo en la ciencia médica occidental. Sí, respirar siguiendo distintos patrones podía influenciar realmente nuestro peso corporal y nuestra salud en general. Sí, la manera como respiramos realmente afecta al tamaño y al funcionamiento de nuestros pulmones. Sí, respirar nos permite penetrar en nuestro propio sistema nervioso, controlar la respuesta inmunitaria y restablecer la salud. Sí, cambiar la manera de respirar nos ayudará a vivir más años.

Da igual lo que comamos, cuánto ejercicio hagamos, cuán resistentes sean nuestros genes, lo delgados o jóvenes o sabios que seamos: nada de esto importará a menos que respiremos correctamente. Esto es lo que descubrieron aquellos investigadores. El pilar que le falta a la salud es la respiración. Todo empieza por aquí.

. . .

Este libro es una aventura científica por el arte y la ciencia olvidados de la respiración. Explora la transformación que se produce dentro de nuestros cuerpos cada 3,3 segundos, el tiempo que se tarda de media en inhalar y exhalar. Explica cómo los miles de millones de moléculas que aspiramos con cada bocanada han construido nuestros huesos, recubrimientos de músculos, sangre, cerebros y órganos, y repasa la ciencia emergente de cómo estos pedacitos microscópicos influenciarán nuestra salud y felicidad mañana, la semana que viene, el próximo mes, el año que viene y las décadas por venir.

Lo llamo un *arte olvidado* porque gran parte de estos descubrimientos no son nuevos en absoluto. La mayoría de las técnicas que exploraré hace cientos —a veces miles— de años que están ahí. Fueron creadas, documentadas, olvidadas y descubiertas en otra cultura y en otra época, y luego fueron olvidadas de nuevo. Así sucedió durante siglos.

Muchos de los pioneros de esta disciplina no eran científicos. Eran remendadores, una suerte de grupo malvado al que yo llamo *pulmonautas,* que dieron con los poderes de la respiración porque nada más podía ayudarlos. Eran cirujanos de la guerra civil norteamericana, peluqueros franceses, cantantes de ópera anarquistas, místicos indios, irascibles entrenadores de natación, cardiólogos ucranianos de rostro adusto, atletas olímpicos checoslovacos y directores de coros de Carolina del Norte.

Pocos de esos pulmonautas alcanzaron gran fama o respeto en vida, y cuando murieron sus investigaciones quedaron soterradas y dispersadas. Fue incluso más fascinante descubrir que, durante los últimos años, sus técnicas han sido redescubiertas, analizadas y demostradas científicamente. Los frutos de estas investigaciones, antaño marginales y a menudo olvidadas, ahora están redefiniendo el potencial del cuerpo humano.

Pero ¿por qué necesito aprender a respirar? Si llevo respirando toda mi vida...

Esta pregunta, que quizá os estaréis haciendo, ha ido apareciendo desde que empecé mis investigaciones. Para perjuicio nuestro, suponemos que respirar es una acción pasiva, simplemente algo que hacemos: respirar, vivir; dejar de respirar, morir. Pero respirar no es una acción binaria. Y cuanto más me he sumergido en este asunto, mayor se ha vuelto mi compromiso personal por compartir esta verdad fundamental.

Como la mayor parte de los adultos, yo también he sufrido multitud de problemas respiratorios en mi vida. Esto es lo que me trajo a la clase de respiración hace años. Y al igual que la mayoría de la gente, me di cuenta de que ningún fármaco para la alergia, ningún inhalador, ninguna mezcla de suplementos ni ninguna dieta me sirvieron de mucho. En definitiva, fue una nueva generación de pulmonautas quien me proporcionó una cura, y luego me proporcionó muchísimo más.

El lector medio tardará unas diez mil respiraciones en leer desde aquí hasta el final del libro. Si he hecho mi trabajo correctamente, empezando ahora, con cada bocanada de aire que toméis, entenderéis mejor la respiración y cuál es la mejor manera de llevarla a cabo. Veinte veces por minuto, diez veces, por la boca, por la nariz, por traqueotomía o por un tubo respiratorio, no todo es lo mismo. Cómo respiramos importa de verdad.

A vuestra milésima respiración, entenderéis por qué los humanos modernos son la única especie con dientes torcidos de forma crónica y por qué esto es relevante para la respiración. Sabréis cómo nuestra capacidad de respirar se ha deteriorado a lo largo de los años y por qué nuestros ancestros cavernícolas no roncaban. Habréis seguido a dos hombres de mediana edad en su paso por un estudio pionero y masoquista de veinte días en la Universidad de Stanford para poner a prueba la tradicional creencia de que la vía por la que respiramos —nariz o boca— no tiene repercusiones. Parte de lo que aprenderéis os arruinará días y noches, especialmente si roncáis. Pero en vuestras siguientes respiraciones encontraréis remedios.

A vuestra respiración tres mil, sabréis los elementos básicos de la respiración reparadora. Estas técnicas largas y lentas están abiertas a todo el mundo: viejos y jóvenes, enfermos y sanos, ricos y pobres. Se han practicado en el hinduismo, el budismo, el cristianismo y otras religiones durante miles de años, pero hasta tiempos recientes no hemos aprendido cómo pueden reducir la presión arterial, potenciar el rendimiento deportivo y equilibrar el sistema nervioso.

En la respiración seis mil, os habréis adentrado en la tierra de la respiración seria y consciente. Viajaréis por la boca y la nariz, descenderéis hasta los pulmones y conoceréis a un pulmonauta de mediados de siglo que curó el enfisema a veteranos de la Segunda Guerra Mundial y entrenó a velocistas olímpicos para que ganasen medallas de oro, todo ello aprovechando el poder de la exhalación.

Cuando llevéis ocho mil respiraciones, habréis llegado a una profundidad aún mayor dentro del cuerpo con tal de aprovechar el sistema nervioso. Descubriréis el poder de la hiperventilación. Conoceréis a pulmonautas que usaron la respiración para fortalecer columnas vertebrales escolióticas, para mitigar enfermedades autoinmunes y para sobrecalentarse en temperaturas bajo cero. Nada de eso parece posible y, aun así —como veréis—, lo es. A lo largo del camino, también seguiréis mi recorrido de aprendizaje, en el que intenté entender lo que me pasó en aquella casa victoriana hace diez años.

Para la respiración diez mil —ya al final del libro—, vosotros y yo sabremos cómo el aire que entra en nuestros pulmones afecta cada momento de nuestra vida y cómo podemos aprovechar todo su potencial hasta nuestro último aliento.

Este libro explorará muchas cosas: la evolución, la historia de la medicina, la bioquímica, la fisiología, la física, la resistencia atlética y mucho más. Pero, sobre todo, os explorará a vosotros.

Según la ley de los promedios, tomaréis aire seiscientos setenta millones de veces a lo largo de vuestra vida. Puede que hayáis tomado ya la mitad. Puede que estéis en la respiración 669.000.000. O tal vez os gustaría tomar aire unos cuantos millones de veces más.

Parte uno

EL EXPERIMENTO

Uno

LOS PEORES RESPIRADORES DEL REINO ANIMAL

El paciente llegó, pálido y aletargado, a las 9.32 de la mañana. Hombre, de mediana edad, ochenta kilos. Parlanchín y simpático, pero visiblemente angustiado. Dolor: ninguno. Fatiga: un poco. Nivel de ansiedad: moderado. Temor ante la progresión y el desarrollo de futuros síntomas: alto.

El paciente informó de que había crecido en un entorno moderno en un barrio residencial, le habían dado biberones a partir de los seis meses y lo habían alimentado con potitos. La falta de masticación asociada a esa dieta blanda dificultó el desarrollo óseo de sus arcos dentales y de las cavidades sinusales,[1] lo cual condujo a una congestión nasal crónica.

A los quince años el paciente subsistía mediante comida altamente procesada aún más blanda, consistente mayoritariamente en pan blanco, zumos de frutas edulcorados, verduras en conserva, bistecs congelados de la marca Steak-umm, bocatas con queso Velveeta, tacos de microondas, pastelitos Sno Ball de la marca Hostess y barritas Reggie! Su boca estaba tan poco desarrollada que no podía alojar sus treinta y dos dientes permanentes; incisivos y caninos crecieron torcidos, lo cual requirió extracciones, ortodoncia, contenciones y un aparato extraoral de refuerzo. Tres años de ortodoncia empequeñecieron aún más su boca ya de por sí pequeña, de modo que la lengua ya no encajaba bien entre los dientes. Cuando la sacaba, lo cual hacía a menudo, en los lados se veían unas marcas, signo que anticipaba el roncar.

A los diecisiete le arrancaron cuatro muelas del juicio impactadas, lo cual redujo aún más el tamaño de su boca al tiempo que aumentaba su probabilidad de desarrollar el atragantamiento nocturno crónico conocido como *apnea del sueño.*[2] Al llegar a la veintena y a la treintena, su respiración se volvió más laboriosa y disfuncional y las vías respiratorias se le obstruyeron más. Su cara siguió un patrón de crecimiento vertical que le hizo desarrollar ojos caídos, mejillas blandas, una frente inclinada y una nariz prominente.

Esa boca, garganta y cráneo poco desarrollados y atrofiados, desafortunadamente, son los míos.

Estoy tumbado en la silla de exploración del Centro de Cirugía de Cabeza y Cuello del Departamento de Otorrinolaringología de la Universidad de Stanford mirándome a mí mismo, mirando dentro de mí. Durante los últimos minutos el doctor Jayakar Nayak, experto en cirugía nasal y sinusal, me ha estado metiendo con cuidado una cámara endoscópica por la nariz. Se ha adentrado tanto en mi cabeza que la cámara ha salido por el otro lado, en mi garganta.

«Di iiiii», dice el doctor. Nayak tiene una corona de pelo negro y lleva unas gafas cuadradas, unas deportivas con amortiguación y una bata blanca. Pero no estoy mirando su ropa o su cara. Yo llevo unas gafas de vídeo en las que veo en tiempo real el viaje a través de las dunas onduladas, las ciénagas pantanosas y las estalactitas que hay dentro de mis senos nasales gravemente dañados. Trato de no toser, atragantarme ni tener arcadas mientras el endoscopio desciende retorciéndose.

«Di iiiii», repite Nayak. Yo lo hago y miro cómo el tejido blando que hay alrededor de mi laringe, rosa y carnoso y cubierto de baba, se abre y se cierra como una flor de Georgia O'Keeffe a cámara lenta.

No es un crucero placentero. Veinticinco mil trillones de moléculas (un doscientos cincuenta seguido de veinte ceros)[3] hacen esta misma travesía dieciocho veces por minuto, veinticinco mil veces al día. He venido aquí para ver, sentir y aprender por dónde se supone que ese aire va a entrar en nuestros cuerpos. Y he venido para decir adiós a mi nariz para los próximos diez días.

Durante el siglo pasado, la creencia predominante en la medicina occidental era que la nariz era, más o menos, un órgano secundario. Se creía que debíamos respirar por la nariz dentro de lo posible, pero que, si no se podía, no pasaba nada. Para eso estaba la boca.

Muchos médicos, investigadores y científicos todavía defienden esta posición. Hay veintisiete departamentos en los Institutos Nacionales de Salud de los Estados Unidos (NIH, en inglés) dedicados a los pulmones, los ojos, las enfermedades de la piel, los oídos, etc. La nariz y los senos no están representados en ninguno de ellos.

Nayak cree que esto es absurdo. Él es el jefe de investigación rinológica de Stanford. Dirige un laboratorio de renombre internacional centrado exclusivamente en comprender el poder oculto de la nariz. Nayak ha descubierto que esas dunas, estalactitas y ciénagas que hay dentro de la cabeza humana orquestan múltiples funciones para el cuerpo. Funciones vitales. «¡Esas estructuras están ahí por alguna razón!», me dijo antes. Nayak tiene una especial reverencia para con la nariz, que cree que en buena medida es una parte del cuerpo mal entendida y minusvalorada. Por eso le interesa tanto ver qué le ocurre a un cuerpo que funciona sin una nariz. Y esto es justo lo que me trajo aquí.

A partir de hoy, pasaré las próximas doscientas cincuenta mil respiraciones con tapones de silicona bloqueándome los orificios nasales y con cinta quirúrgica encima de los tapones para impedir que entre o salga de mi nariz siquiera una mínima cantidad de aire. Respiraré solamente por la boca, un experimento cruel que será agotador y horrible, pero que tiene un objetivo claro.

Un 40 % de la población actual padece obstrucción nasal crónica y cerca de la mitad de nosotros respiramos habitualmente por la boca;[4] mujeres y niños son quienes lo sufren más. Hay muchas causas: del aire seco al estrés, de la inflamación a las alergias, de la contaminación a los fármacos.[5] Pero gran parte de la culpa, como pronto descubriré, puede atribuirse al edificio, en decrecimiento constante, que hay en la parte delantera del cráneo humano.

Cuando la boca no crece hasta ser lo suficientemente ancha,[6] el paladar tiende a aumentar hacia arriba y no hacia fuera, y de este modo forma lo que se llama *paladar en forma de V* o *arqueado*. El crecimiento hacia arriba impide el desarrollo de la cavidad nasal, lo que la hace encoger y que afecta a las delicadas estructuras que hay dentro de la nariz. Un espacio nasal reducido provoca obstrucción y dificulta el paso del aire. En conjunto, los humanos tienen la triste distinción de ser la especie más taponada de la Tierra.

Yo debería saberlo. Antes de examinar mis cavidades nasales, Nayak sacó una radiografía de mi cabeza que nos permitió obtener una vista en sección de todas las grietas y recovecos de mi boca, senos y vías respiratorias superiores.

«Tienes... algo», dijo. No tenía únicamente un paladar en forma de V, sino también una obstrucción «grave» del orificio nasal izquierdo causada por un tabique «gravemente» desviado. Mis senos también estaban plagados de una gran cantidad de deformidades llamadas *concha bullosa*. «Es muy poco común», dijo Nayak. Era una de esas expresiones que nadie quiere oír en boca de un médico.

Mis vías respiratorias eran un desastre tal que a Nayak le asombró que no hubiera sufrido aún más infecciones y problemas respiratorios de los que sufrí de niño. Pero estaba bastante seguro de que en el futuro podría tener cierto grado de problemas respiratorios graves.

A lo largo de los siguientes diez días de respiración forzada por la boca, me meteré dentro de una suerte de bola de cristal mucosa que amplificará y acelerará los efectos perniciosos en mi respiración y en mi salud, que no dejarán de empeorar a medida que envejezca. Pondré mi cuerpo en un estado que ya conoce, que la mitad de la población conoce, pero multiplicándolo muchas veces.

«Vale, ahora quédate quieto», dice Nayak. Agarra una aguja

de acero con un cepillo metálico en el extremo, del tamaño aproximado de un cepillo para el rímel. Pienso yo: «No irá a meterme esa cosa en la nariz...». Pero unos segundos más tarde hace justamente eso.

Por las gafas de vídeo observo cómo Nayak maniobra para hacer entrar el cepillo a mayor profundidad. Sigue deslizándolo hasta que ya no está en mi nariz, ya no juguetea con mis pelos de la nariz, sino que está serpenteando por el interior de mi cabeza a unos cuantos centímetros de profundidad. «Quieto, quieto», dice el doctor.

Cuando se congestiona la cavidad nasal, disminuye la circulación del aire y aparecen bacterias. Estas bacterias se reproducen y pueden causar infecciones, catarros y más congestión. La congestión engendra congestión, lo cual no nos da otra opción que respirar habitualmente por la boca. Nadie sabe cuán tempranamente ocurre esta lesión. Nadie sabe con qué rapidez las bacterias se acumulan en una cavidad nasal obstruida. Nayak tiene que recoger un cultivo de mi tejido nasal profundo para averiguarlo.

Hago una mueca de dolor al ver cómo retuerce el cepillo a mayor profundidad, lo gira y se lleva una capa de mugre. A esta altura de la nariz, los nervios están diseñados para sentir el sutil flujo aéreo y leves modulaciones en la temperatura del aire, no cepillos de acero. Aunque ha untado una sustancia anestésica en el cepillo, lo noto igualmente. A mi cerebro le cuesta mucho saber exactamente qué hacer, cómo reaccionar. Es difícil de explicar, pero la sensación es como si alguien estuviera pinchando a un gemelo siamés que existe en algún lugar fuera de mi propia cabeza.

«Es una de las cosas que nunca pensaste que ibas a hacer con tu vida», dice Nayak riendo, y luego mete la punta sangrante del cepillo en un tubo de ensayo. Comparará las doscientas mil células de mis senos con otra muestra tomada dentro de diez días para ver cómo la obstrucción nasal afecta al crecimiento bacteriano. Sacude el tubo de ensayo, se lo da a su ayudante y me indica educadamente que me quite las gafas y que haga sitio para el próximo paciente.

El paciente número dos está apoyado en la ventana y hace

fotos con el móvil. Tiene cuarenta y nueve años, la piel muy bronceada, el pelo cano y unos ojos azul Pitufo, y lleva unos vaqueros beis inmaculados y unos mocasines de piel sin calcetines. Se llama Anders Olsson y ha viajado ocho mil kilómetros desde Estocolmo, en Suecia. Como yo, ha apoquinado más de cinco mil dólares para participar en el experimento.

Había entrevistado a Olsson varios meses antes tras encontrar su sitio web. Tenía todas las señales de alerta de las estafas: fotos de un banco de imágenes de mujeres rubias haciendo poses heroicas en cimas de montañas, colores de neón, un uso desenfrenado de los signos de exclamación y tipografías de fantasía. Pero Olsson no era un personaje excéntrico. Había pasado diez años recopilando y llevando a cabo investigaciones científicas serias. Había escrito decenas de publicaciones y se había autopublicado un libro en el que explicaba la respiración partiendo del nivel subatómico, todo ello con referencias a cientos de estudios. También se había convertido en uno de los terapeutas de la respiración más respetados y populares de Escandinavia y había ayudado a miles de pacientes a curarse mediante el sutil poder de una respiración saludable.

Cuando mencioné, durante una de nuestras conversaciones por Skype, que iba a estar respirando por la boca a lo largo de diez días para un experimento, a Olsson le dio un escalofrío. Cuando le pregunté si quería participar, rechazó la oferta. «No quiero —declaró—. Pero tengo curiosidad.»

Ahora, meses después, Olsson deja caer su cuerpo afectado por el *jet lag* encima de la silla de la consulta, se pone las gafas de vídeo y toma una de sus últimas bocanadas nasales para las próximas doscientas cuarenta horas. A su lado, Nayak hace girar el endoscopio de acero de la misma forma que un batería de heavy metal trata su baqueta. «Vale, echa la cabeza hacia atrás», dice Nayak. Un giro de muñeca, un estiramiento de cuello y Nayak se adentra en las profundidades.

El experimento está programado en dos fases. La fase uno consiste en taponarnos la nariz e intentar que vivamos nuestra vida cotidiana. Comeremos, haremos ejercicio y dormiremos como siempre, pero lo haremos respirando solo por la boca. En la fase dos, comeremos, beberemos, haremos ejercicio y dormiremos como durante la fase uno, pero respiraremos por la nariz y practicaremos varias técnicas de respiración durante el día.

Entre ambas fases volveremos a Stanford y repetiremos los test que nos acaban de hacer: gasometría arterial, indicadores inflamatorios, niveles hormonales, olfato, rinometría y funcionamiento pulmonar, entre otras. Nayak comparará los datos y verá qué cambios hubo —si los hubo— en nuestros cerebros y cuerpos al modificar la forma de respirar.

Mis amigos me dedicaron una buena cantidad de soplidos de desaprobación cuando les hablé del experimento. «¡No lo hagas!», me alertaron algunos aficionados al yoga. Pero la mayoría simplemente se encogieron de hombros. «Yo llevo diez años sin respirar por la nariz», me dijo un amigo que había padecido alergias durante la mayor parte de su vida. Todos los demás dijeron el equivalente de «¿Qué problema hay? Respirar es respirar».

¿Lo es? Olsson y yo pasaremos los próximos veinte días averiguándolo.

. . .

Hace un tiempo, unos cuatro mil millones de años,[7] nuestros antepasados más remotos aparecieron sobre unas rocas. Entonces éramos pequeños, una bola microscópica de lodo. Y teníamos hambre. Necesitábamos energía para vivir y multiplicarnos. Así que encontramos la manera de comer aire.

En ese momento, la atmósfera contenía mayoritariamente dióxido de carbono, que no es el mejor combustible, pero funcionaba bastante bien. Aquellas primeras versiones de nosotros aprendieron a tomar este gas, a descomponerlo y a escupir lo que sobraba: oxígeno. Durante los siguientes miles de millones de años, aquellas babas primigenias siguieron haciendo esto, comiendo más gas, creando más lodo y excretando más oxígeno.

Luego, hace unos dos mil millones y medio de años, había

tanto oxígeno sobrante en la atmósfera que un antepasado carroñero se puso a usarlo.[8] Aprendió a engullir aquel oxígeno sobrante y a excretar dióxido de carbono: el primer ciclo de la vida aeróbica.

Resultó que el oxígeno producía dieciséis veces más energía que el dióxido de carbono.[9] Las formas de vida aeróbica aprovecharon este impulso para evolucionar, para dejar atrás las rocas cubiertas de lodo y hacerse más grandes y más complejas. Se arrastraron hasta la tierra, se sumergieron en las profundidades del mar y echaron a volar por el aire. Se convirtieron en plantas, árboles, pájaros, abejas y los primeros mamíferos.

Los mamíferos desarrollaron hocicos para calentar y purificar el aire, gargantas para guiar el aire hasta los pulmones y una red de bolsitas que extraen el oxígeno de la atmósfera y lo transfieren a la sangre. Las células aeróbicas que se agarraban a rocas pantanosas muchos eones atrás ahora conformaban los tejidos de los cuerpos de los mamíferos. Esas células tomaban oxígeno de nuestra sangre y devolvían dióxido de carbono, que viajaba de vuelta a las venas, atravesaba los pulmones y terminaba en la atmósfera: el proceso de respirar.

La capacidad de respirar tan eficientemente de maneras muy diversas —consciente e inconscientemente; rápido, lento y todo lo contrario— permitió a nuestros antepasados mamíferos capturar presas, escapar de depredadores y adaptarse a distintos entornos.

Todo iba de perlas hasta hace alrededor de un millón y medio de años, cuando las vías por las que tomábamos y expulsábamos aire empezaron a cambiar y a agrietarse. Aquello supuso un cambio que, más adelante en la historia, afectaría a la respiración de todos los seres humanos del planeta.

Yo había notado estas grietas durante gran parte de mi vida, y es probable que vosotros también las hayáis notado: narices congestionadas, ronquidos, cierto grado de resoplidos, asma, alergias y muchas cosas más. Siempre había pensado que eran una parte normal del hecho de ser humano. Prácticamente todas las personas que conocía sufrían algún problema u otro.

Pero al final me di cuenta de que estos problemas no se desarrollaban arbitrariamente. Había algo que los causaba. Y las respuestas podían encontrarse en una característica humana común y familiar.

Unos meses antes del experimento en Stanford, fui a Filadelfia para visitar a la doctora Marianna Evans, una ortodoncista e investigadora en odontología que había dedicado los años anteriores a analizar la boca de cráneos humanos, tanto antiguos como modernos. Estábamos en el sótano del Museo de Arqueología y Antropología de la Universidad de Pensilvania, rodeados por varios cientos de especímenes. Cada uno tenía grabada una inscripción con letras y números y se le había estampado su «raza»: beduino, copto, árabe de Egipto, negro nacido en África. Había prostitutas brasileñas, esclavos árabes y prisioneros persas. El espécimen más famoso, según me contaron, era un prisionero irlandés que había sido ahorcado en 1824 por matar y comerse a compañeros presos.

Los cráneos tenían un rango de entre doscientos y miles de años de antigüedad. Formaban parte de la Colección Morton, que lleva el nombre de un científico racista llamado Samuel Morton, quien a partir de la década de 1830 recogió esqueletos en un intento fracasado de demostrar la superioridad de la raza blanca. El único resultado positivo del trabajo de Morton son los cráneos que acumuló a lo largo de tantos años, que ahora ofrecen una instantánea de qué aspecto tenía la gente y cómo respiraba.

Donde Morton afirmaba ver razas inferiores y «degradación» genética, Evans descubrió algo cercano a la perfección. Para mostrar a lo que se refería, la dentista se dirigió a una vitrina y sacó un cráneo etiquetado como *parsee* —persa— de detrás del cristal protector. Se limpió un poco de polvo óseo de encima de la manga del jersey de cachemira y pasó una uña perfectamente recortada a lo largo de la mandíbula y la cara del cráneo.

«Estas partes son el doble de grandes que hoy en día», dijo con un acento ucraniano entrecortado. Señalaba las aberturas nasales, los dos agujeros que conectan los senos con la parte posterior de la garganta. Dio la vuelta al cráneo, de forma que nos estaba mirando fijamente. «Son muy anchas y pronunciadas», dijo en tono de aprobación.

Evans y su compañero de investigación, el doctor Kevin Boyd, un dentista pediátrico que trabaja en Chicago, han dedicado los últimos cuatro años a radiografiar más de cien cráncos de la Colección Morton y a calcular los ángulos desde la punta de la oreja hasta la nariz y desde la frente hasta el mentón. Estas medidas —llamadas *plano de Fráncfort* y *perpendicular N*— muestran la simetría de cada espécimen, lo bien proporcionada que era su boca en relación con la cara, la nariz respecto al paladar y, en gran parte, lo bien que los individuos a quienes pertenecían dichos cráneos debieron de respirar.

Todos los cráneos antiguos eran idénticos al ejemplar persa. Todos tenían unas enormes mandíbulas orientadas hacia delante. Tenían cavidades sinusales amplias y bocas anchas. Y, extrañamente, aunque ninguno de aquellos individuos antiguos usara nunca hilo dental, ni se cepillara los dientes, ni acudiera al dentista, todos tenían los dientes rectos.[10]

El crecimiento facial hacia delante y las grandes bocas también creaban unas vías aéreas más anchas. Muy probablemente, aquellas personas nunca roncaban ni padecían apnea del sueño, sinusitis ni muchos otros problemas respiratorios crónicos que afectan a las poblaciones modernas. No los padecían porque no podían. Tenían la boca demasiado grande y las vías respiratorias demasiado anchas para que algo las bloqueara. Respiraban con facilidad. Casi todos los humanos antiguos compartían esta estructura hacia adelante: no solo en la Colección Morton, sino en todos los rincones del mundo. Esto se mantuvo vigente desde la aparición del *Homo sapiens,* hace unos trescientos mil años, hasta hace algunos cientos de años.

Posteriormente, Evans y Boyd compararon los cráneos antiguos con los cráneos modernos de sus propios pacientes y de otros individuos. Todos los cráneos modernos tenían el patrón de crecimiento opuesto, es decir, los ángulos del plano de Fráncfort y la perpendicular N estaban invertidos: las barbillas habían retrocedido por detrás de la frente, las mandíbulas se habían echado para atrás y los senos se habían encogido. Todos los cráneos modernos presentaban dientes torcidos en algún grado.

De las cinco mil cuatrocientas especies de mamíferos que hay en el planeta, ahora los humanos son los únicos que tienen sistemáticamente la mandíbula desalineada y sufren sobremordida, submordida e irregularidad dental, una dolencia llamada formalmente *maloclusión*.

Para Evans, aquello planteaba una cuestión fundamental: «¿Por qué evolucionamos para ponernos enfermos?», se preguntó en voz alta. Volvió a meter el cráneo persa dentro de la vitrina y sacó otro con la etiqueta *Saccard*. Su perfecta forma facial era una imagen invertida de los demás. «Esto es lo que estamos intentando averiguar», dijo Evans.

Evolución no siempre significa progreso, me dijo Evans. Significa cambio. Y la vida puede cambiar a mejor o a peor. Actualmente, el cuerpo humano está cambiando de maneras que no tienen nada que ver con la «supervivencia de los más aptos». En lugar de eso, estamos adoptando y transmitiendo características que van en detrimento de nuestra salud. Este concepto, llamado *desevolución*, popularizado por el biólogo de la Universidad de Harvard Daniel Lieberman,[11] explica por qué nos duelen la espalda o los pies y por qué nuestros huesos son cada vez más frágiles. La desevolución también ayuda a explicar por qué respiramos tan mal.

Para entender cómo sucedió todo eso y por qué, Evans me dijo que teníamos que remontarnos a hace tiempo. Mucho tiempo. A antes de que el *Homo sapiens* ni siquiera fuera *sapiens*.

. . .

Qué criaturas tan extrañas. En medio de la alta hierba de la sabana, con los brazos larguiruchos y los codos puntiagudos, mirando al mundo ancho y salvaje con unas frentes que parecían viseras peludas. Mientras la brisa mecía la hierba, nuestros orificios nasales —del tamaño de una gominola— se abrían, por encima de nuestras bocas con el mentón poco definido, y recogían los aromas que traía el viento.

Eso ocurría hace 1,7 millones de años, cuando el primer antepasado humano, el *Homo habilis,* deambulaba por las costas orientales de África. Ya hacía tiempo que habíamos dejado los árboles, habíamos aprendido a andar sobre nuestras piernas y nos habíamos entrenado para usar el pequeño «dedo» del interior de la mano, a voltearlo para lograr un pulgar oponible. Usábamos ese pulgar y los dedos para agarrar cosas, para arrancar plantas, raíces y hierbas de la tierra y para construir herramientas de caza hechas de piedra que eran lo suficientemente afiladas como para cortar lenguas de antílopes y separar la carne de los huesos.[12]

Comer esa dieta cruda requería mucho tiempo y esfuerzo. Así que juntábamos piedras y despeñábamos presas contra las rocas. Ablandar la comida —especialmente la carne— nos ahorraba parte del esfuerzo de digerir y masticar, lo cual nos permitía ahorrar energía.[13] Y esa energía extra la empleamos para desarrollar un cerebro más grande.

Cocinar los alimentos fue algo aún mejor.[14] Hace unos ochocientos mil años,[15] empezamos a procesar la comida con el fuego, lo cual aportaba una cantidad enorme de calorías adicionales. Nuestros grandes intestinos, que ayudaban a descomponer frutas y hortalizas duras y fibrosas, se encogieron considerablemente con esa nueva dieta, y solo este cambio nos permitió ahorrar aún más energía.[16] Un ancestro más moderno, el *Homo erectus,* lo usó para desarrollar un cerebro todavía más grande: un asombroso crecimiento de un 50 % con respecto al cerebro de los antepasados *habilis.*[17]

Empezamos a parecernos menos a los simios y más a los humanos. Si pudierais agarrar a un *Homo erectus,* ponerle un traje de Brooks Brothers y colocarlo en el metro, probablemente nadie se daría cuenta.[18] Estos ancestros antiguos eran lo suficientemente parecidos a nosotros en términos genéticos que podrían dar a luz a nuestros hijos.

La innovación de machacar y cocinar la comida, sin embargo, tuvo consecuencias. El cerebro, en rápido crecimiento, necesitaba espacio para extenderse y lo tomó de la parte delantera de nuestra cara, que albergaba los senos, la boca y las vías respiratorias. Con el tiempo, los músculos del centro de la cara se aflojaron y los huesos de la mandíbula se debilitaron y se volvieron más finos. La cara se acortó y la boca se empequeñeció, lo cual dejó una protuberancia ósea que sustituía el hocico aplastado de nuestros ancestros. Esta nueva característica era únicamente nuestra y nos distinguía de los demás primates: la nariz prominente.

El problema era que esta nariz más pequeña, en posición vertical,[19] era menos eficiente al filtrar el aire y nos exponía a más patógenos y bacterias transportados por el aire. Unos senos y boca más pequeños también redujeron el espacio que hay en nuestra garganta. Cuanto más cocinábamos y más comida blanda y rica en calorías consumíamos, más grandes eran nuestros cerebros y más estrechas se volvían nuestras vías respiratorias.[20]

El *Homo sapiens* surgió en la sabana africana hace cerca de unos trescientos mil años. Estábamos junto a una camarilla de otras especies humanas: el *Homo heidelbergensis,* una criatura robusta que construía refugios y perseguía caza mayor en lo que es actualmente Europa; el *Homo neandertalensis* (los neandertales), con su nariz enorme y unas extremidades achaparradas, que aprendió a confeccionar ropa y a prosperar en ambientes gélidos;[21] y el *Homo naledi,*[22] un retroceso a antecesores anteriores, con un cerebro diminuto, caderas acampanadas y unos brazos flacuchos que colgaban de un cuerpo rechoncho.

Qué espectáculo podría haber sido ver a todas esas especies variopintas reunidas alrededor de un resplandeciente fuego de campo por la noche, una cantina de *La guerra de las galaxias* con humanos primitivos, sorbiendo agua de río de un coco partido, quitándose larvas del pelo unos a otros, comparándose el arco superciliar y escondiéndose detrás de unas rocas para mantener relaciones sexuales entre especies bajo la luz de las estrellas.

Y luego, se acabó. Los neandertales, con su gran napia, los escuálidos *naledi* o los *heidelbergensis,* de cuello grueso, todos murieron por enfermedades, por el clima, porque se mataron entre ellos o fueron eliminados por animales, por la holgazanería o por otra cosa. Solo quedaron unos únicos humanos del largo árbol genealógico: nosotros.

En los climas más fríos, nuestra nariz se estrechó y se alargó para calentar de forma más eficiente el aire antes de que nos entrara en los pulmones; nuestra piel se volvió más clara para absorber más luz solar y producir vitamina D. En ambientes soleados y cálidos, desarrollamos una nariz más ancha y chata,[23] que era más eficiente inhalando aire caliente y húmedo;[24] nuestra piel se oscureció para protegernos del sol. Por el camino, la laringe descendió dentro de la garganta para acomodar otra adaptación: la comunicación oral.[25]

La laringe funciona como una válvula que transporta comida al estómago e impide que inhalemos alimentos u otros objetos. Todo animal —y cualquier otra especie *Homo*— había desarrollado una laringe más larga, situada hacia el extremo superior de la garganta. Eso tenía sentido, pues una laringe elevada funciona con más eficiencia, lo cual, en caso de que algo se nos atasque en las vías respiratorias, permite al cuerpo librarse de ello rápidamente.

A medida que los humanos desarrollaron el habla, la laringe descendió, lo cual abrió un espacio en la parte posterior de la boca y permitió realizar una mayor variedad de vocalizaciones y volúmenes.[26] Los labios, ahora más pequeños, eran más fáciles de manipular, y siguieron evolucionando para ser más delgados y menos prominentes. Una lengua más ágil y flexible facilita controlar el matiz y la estructura de los sonidos, de modo que la lengua se deslizó hasta más abajo de la garganta y empujó la mandíbula hacia delante.

Pero esa laringe más baja se volvió menos eficiente para su propósito original. Dejaba demasiado espacio en la parte posterior de la boca y hacía que los humanos primitivos tuvieran más posibilidades de atragantarse.[27] Podíamos asfixiarnos si tragábamos algo demasiado grande y nos atragantábamos con objetos más pequeños que engullíamos rápida y descuidadamente. Los *sapiens* se convertirían en los únicos animales —y en la única especie humana— que podría morir fácilmente atragantándose con comida.

Extrañamente —y tristemente—, las mismas adaptaciones

que permitirían a nuestros ancestros superar en inteligencia, capacidad de maniobra y longevidad a otros animales —el dominio del fuego y el procesado de los alimentos, un cerebro enorme y la habilidad de comunicarse con un amplio rango de sonidos— nos obstruirían la boca y garganta y nos dificultarían la respiración. Este crecimiento hacia atrás, muchos años después, nos llevaría a ser propensos a atragantarnos con nuestro propio cuerpo al dormir: nos provocaría el roncar.*

Nada de eso importaba para los primeros humanos, obviamente. Durante decenas de miles de años, nuestros ancestros usaron sus cabezas extremadamente desarrolladas para respirar perfectamente bien. Armados con una nariz, una voz y un cerebro desmesurado, los humanos conquistaron el mundo.

. . .

Llevaba pensando en nuestros pilosos antepasados desde que había visitado a la doctora Evans meses antes. Allí estaban ellos, agazapados a lo largo de la rocosa costa africana, articulando las primeras vocales con sus labios flexibles, haciendo fáciles inhalaciones a través de sus enormes orificios nasales y saboreando conejo cocido con sus dientes perfectos.

Y aquí estoy yo, con la boca entreabierta bajo una luz led, mirando la página del *Homo floresiensis* en la Wikipedia en el móvil, masticando pedacitos de una barrita nutritiva baja en carbohidratos, con los dientes torcidos, tosiendo y resoplando y sin aspirar ni siquiera un sorbito de aire por mi nariz taponada.

Es la noche del segundo día del experimento de Stanford y estoy en la cama con los tapones de silicona metidos en las cavidades nasales, cubiertas con cinta. Durante las últimas noches, he

* Los perros pug, los mastines, los bóxers y otros perros braquicéfalos han sido criados para tener caras planas y unas cavidades sinusales más pequeñas y, como tales, sufren un abanico de problemas respiratorios crónicos similar a los humanos. En muchos sentidos, los humanos modernos se han convertido en el equivalente *Homo* de estos perros altamente endogámicos.

estado despatarrado en una parte de mi casa normalmente reservada a parientes y amigos. Tenía la sensación de que mi estilo de vida respirando por la boca sería un desafío para mi mujer. Tumbado aquí, revolviéndome en la cama, pensando en los cavernícolas y sin poder dormir, estoy contento de haberme trasladado.

Tengo un pulsioxímetro del tamaño de una cajetilla de cerillas atado a la muñeca. De él sale un cable rojo brillante que me envuelve el dedo medio. Cada pocos segundos, el aparato registra mi frecuencia cardíaca y mis niveles de oxígeno en sangre, y usa esa información para evaluar la frecuencia y la gravedad con que mi lengua demasiado profunda podría quedar atascada en mi boca, demasiado pequeña, y obligarme a aguantar la respiración, una afección conocida popularmente como *apnea del sueño.*

Para medir la gravedad de mis ronquidos y de la apnea, me he descargado una aplicación móvil que graba una pista constante de audio durante toda la noche y luego presenta un gráfico minuto a minuto de la salud respiratoria cada mañana. Una cámara de seguridad con visión nocturna situada justo encima de mi cama monitoriza todos mis movimientos.

Tanto la inflamación de la garganta como los pólipos contribuyen a que se ronque y a que se hagan apneas. La obstrucción nasal también provoca ese atragantamiento nocturno,[28] pero nadie sabe con qué velocidad ocurre el daño o lo grave que podría llegar a ser. Hasta ahora, nadie lo había analizado.

La noche anterior, en mi primera vuelta de sueño con obstrucción nasal autoinfligida, mis ronquidos aumentaron un 1.300 %, hasta los setenta y cinco minutos a lo largo de toda la noche. Las cifras de Olsson fueron aún peores. Él pasó de cero a cuatro horas y diez minutos. Yo también sufrí un aumento por cuatro de las apneas. Todo esto en tan solo veinticuatro horas.

Ahora, tumbado aquí de nuevo, da igual lo mucho que intente relajarme y someterme al experimento, me supone un desafío. Cada 3,3 segundos me entra por la boca aire sin filtrar, sin humedecer y sin calentar: me seca la lengua, me irrita la garganta y me fastidia los pulmones. Y todavía me quedan 175.000 respiraciones.

Dos

RESPIRAR POR LA BOCA

Son las ocho y cuarto de la mañana y Olsson entra de golpe, a lo Kramer de *Seinfield,* por la puerta lateral del piso de la planta baja en el que estoy. «¡Buenos días!», dice gritando. Lleva unas bolitas de silicona metidas en la nariz, un pantalón corto de pijama y una sudadera Abercrombie & Fitch.

Olsson alquiló un estudio enfrente del mío para este mes, suficientemente cerca para venir a hurtadillas en pijama, pero no tanto como para no parecer un bicho raro al hacerlo. Su cara, antes bronceada y brillante, ahora está sombría y amarillenta, y parece Gary Busey en aquel retrato policial. Tiene la misma expresión de estar colocado que tenía ayer; la misma sonrisa atormentada que tenía anteayer y el otro.

Hoy estamos en la mitad de la fase del experimento de respiración bucal. Y hoy, como cada dos días, como ha estado haciendo tres veces al día —mañana, mediodía y noche—, Olsson se sienta conmigo a la mesa. Uno-dos-tres: encendemos un montón de máquinas que hacen sus pitidos y ruiditos encima de la mesa, nos atamos unos brazaletes, nos colocamos sensores de electrocardiograma en las orejas, nos metemos un termómetro en la boca y empezamos a introducir nuestros datos fisiológicos en hojas de cálculo. Los datos revelan lo que han revelado los días anteriores: respirar por la boca nos está destrozando la salud.

Mi presión arterial se ha disparado una media de trece puntos desde donde estaba antes del experimento, lo cual me deja en fase uno de hipertensión. De no controlarlo, este estado de presión arterial crónicamente elevada —compartido por un tercio de la población estadounidense— puede provocar ataques al corazón, derrames cerebrales y otros problemas graves. Mientras tanto, la variabilidad de mi frecuencia cardíaca, un indicador del equilibrio del sistema nervioso, se ha desplomado, lo cual hace pensar que mi cuerpo está en un estado de estrés.[1] Luego está mi pulso, que se ha incrementado, la temperatura corporal, que ha disminuido, y la claridad mental, que ha tocado fondo. Los datos de Olsson son un espejo de los míos.

Pero la peor parte de todo eso es cómo nos sentimos: fatal. Día tras día, todo parece que va a peor. Y cada día, a esa misma hora, Olsson termina su último test, se quita la máscara respiratoria de entre su pelo de algodón blanco, se pone de pie y se mete los tapones de silicona un poco más adentro de los orificios nasales. Vuelve a ponerse la sudadera y dice: «Nos vemos luego», y se va. Yo asiento y observo cómo sus pantuflas trotan por el vestíbulo y regresan al otro lado de la calle.

El protocolo final de análisis —comer— lo hacemos solos. A lo largo de las dos fases del experimento, comeremos la misma comida a la misma hora y registraremos continuamente nuestros niveles de azúcar en sangre a la vez que daremos la misma cantidad de pasos durante el día para ver de qué manera respirar por la boca o por la nariz puede afectar al peso y al metabolismo. Hoy la comida son tres huevos, medio aguacate, una rebanada de pan integral alemán y una jarra de té Lapsang. Lo cual significa que, dentro de diez días, volveré a estar sentado en esta cocina comiendo este mismo menú.

Después de comer, lavo los platos, limpio los filtros usados, las tiritas de pH y los pósits que hay en el salón-laboratorio y respondo algunos correos. A veces Olsson y yo pasamos el rato experimentando con maneras más cómodas y efectivas de mantener bloqueada la nariz: con tapones resistentes al agua (demasiado duros), con tapones de espuma (demasiado blandos), con una pinza de nadador (demasiado dolor), con una mascarilla nasal CPAP (cómodo, pero parece un objeto de *bondage*), con papel higiénico (demasiado vaporoso), con chicle (demasiado viscoso) y, finalmente, con cinta quirúrgica encima de tapones de espuma o silicona, lo cual es irritante y asfixiante, pero es la opción menos atroz.

No obstante, la mayor parte del tiempo, todos los días, cada día de los últimos cinco, Olsson y yo hemos pasado el tiempo en nuestros pisos odiando la vida. Yo a menudo siento como si estuviera atrapado en una sitcom triste en la que nadie se ríe, un día de la marmota de sufrimiento perpetuo e incesante.

Afortunadamente, hoy es un poco distinto. Hoy Olsson y yo damos una vuelta en bici. No por un paseo marítimo ni a la sombra del Golden Gate, sino dentro de las paredes de hormigón de un gimnasio del barrio iluminado con luces fluorescentes.

Lo de la bici fue idea de Olsson. Se había pasado unos diez años investigando las diferencias de rendimiento entre respirar por la nariz y por la boca al hacer ejercicio intenso. Había realizado sus propios estudios con atletas de Crossfit y había trabajado con entrenadores. Había llegado a la conclusión de que respirar por la boca puede poner el cuerpo en un estado de estrés que nos puede cansar más deprisa y puede minar el rendimiento deportivo. Insistió en que, durante algunos días a lo largo de cada fase del experimento, nos montáramos en unas bicicletas estáticas y pedaleáramos hasta el extremo de nuestra capacidad aeróbica. El plan era reunirnos en el gimnasio a las diez y cuarto de la mañana.

Me puse un pantalón corto, agarré la pulsera de actividad *fitness,* un par extra de tapones de silicona, una botella de agua y salí por el patio trasero. Esperando junto a la verja está Antonio, albañil y amigo desde hace años que ha estado haciendo reformas en el piso de arriba de mi casa. Me echa una mirada y, antes de que yo pueda llegar a la salida, se da cuenta de que llevo los tapones rosas para los oídos metidos en la nariz. Entonces deja los tablones de madera que lleva en brazos y se acerca para verme mejor.

Conocía a Antonio desde hacía quince años, y el hombre

sabía las excéntricas historias que yo había investigado anteriormente por lugares remotos. Él siempre se había interesado y me había apoyado. Pero aquello terminó cuando le conté lo que estaba haciendo esa semana.

«Es una mala idea —dice—. En el colegio, cuando era pequeño, los profesores se paseaban por la clase, tío, y pap-pap-pap.» Se da unos golpecitos en la nuca para darle más énfasis. «Si estás respirando por la boca, te llevas un pap», dice. Respirar por la boca provoca enfermedades y es una falta de respeto, me cuenta, motivo por el cual él y el resto de la gente que creció en Puebla, en México, aprendieron a respirar por la nariz.

Antonio me contó que su pareja, Janet, padece obstrucción crónica y secreción nasal. El hijo de Janet, Anthony, también respira por la boca de forma crónica. Está empezando a sufrir los mismos problemas. «Yo no dejo de decirle que esto es malo, que intenten arreglarlo —dijo Antonio—. Pero es difícil, tío.»

Me había contado una historia parecida un hombre indobritánico llamado David unos días antes, cuando Olsson y yo intentamos salir a correr por primera vez con la nariz taponada junto al puente Golden Gate. David se percató de nuestras vendas en la nariz, nos paró y nos preguntó qué estábamos haciendo. Luego nos contó que había tenido problemas de obstrucción toda su vida. «Siempre taponado o goteando, nunca tuve la sensación de tener las vías abiertas», dijo. Se había pasado los últimos veinte años rociándose varios medicamentos por los agujeros de la nariz, pero con el tiempo se volvieron menos efectivos. Ahora había desarrollado problemas respiratorios crónicos.

Para evitar escuchar más historias como estas y sortear cualquier atención no deseada, había aprendido a salir solamente cuando era imprescindible. No me malinterpretéis: a la gente de San Francisco le encantan los bichos raros. Hace tiempo había un tipo que solía andar por Haight Street con un agujero en la parte de atrás de los vaqueros de modo que su cola —una cola humana real de unos trece centímetros— pudiera balancearse libremente detrás de él. La gente raramente lo miraba dos veces.

Pero vernos a Olsson y a mí con tapones y cinta, o lo que fuera, dentro y alrededor de la nariz ha resultado ser demasiado para la gente de la ciudad. Adondequiera que vayamos, o nos hacen preguntas o nos cuentan la larga historia de alguien con dolencias respiratorias, la congestión que tiene, cómo no dejan de empeorarle las alergias, cómo le duele la cabeza y cómo le está afectando al sueño a medida que va empeorándole la respiración.

Me despido de Antonio, me bajo un poco la visera de la gorra para esconder mi cara taponada y corro un par de manzanas hasta el gimnasio. Paso por el lado de mujeres andando deprisa en una cinta y señores mayores en máquinas de levantar peso. No puedo evitar fijarme en que todos respiran por la boca.

Luego enciendo el oxímetro de pulsera, pongo el cronómetro, me monto en una bici estática, ato mis pies a los pedales y me pongo en marcha.

El experimento de la bici es una repetición de varios estudios realizados hace veinte años por el doctor John Douillard, entrenador de deportistas de élite, desde la estrella del tenis Billie Jean King hasta triatletas, pasando por los Nets de Nueva Jersey. En los años noventa, Douillard se convenció de que respirar por la boca estaba perjudicando a sus clientes. Para demostrarlo, reunió a un grupo de ciclistas profesionales, los equipó con sensores para registrar su frecuencia cardíaca y respiratoria y los hizo montar en bicis estáticas. A lo largo de varios minutos, Douillard aumentó la resistencia de los pedales, lo cual exigía a los atletas que destinaran progresivamente más energía a medida que avanzaba el experimento.

Durante el primer ensayo, Douillard dijo a los deportistas que respiraran en todo momento por la boca. A medida que se incrementaba la intensidad, también aumentaba la frecuencia respiratoria, como ya se preveía. Cuando los atletas alcanzaron la fase más dura del test, pedaleando a doscientos vatios de potencia, jadeaban y les costaba recobrar el aliento.

Luego Douillard repitió la prueba con los atletas respirando por la nariz. A medida que se incrementaba la intensidad del ejercicio durante esta fase, la frecuencia respiratoria *disminuyó*. En la fase final, a doscientos vatios, un sujeto que había estado respirando a un ritmo de cuarenta y siete respiraciones por minuto ahora respiraba catorce veces por minuto al hacerlo por la nariz. El deportista mantuvo la misma frecuencia cardíaca a la que había comenzado la prueba, a pesar de que la intensidad del ejercicio se incrementó por diez.

Simplemente entrenarse a respirar por la nariz, según dijo Douillard, podía reducir a la mitad el esfuerzo total y proporcionar enormes avances en la resistencia. Al respirar por la nariz, los atletas se sentían fortalecidos y no exhaustos. Todos prometieron no volver a respirar por la boca nunca más.[2]

Durante los próximos treinta minutos montado en la bici estática, seguiré el protocolo de la prueba de Douillard, pero en lugar de medir el esfuerzo con peso, usaré la distancia. Mantendré mi frecuencia cardíaca a ciento treinta y seis pulsaciones por minuto y al mismo tiempo mediré lo lejos que puedo ir con la nariz taponada y respirando solo por la boca. Olsson y yo vendremos de nuevo durante los próximos días y regresaremos la semana que viene para repetir el test respirando solo por la nariz. Estos datos nos darán una visión general de cómo afectan a la resistencia y a la eficiencia energética estos dos canales respiratorios.

Para entender cómo y por qué el experimento de Douillard funcionó, primero debemos entender cómo el cuerpo produce energía a partir del aire y la comida. Hay dos opciones: con oxígeno, un proceso conocido como *respiración aeróbica,* y sin oxígeno, lo que se denomina *respiración anaeróbica.*

La energía anaeróbica es generada únicamente con glucosa (un monosacárido) y nuestro cuerpo puede acceder a ella de forma más fácil y más rápida. Es como un sistema de reserva y de propulsión turbo para cuando el cuerpo no tiene suficiente oxígeno.[3] Pero la energía anaeróbica es ineficiente y puede ser tóxica, pues crea un exceso de ácido láctico.[4] Las náuseas, la debilidad muscular y el sudor que experimentamos después de un esfuerzo excesivo en el gimnasio es la sensación de una sobrecarga anaeróbica.[5] Este proceso explica por qué los primeros minutos de un entrenamiento intenso a menudo son terribles. Nuestros pulmones y nuestro sistema respiratorio no han logrado suministrar el oxígeno que necesita el cuerpo, por lo cual este tiene que recurrir a la respiración anaeróbica. Esto explica también por qué, tras un calentamiento, parece más fácil hacer ejercicio. El cuerpo ha pasado de la respiración anaeróbica a la aeróbica.

Estos dos tipos de energía se fabrican en fibras musculares distintas del cuerpo. Puesto que la respiración anaeróbica está pensada como un sistema de reserva, nuestros cuerpos están construidos con menos fibras musculares anaeróbicas.[6] Si usamos esos músculos menos desarrollados con demasiada frecuencia, al final se averían.[7] Se producen más lesiones en el frenesí para ir al gimnasio después de Año Nuevo que en cualquier otro momento del año, porque demasiada gente intenta hacer ejercicio por encima de sus límites. En esencia, la energía anaeróbica es como un coche de músculos: es rápido y responde bien a los trayectos rápidos, pero contamina y no es práctico para viajes largos.

Por ese motivo es tan importante la respiración aeróbica. ¿Recordáis aquellas células que evolucionaron para comer oxígeno hace dos mil quinientos millones de años y que dieron comienzo a una explosión de vida? Tenemos treinta y siete billones de ellas en nuestro cuerpo.[8] Cuando hacemos funcionar nuestras células aeróbicamente con oxígeno, obtenemos dieciséis veces más de eficiencia energética que anaeróbicamente.[9] La clave para hacer ejercicio —y para el resto de la vida— es permanecer en esa zona aeróbica, eficiente energéticamente, de combustión limpia y de consumo de oxígeno la mayor parte del tiempo durante el ejercicio y en todo momento mientras estamos en reposo.

De vuelta al gimnasio, pedaleo un poco más fuerte, hago respiraciones un poco más profundas y observo cómo mi frecuencia cardíaca aumenta constantemente, de ciento doce a ciento catorce y para arriba. Durante los próximos tres minutos de calentamiento, tengo que alcanzar los ciento treinta y seis y luego mantenerme ahí durante media hora. Esta frecuencia debería ser adecuada para el límite aeróbico/anaeróbico de un hombre de mi edad.

En los años setenta, Phil Maffetone, un entrenador de primer nivel que trabajaba con deportistas olímpicos, ultramaratonianos y triatletas, descubrió que la mayor parte de las rutinas de entrenamiento estándar podían ser más perjudiciales que beneficiosas para los deportistas.[10] El motivo es que todo el mundo es distinto y cada persona reacciona al entrenamiento a su manera. Ponerse a hacer cien flexiones puede ser fantástico para una persona, pero dañino para otra. Maffetone personalizó su entrenamiento para centrarse en un indicador más subjetivo como la frecuencia cardíaca, lo cual garantizaba que sus atletas permanecieran dentro de una zona aeróbica definida y que quemaran más grasa, se recuperaran antes y volvieran al día siguiente —y al año siguiente— para hacerlo de nuevo.

Encontrar la mejor frecuencia cardíaca para hacer ejercicio es fácil: hay que restar la edad que uno tiene de ciento ochenta.[11] El resultado nos indica el máximo que nuestro cuerpo puede aguantar en estado aeróbico. Se pueden hacer largas sesiones de entrenamiento y ejercicio por debajo de esta frecuencia, pero nunca por encima;[12] si no, el cuerpo corre el riesgo de descender demasiado en la zona anaeróbica durante demasiado tiempo. En lugar de sentirse con energía y fuerza tras una rutina de ejercicio, nos sentimos cansados, temblorosos y con náuseas.

Esto es, básicamente, lo que me está ocurriendo a mí. Después de media hora de pedaleo vigoroso y jadeando con la boca abierta, el reloj de la bici estática llega a cero y el engranaje de las marchas se ralentiza hasta pararse. Estoy sudando abundantemente y me siento soñoliento, pero he pedaleado solamente un total de 10,36 kilómetros. Me bajo de la bici y dejo que Olsson dé su vueltecita. Luego regreso al laboratorio casero para darme una ducha, beber un vaso de agua y hacerme más pruebas.

. . .

Décadas antes de que Olsson y yo nos taponáramos la nariz, y antes de que Douillard pusiera a sus ciclistas a prueba, los científicos llevaban a cabo sus propios test sobre las ventajas y los inconvenientes de respirar por la boca.

Uno de ellos era Austen Young, un médico emprendedor de Inglaterra que en los años sesenta trató a una serie de personas con sangrado nasal crónico cosiéndoles los orificios nasales. Una de las seguidoras de Young, Valerie J. Lund, recuperó el procedimiento en los noventa y suturó los agujeros de decenas de pacientes. Intenté repetidamente ponerme en contacto con Lund para preguntarle cómo se encontraban sus pacientes tras semanas, meses y años respirando por la boca, pero no obtuve respuesta. Afortunadamente, aquellas consecuencias fueron expresadas por un ortodoncista e investigador noruego-americano que perseguía unos objetivos muy distintos.

Los abominables experimentos de Egil P. Harvold en los setenta y los ochenta no caerían muy bien a la organización por los animales PETA o a nadie a quien le hayan importado alguna vez los animales. Trabajando desde un laboratorio de San Francisco, Harvold reunió una tropa de monos Rhesus y rellenó las cavidades nasales de la mitad de ellos con silicona.[13] Los animales con la nariz obstruida no podían quitarse los tapones y no podían respirar en absoluto por la nariz. Estaban forzados a adaptarse a respirar constantemente por la boca.

A lo largo de los siguientes seis meses, Harvold midió los arcos dentales de los animales, los ángulos de sus mentones, la longitud de su cara y otras partes. Los monos taponados desarrollaron todos el mismo patrón de crecimiento hacia abajo, el mismo estrechamiento del arco dental y una boca grande. Harvold repitió aquellos experimentos, esta vez manteniendo a los animales con la nariz taponada durante dos años. Les fue aún peor. Durante el proceso sacó muchas fotografías.

Estas fotos rompen el corazón no solo por los pobres monos, sino porque también ofrecen un reflejo muy claro de lo que le ocurre a nuestra propia especie: pasados solo algunos meses, la cara se nos alarga, la boca nos queda entreabierta y los ojos se vuelven inexpresivos.[14]

Resulta que respirar por la boca cambia el cuerpo físico y transforma nuestras vías respiratorias, todo para mal.[15] Inhalar aire por la boca hace descender la presión, lo cual provoca que los tejidos blandos de la parte posterior de la boca queden flojos y se flexionen hacia dentro, un proceso que reduce el espacio y hace que respirar sea más complicado. La respiración bucal genera más respiración bucal.

Inhalar por la nariz tiene el efecto opuesto. Fuerza que el aire pegue contra todos los tejidos blandos que hay en la parte posterior de la garganta, lo cual ensancha las vías respiratorias y facilita la respiración. Pasado un tiempo, estos tejidos y músculos se «tonifican» para permanecer en esta posición abierta y ancha. La respiración nasal genera más respiración nasal.

«Le pase lo que le pase a la nariz, afecta a lo que está ocurriendo en la boca, las vías respiratorias y los pulmones», me dijo Patrick McKeown durante una entrevista por teléfono.[16] McKeown es un autor irlandés de gran éxito y uno de los principales expertos mundiales en la respiración nasal. «Esos elementos no son cosas separadas que operen de manera autónoma; forman una vía respiratoria unida», me dijo.

Nada de eso debería sorprendernos. Cuando llegan las alergias estacionales, se disparan los casos de apnea del sueño y de dificultades respiratorias.[17] La nariz queda taponada, empezamos a respirar por la boca y las vías respiratorias se colapsan. «Es simple física», me dijo McKeown.

Dormir con la boca abierta agrava estos problemas. Cuando recostamos la cabeza sobre una almohada, la gravedad tira hacia abajo los tejidos blandos de la garganta y la lengua, con lo cual bloquea aún más el canal de respiración. Al cabo de un rato, nuestras vías respiratorias quedan condicionadas a esta posición; roncar y hacer apneas se vuelve la nueva normalidad.

. . .

Es la última noche de la fase de obstrucción nasal del experimento y estoy, una vez más, sentado en la cama mirando por la ventana.

Al entrar una brisa del Pacífico, lo cual ocurre muchas noches, las sombras de los árboles y las plantas que se ven en el muro del patio trasero empiezan a moverse y forman un caleidoscopio cromático. En un momento dado, se reorganizan como un cuadro de señores de Edward Gorey en chaleco y luego en unas escaleras torcidas de Escher. Otra ráfaga de viento y las escenas se desintegran y vuelven a juntarse formando algo reconocible: helechos, hojas de bambú, buganvillas.

Esta es una manera elaborada de decir: no puedo dormir. He tenido la cabeza recostada en almohadas y he estado tomando notas sobre estas espeluznantes figuras durante quince, veinte o quizá cuarenta minutos. Inconscientemente trato de aspirar y limpiarme la nariz, pero me viene una punzada de dolor a la cabeza. Es un dolor de cabeza sinusal y, en mi caso, autoinfligido.

Todas las noches a lo largo de la última semana y media he notado como si me estuviera atragantando lentamente hasta morir mientras dormía y como si mi garganta estuviera cerrándose. Porque justamente esto es lo que nos pasaba a mi garganta y a mí. Muy probablemente, respirar a la fuerza por la boca estaba cambiando la forma de mis vías respiratorias, al igual que lo hizo con los monos de Harvold.

Los cambios no tuvieron lugar en cuestión de meses, sino de días. La situación empeoraba con cada bocanada que inspiraba.

Mis episodios de ronquidos se han incrementado un 4.820 % en los últimos diez días. Por primera vez, que yo sea consciente, empiezo a sufrir apnea obstructiva del sueño.[18] En mi peor día, he hecho una media de veinticinco «episodios de apnea», lo que significa que me estaba ahogando de tal forma que mis niveles de oxígeno descendieron a menos de un 85 %.

Cuando el nivel está por debajo del 90 %, la sangre no puede transportar suficiente oxígeno a los tejidos corporales. Si esto dura demasiado, puede provocar insuficiencia cardíaca, depresión, problemas de memoria y muerte prematura. Mis ronquidos y mi apnea del sueño aún están muy por debajo de ser una enfermedad diagnosticada, pero los resultados iban empeorando a medida que seguía con la nariz taponada.

Cada mañana Olsson y yo escuchábamos grabaciones de nosotros durmiendo la noche anterior. Al principio nos reíamos, luego nos asustamos un poco: lo que oíamos no eran los sonidos de unos felices borrachos dickensianos, sino de unos hombres estrangulados hasta la muerte por sus propios cuerpos.

«Más saludable dormir... con la boca cerrada», escribió Levinus Lemnius, un médico holandés del siglo XVI al que se le atribuye ser uno de los primeros que estudió el roncar.[19] Incluso en esa época, Levinus sabía lo nociva que podía ser la obstrucción respiratoria al dormir. «Pues quienes duermen con la mandíbula extendida, a causa de su respiración, y del aire arrojado de un lado a otro, tienen la lengua y el paladar secos, y desean hidratarse bebiendo durante la noche.»

Esa es otra cosa que fue sucediéndome. La respiración bucal provoca que el cuerpo pierda un 40 % más de agua.[20] Yo sentía esto toda la noche, cada noche, y me despertaba constantemente seco y reseco. Quizá pensaríais que esta pérdida de humedad haría disminuir la necesidad de orinar, pero extrañamente ocurre todo lo contrario.

Durante las fases más profundas y tranquilas del sueño,[21] la glándula pituitaria, una bola del tamaño de un guisante que está en la base del cerebro, secreta hormonas que controlan la secreción de adrenalina, endorfinas, la hormona del crecimiento y otras sustancias, como la vasopresina, que se comunica con las células para almacenar más agua.[22] Así es como los animales pueden dormir toda la noche sin sentir sed o tener que hacer sus necesidades.

Pero si el cuerpo no pasa el tiempo suficiente en un sueño profundo, como ocurre cuando alguien sufre apnea del sueño crónica, la vasopresina no se secreta de manera normal. Los riñones liberan agua, lo cual provoca la necesidad de orinar y señala a nuestro cerebro que deberíamos consumir más líquido. Nos viene sed y necesitamos mear más. La falta de vasopresina da cuenta no solo de mi vejiga sensible, sino de la sed constante y aparentemente insaciable que tengo todas las noches.

Hay varios libros que describen los efectos horribles sobre la salud de roncar y de la apnea del sueño. Explican cómo dichas afecciones conducen a hacerse pis en la cama, al trastorno por déficit de atención e hiperactividad (TDAH), diabetes, hipertensión, cáncer, etc. Yo había leído un informe de la Clínica Mayo en el que se llegaba a la conclusión de que el insomnio crónico, que durante mucho tiempo se pensó que era un problema psicológico, a menudo es un problema respiratorio.[23] Los millones de norteamericanos que tienen un trastorno de insomnio crónico y que están ahora mismo como yo, mirando por la ventana de su dormitorio —o mirando la tele, el móvil o el techo—, no pueden dormir porque no pueden respirar.[24]

Y a diferencia de lo que podríamos pensar la mayoría de nosotros, no es normal roncar ni siquiera un poco, e igualmente ningún nivel de apnea del sueño está libre de riesgos de provocar efectos graves en la salud. El doctor Christian Guilleminault, investigador del sueño en Stanford, descubrió que los niños que no experimentaban ningún caso de apnea del sueño —solo respiraban fuerte y roncaban ligeramente, o tenían que hacer un «esfuerzo respiratorio ampliado»— podían sufrir trastornos emocionales, alteraciones de la presión arterial, déficits de aprendizaje, etc.[25]

Respirar por la boca también me hacía más tonto.[26] En un estudio reciente hecho en Japón se demostraba que las ratas que tenían los orificios respiratorios obstruidos y se veían forzadas a respirar por la boca desarrollaban menos células cerebrales y tardaban el doble en salir de un laberinto que los especímenes que respiraban por la nariz. Otro estudio japonés hecho con humanos en 2013 llegó a la conclusión de que respirar por la boca provocaba una alteración del oxígeno en la corteza prefrontal, el área del cerebro asociada con el TDAH. La respiración nasal no tenía tales efectos.

Los chinos de la antigüedad también lo sabían. «El aire inhalado por la boca se llama *ni chi'i*, "aire adverso", el cual es extremamente dañino —sostiene un fragmento de las enseñanzas taoístas—.[27] Tened la precaución de no absorber aire por la boca.»

Mientras estoy tumbado en la cama revolviéndome y haciendo frente a la urgencia de correr de nuevo al baño, trato de centrarme en lo positivo y recuerdo un cráneo de la colección de Marianna Evans que daba una muy necesaria dosis de esperanza.

. . .

Era un día por la mañana y Evans estaba sentada frente a una pantalla de ordenador exageradamente grande en las oficinas administrativas de su consulta de ortodoncia, a una media hora al oeste del centro de Filadelfia. Con paredes blancas y suelos con baldosas también blancas, el sitio parecía futurista. Era lo contrario de los bloques de estucado marrón que hay en pequeños centros comerciales con helechos, acuarios con peces dorados y reproducciones de Robert Doisneau que constituyen todas las consultas dentales a las que yo había acudido. Me enteré de que Evans dirigía otro tipo de consulta.

Me enseñó dos imágenes en el ordenador, una de un cráneo antiguo de la Colección Morton y otra de una niña pequeña, una nueva paciente. La llamaré Gigi. Gigi tenía unos siete años en la foto. Los dientes le salían de las encías hacia delante, hacia atrás, en todas direcciones. Tenía ojeras. Sus labios estaban agrietados y abiertos como si estuvieran chupando un helado imaginario. Roncaba de manera crónica, sufría sinusitis y asma. Acababa de empezar a desarrollar alergias a alimentos, al polvo y a algunos animales de compañía.

Gigi creció en un hogar acomodado. Siguió la pirámide nutricional, hizo mucho ejercicio en el exterior, le pusieron las vacunas correspondientes, tomó vitamina D y C y no tuvo enfermedades al crecer. Y sin embargo, ahí estaba. «Veo a pacientes como este todo el día —dijo Evans—. A todos les pasa lo mismo.»

Y aquí estamos.[28] Un 90 % de los niños han desarrollado cierto grado de deformidad en la boca y la nariz. Un 45 % de los adultos roncan ocasionalmente y una cuarta parte de la población ronca siempre.[29] Un 25 % de los adultos norteamericanos mayores de treinta años se asfixian con las apneas del sueño;[30] y se calcula que un 80 % de los casos moderados y graves no son diagnosticados.[31] Mientras tanto, la mayor parte de la población sufre algún tipo de dificultad o resistencia respiratoria.

Hemos encontrado formas de limpiar nuestras ciudades y de dominar o erradicar muchas de las enfermedades que mataban a nuestros ancestros. Somos más cultos, más altos y más fuertes. De media, vivimos tres veces más de lo que se vivía en tiempos de la Revolución Industrial. Ahora hay siete mil millones y medio de humanos en el planeta: mil veces más de los que había hace diez mil años.[32]

Y aun así, hemos perdido el contacto con nuestra función biológica más básica e importante.

Evans presentó una imagen deprimente. Y no se me escapó la ironía de estar sentado en una resplandeciente clínica mirando una cara actual tras otra y comparándola con la forma ideal y los dientes perfectos de los especímenes de Samuel Morton, que él despreciaba tachándolos de «australianos y hotentotes degradados». En un momento determinado, me acerqué más y vi mi reflejo en la pantalla: aquel amasijo de huesos desarticulados, la mandíbula caída, la nariz congestionada y una boca demasiado pequeña para que cupieran todos los dientes. «Panda de memos», imaginé que decía aquel cráneo antiguo. Y por un momento, lo juro, pareció que estuviera riéndose.

Pero Evans no me había invitado a ver su investigación solo para lamentar el presente; su obsesión con trazar el declive de la respiración humana no era más que un punto de partida. Lo había estudiado durante años, asumiendo ella todos los costes, porque quería ayudar. Ella y su compañero, Kevin Boyd, están utilizando los cientos de mediciones que han tomado de los cráneos antiguos para construir un nuevo modelo de salud respiratoria para los humanos modernos. Forman parte de un grupo emergente de pulmonautas que explora nuevas terapias en el campo de la respiración, la expansión pulmonar, la ortodoncia y el desarrollo de las vías respiratorias. Su objetivo es ayudar a que Gigi, yo y todo el mundo regresemos a nuestras formas anteriores, más perfectas: a cómo estábamos cuando todo se fue al garete.

En la pantalla, Evans sacó otra foto. Volvía a ser Gigi, pero en este caso no había ojeras, ni piel amarillenta ni labios caídos. Sus dientes estaban rectos y tenía la cara ancha y brillante. Respiraba por la nariz de nuevo y ya no roncaba. Sus alergias y demás problemas respiratorios habían desaparecido casi por completo. La foto había sido tomada dos años después de la primera, y Gigi parecía transformada.

Lo mismo ocurrió con otros pacientes —tanto niños como adultos—, que recuperaron la capacidad de respirar correctamente: sus mandíbulas caídas y sus caras estrechas volvieron a adoptar una forma más natural.[33] Vieron disminuir su presión arterial alta, remitir la depresión y desaparecer los dolores de cabeza.

Los monos de Harvold también se recuperaron. Tras dos años de respiración bucal forzada, les quitó los tapones de silicona. Poco a poco, claro está, los animales aprendieron de nuevo a respirar por la nariz. Y poco a poco, claro está, sus caras y vías respiratorias se remodelaron: la mandíbula se movió hacia delante y la estructura facial y las vías respiratorias regresaron a su anchura natural.

Seis meses después de terminar el experimento, los monos volvían a parecer monos, porque nuevamente respiraban de manera normal.

De vuelta a mi habitación, mirando el juego de sombras que proyectan las ramas en la ventana, espero que yo también pueda revertir el daño que haya causado en los últimos diez días, y en las últimas cuatro décadas. Espero que pueda volver a aprender a respirar de la forma en que respiraban mis antepasados. Supongo que lo veré pronto.

Mañana por la mañana, tapones fuera.

Parte dos

EL ARTE Y LA CIENCIA OLVIDADOS DE LA RESPIRACIÓN

Tres

LA NARIZ

«Se te ve hecho una mierda», dice el doctor Nayak.

A primera hora de la tarde estoy de nuevo en el Centro de Cirugía de Cabeza y Cuello del Departamento de Otorrinolaringología de Stanford. Estoy repantigado en la silla de exploración mientras Nayak me mete un endoscopio por el agujero derecho de la nariz. Las suaves dunas del desierto por las que viajé hace diez días parecen golpeadas por un huracán. Me saltaré los detalles: digamos solamente que mi cavidad nasal está hecha un desastre.

«Ahora viene tu parte favorita», dice Nayak riéndose entre dientes. Antes de que estornude o de que me plantee salir corriendo, agarra el cepillo metálico y lo introduce unos centímetros dentro de mi cabeza. «Está bastante espeso por aquí dentro», dice con un tono algo satisfecho. Repite la acción con el orificio izquierdo, coloca los cepillos con ARN cubiertos de mugre en una probeta y me echa.

Durante la última semana y media había estado esperando este momento. Había anticipado el acto de quitarme los tapones, la cinta y el algodón como una escena de celebración con «¡Choca esos cinco!» y suspiros nasales de alivio. ¡Podía respirar de nuevo como un ser humano sano!

En realidad, son minutos de malestar seguidos de más obstrucción. Mi nariz es un desastre tal que Nayak tiene que agarrar unas pinzas e insertar varios centímetros de hisopos de algodón en cada orificio para impedir que caiga al suelo lo que sea que hay por ahí arriba. Luego vuelvo a pasar los test de funcionamiento pulmonar, una radiografía, el flebotomista, el rinólogo, y repito todas las pruebas que Olsson y yo hicimos antes de la fase de obstrucción. Los resultados estarán listos dentro de unas semanas.

Hasta que llego a casa por la noche y me enjuago los senos nasales varias veces no puedo tomar la primera bocanada plena por la nariz. Cojo un abrigo y voy descalzo al patio trasero. Hay ralos penachos de cirros cruzando el cielo nocturno, grandes como naves espaciales. Más arriba, unas cuantas estrellas tenaces agujerean la niebla y se arraciman alrededor de una luna creciente.

Exhalo aire viciado de mi pecho y tomo una bocanada de aire. Huelo el hedor agrio de barro, que recuerda a calcetín viejo. La etiqueta negra marca ChapStick de la alfombrilla húmeda de la puerta. El olorcillo marca Lysol del limonero y el matiz anisado de hojas muertas.

Cada uno de estos aromas, este material del mundo, explota en mi cabeza en un estallido Technicolor. Las fragancias son tan resplandecientes e inquietantes que casi puedo verlas: un millón de puntitos coloridos de una pintura de Seurat. A la siguiente respiración, imagino todas estas moléculas bajando por mi garganta y entrándome en los pulmones, metiéndose en mi torrente sanguíneo, donde suministran combustible para los pensamientos y para las sensaciones que los fabricaron.

El olfato es el sentido más antiguo de la vida.[1] Estando aquí solo, con la nariz abierta, se me ocurre que respirar es mucho más que hacer entrar aire en nuestros cuerpos. Es la conexión más íntima con nuestro alrededor.

Todo lo que vosotros o yo o cualquier ente que respire se haya metido en la boca, en la nariz o haya absorbido por la piel es polvo espacial de segunda mano que ha estado por ahí durante 13.800 millones de años. Esta materia descarriada ha sido dividida por la luz del sol, se ha esparcido por el universo y ha vuelto a juntarse. Respirar es absorbernos a nosotros mismos en lo que nos rodea, aspirar pedacitos de vida, comprenderlos y devolver piezas de nosotros mismos. La respiración es, en esencia, reciprocidad.

La respiración, eso espero, también puede servir para restituir la salud. A partir de hoy, intentaré curar el daño que se ha hecho en mi cuerpo durante los últimos diez días respirando por la boca y trataré de asegurarme un futuro con salud duradera. Pondré en práctica miles de años de enseñanzas de varias decenas de pulmonautas, desglosando sus métodos y midiendo los efectos. En colaboración con Olsson, exploraré técnicas para expandir los pulmones, desarrollar el diafragma, inundar el cuerpo de oxígeno, penetrar en el sistema nervioso autónomo, estimular la respuesta inmunitaria y reajustar los receptores químicos del cerebro.

El primer paso es la fase de recuperación que acabo de hacer. Respirar por la nariz, todo el día y toda la noche.

La nariz es crucial porque limpia el aire, lo calienta y lo humedece para que sea más fácil de absorber. La mayoría de nosotros lo sabemos. Pero lo que mucha gente nunca toma en consideración es el papel inesperado de la nariz en problemas como la disfunción eréctil. O cómo puede desencadenar una cascada de hormonas y sustancias químicas que reducen la presión arterial y facilitan la digestión. Cómo responde a las fases del ciclo menstrual de las mujeres. Cómo regula la frecuencia cardíaca, abre los vasos sanguíneos de nuestros dedos de los pies y almacena recuerdos.[2] Cómo la densidad de los pelillos que tenemos en la nariz determina si sufriremos asma.[3]

Pocos de nosotros llegamos a plantearnos cómo los orificios nasales de cada persona vibran a su propio ritmo, abriéndose y cerrándose como una flor en respuesta a nuestros ánimos, nuestros estados mentales y quizá incluso al sol y a la luna.

. . .

Hace mil trescientos años, un antiguo texto tántrico, el *Shiva Swarodaya,* describía cómo durante el día un orificio nasal se abre para dejar entrar el aire mientras el otro se cierra suavemente.

Algunos días, el orificio derecho se despierta bostezando para saludar al sol; otros días, el izquierdo despierta con la luna llena. Según el texto, estos ritmos son los mismos a lo largo de cada mes y son compartidos por toda la humanidad. Es un método que nuestros cuerpos emplean para mantenerse equilibrados y anclados a los ritmos del cosmos y también unos con otros.

En 2004 un cirujano indio, el doctor Ananda Balayogi Bhavanani, intentó poner a prueba científicamente los patrones del *Shiva Swarodaya* en un grupo internacional de sujetos.[4] A lo largo de un mes, descubrió que cuando la influencia del sol y la luna sobre la Tierra estaban en su apogeo —en momentos de luna llena o nueva— los estudiantes compartían sistemáticamente el patrón del *Shiva Swarodaya.*

Bhavanani admitió que los datos eran anecdóticos y que era necesario investigar mucho más para demostrar que todos los humanos compartían ese mismo patrón. No obstante, hace más de un siglo que los científicos saben que los orificios nasales sí laten a su propio ritmo, que sí se abren y se cierran como flores durante el día y la noche.

El fenómeno, llamado *ciclos nasales,*[5] fue descrito por primera vez en 1895 por un médico alemán llamado Richard Kayser.[6] Este médico se dio cuenta de que el tejido que recubría uno de los agujeros de sus pacientes parecía congestionarse rápidamente y cerrarse mientras el otro, misteriosamente, se abría. Luego, después de entre treinta minutos y cuatro horas, los orificios se alternaban o «cambiaban de ciclo».[7] La alternancia parecía estar influenciada no tanto por la atracción de la luna como por impulsos sexuales.

Resultó que el interior de la nariz está revestido de un tejido eréctil, la misma carne que cubre el pene, el clítoris y los pezones. Las narices tienen erecciones. En cuestión de segundos, también pueden llenarse de sangre y agrandarse y ponerse duras. Eso ocurre porque la nariz está más íntimamente conectada con los genitales que cualquier otro órgano; cuando uno se excita, el otro responde. En algunas personas, simplemente pensar en sexo provoca episodios tan graves de erecciones nasales que tienen problemas para respirar y comienzan a estornudar sin control, una afección inconveniente llamada *rinitis de la luna de miel.*[8] A medida que la estimulación sexual decrece y que el tejido eréctil se vuelve flácido, la nariz también vuelve a la normalidad.

Tras el descubrimiento de Kayser, pasaron décadas y nadie ofrecía una buena explicación de por qué la nariz humana estaba recubierta de tejido eréctil o por qué los orificios se alternaban en ciclos.[9] Había muchas teorías: algunos creían que esta alternancia provocaba que el cuerpo se diera la vuelta al dormir para impedir úlceras de decúbito.[10] (Respirar es más fácil por el orificio opuesto a la almohada.) Otros creían que los ciclos ayudaban a proteger la nariz de infecciones respiratorias y alergias, mientras que otros sostenían que el flujo de aire alterno nos permitía oler más eficientemente.

Lo que los científicos finalmente lograron confirmar fue que el tejido nasal eréctil reflejaba estados de salud. Se inflamaba al estar la persona enferma o en otros estados de desequilibrio.[11] Si la nariz se infectaba, el ciclo nasal se volvía más pronunciado y alternaba con rapidez.[12] Las cavidades nasales izquierda y derecha también funcionaban como un sistema de climatización, controlando la temperatura y la presión arterial y suministrando al cerebro sustancias químicas para alterar sus emociones y sus estados de ánimo y de sueño.

El agujero derecho es el pedal del acelerador. Al inhalar mayoritariamente por este canal, la circulación se acelera, el cuerpo se calienta y los niveles de cortisol, la presión arterial y la frecuencia cardíaca aumentan. Eso ocurre porque respirar por el lado derecho de la nariz activa el sistema nervioso simpático, el mecanismo de «lucha o huida» que pone el cuerpo en un estado más elevado de alerta. Respirar por el orificio derecho también suministra más sangre al hemisferio opuesto del cerebro, concretamente a la corteza prefrontal, la cual se asocia con las decisiones lógicas, el lenguaje y la computación.[13]

Inhalar por el agujero izquierdo tiene el efecto contrario: funciona como una suerte de sistema de frenado respecto al acelerador del derecho. El orificio izquierdo está conectado más profundamente con el sistema nervioso parasimpático, el lado de descansar y relajarse, que disminuye la presión arterial, enfría el cuerpo y reduce la ansiedad.[14] Respirar por el agujero izquierdo cambia el flujo sanguíneo hacia el lado opuesto de la corteza prefrontal, el área que influye en el pensamiento creativo y desempeña un papel en la formación de abstracciones mentales y en la producción de emociones negativas.[15]

En 2015 unos investigadores de la Universidad de California en San Diego documentaron los patrones respiratorios de una mujer con esquizofrenia durante tres años consecutivos y descubrieron que tenía un predominio «significativo» del orificio izquierdo.[16] Este hábito respiratorio, según su hipótesis, probablemente estimulaba en exceso la «parte creativa» derecha del cerebro y, en consecuencia, empujaba su imaginación a desbocarse. A lo largo de varias sesiones, los investigadores le enseñaron a respirar por el orificio opuesto, el «lógico», y la mujer experimentó muchas menos alucinaciones.

Nuestros cuerpos operan a su mayor eficiencia en un estado de equilibrio, pivotando entre acción y relajación, soñando despiertos y pensando razonadamente. Este equilibrio está influenciado por el ciclo nasal e incluso puede ser controlado por este. Es un equilibrio que también puede ser manipulado.

Hay un ejercicio de yoga destinado a manipular las funciones corporales forzando la respiración por los orificios de la nariz. Se llama *nadi shodhana* —en sánscrito, *nadi* significa «canal» y *shodhana* significa «purificación»— o, más vulgarmente, respirar alternando los orificios.[17]

He estado realizando un estudio informal de respiración alternando los orificios durante los últimos minutos.

Es el segundo día de la fase de «Recuperación» mediante la respiración nasal y estoy sentado en mi salón, con los codos apoyados en la abarrotada mesa de comer, aspirando aire suavemente por el agujero derecho, aguantándolo cinco segundos y luego expulsándolo.

Hay decenas de técnicas de respiración alternando los orificios. Yo he empezado por la más básica. Consiste en colocar un dedo índice encima del agujero izquierdo y luego inspirar y espirar solo por el derecho. Hoy hice esto dos docenas de veces después de cada comida, para calentar el cuerpo y facilitar la digestión.[18] Antes de las comidas, y en cualquier otro momento en que quiera relajarme, cambio de lado y repito el mismo ejercicio con el agujero izquierdo abierto. Para mejorar la concentración y equilibrar el cuerpo y la mente, seguí una técnica llamada *surya bheda pranayama,* que consiste en tomar aire una vez por el orificio derecho y luego expulsarlo por el izquierdo durante varias series.

Estos ejercicios me han hecho sentir genial. Aquí estoy, después de hacer varias series, y siento una claridad y una relajación inmediata y potente, incluso una sensación de estar flotando. Según lo anunciado, no he tenido ningún tipo de reflujo gastroesofágico. No he registrado ni el más mínimo dolor de estómago. La respiración alternando los orificios parece haber reportado estos beneficios, pero he descubierto que estas técnicas normalmente son breves, solamente duran unos treinta minutos, más o menos.

La transformación real de mi cuerpo durante las últimas veinticuatro horas se ha debido a otra práctica: dejar que mis tejidos nasales eréctiles se flexionaran a su antojo, ajustando de forma natural el flujo de aire para satisfacer las necesidades de mi cuerpo y mi cerebro. Esto ha ocurrido simplemente respirando por la nariz.

Mientras estoy reflexionando tranquilamente sobre todo esto, Olsson irrumpe en mi casa. «¡Buenas tardes!», dice gritando. Lleva su pantalón corto y su sudadera Abercrombie y se deja caer frente a mí mientras se coloca una pulsera para medir la presión arterial en el brazo derecho. Esta es la misma posición que ha adoptado durante los últimos once días seguidos, con más o menos la misma ropa. Hoy, sin embargo, no lleva ningún vendaje ni ninguna pinza en la nariz, ni tapones de silicona metidos en ella. También respira libremente por los orificios nasales, tomando y expulsando el aire fácil y silenciosamente. Tiene la cara enrojecida, está sentado erguido y está tan lleno de energía que no puede estarse quieto.

A mí me daba la sensación de que nuestra nueva perspectiva optimista sobre la vida era psicosomática, pero vi que me equivocaba unos minutos después, cuando comprobamos nuestras mediciones. Mi presión arterial sistólica había descendido de ciento cuarenta y dos, diez días antes —un profundo estado de hipertensión en fase dos— a ciento veinticuatro, todavía un poco alta, pero a tan solo unos pocos puntos del rango saludable. Mi variabilidad en la frecuencia cardíaca se incrementó más de un 150 % y mis niveles de dióxido de carbono subieron cerca de un 30 %, lo cual me condujo de un estado de hipocapnia —que puede provocar mareo, entumecimiento en los dedos y confusión mental— a situarme de lleno en la zona médicamente normal. Olsson presentaba una mejora parecida.

Y hay potencial para mucho más. Porque los ciclos nasales son solamente una pequeña parte de las funciones vitales de la nariz.

Imaginad por un momento que estáis sosteniendo una bola de billar a la altura de los ojos a pocos centímetros de la cara. Luego imaginad que empujáis lentamente la bola entera hacia el interior de la cara. El volumen que la bola ocuparía —unos noventa y ocho centímetros cúbicos— equivale al espacio total de las cavidades y pasajes que constituyen el interior de una nariz adulta.[19]

En una sola respiración, pasan más moléculas de aire a través de la nariz que el total de granos de arena que hay en todas las playas del mundo: billones y billones.[20] Estos pedacitos diminutos de aire vienen de unos pocos metros a nuestro alrededor. A medida que se acercan a nosotros, giran y se voltean como las estrellas de un cielo de Van Gogh, y siguen girando y volteándose y desplazándose mientras se adentran en nuestro interior, viajando a una velocidad de unos ocho kilómetros por hora.

Lo que dirige este camino intrincado son los cornetes, seis huesos laberínticos (tres en cada lado), que empiezan en la entrada de los orificios nasales y terminan justo por debajo de los ojos. Los cornetes están enroscados de tal forma que, si los separáramos, parecerían una concha, por lo cual también se llaman *conchas nasales.* Los crustáceos usan sus caparazones con sofisticados diseños para filtrar impurezas y mantener alejados a los invasores.[21] Pues nosotros hacemos lo mismo.

Los cornetes inferiores, en la entrada de los orificios nasales, están recubiertos de aquel tejido eréctil palpitante, cubierto a su vez por una membrana mucosa, una pátina encrespada de células que humedece y calienta el aire para que alcance nuestra temperatura corporal a la vez que filtra partículas y contaminantes. Todos estos invasores podrían causar infecciones e irritación si entraran en los pulmones; el moco es «la primera línea de defensa» del cuerpo.[22] Está constantemente en movimiento, barriendo a un ritmo de aproximadamente 1,3 centímetros por minuto, más de dieciocho metros al día. Al igual que una cinta transportadora gigante, recoge desechos inhalados en la nariz, luego hace bajar toda la porquería por la garganta y la lleva hasta el estómago, donde es esterilizada con ácido estomacal, es trasladada a los intestinos y es expulsada del cuerpo.

Esta cinta transportadora no se mueve por sí sola. Es empujada por millones de unas diminutas estructuras que parecen pelos llamadas *cilios.*[23] Como un campo de trigo mecido por el viento, los cilios se balancean con cada inhalación y exhalación, pero lo hacen a un ritmo rápido, de hasta dieciséis latidos por segundo.[24] Los cilios cercanos a los orificios giran a un ritmo diferente de los que están más adentro,[25] sus movimientos crean una ola coordinada que hace que el moco avance a una mayor profundidad. La adherencia de los cilios es tan fuerte que puede incluso empujar contra la fuerza de la gravedad. No importa en qué posición esté la nariz (y la cabeza), tanto si está boca abajo o del lado contrario, los cilios siguen empujando hacia dentro y hacia abajo.

Trabajando coordinadamente, las distintas áreas de los cornetes calientan, limpian, ralentizan y presurizan el aire para que los pulmones puedan extraer más oxígeno con cada respiración.[26]

Por eso respirar por la nariz es mucho más saludable y eficiente que por la boca. Como me explicó Nayak cuando nos vimos por primera vez, la nariz es el guerrero silencioso: el guardián de nuestros cuerpos, el farmacéutico de nuestras mentes y la veleta de nuestras emociones.

. . .

La magia de la nariz y sus poderes curativos no se perdieron con los antiguos.

Allá por el 1500 antes de Cristo,[27] el Papiro Ebers, uno de los textos médicos más antiguos jamás descubiertos, ofrecía una descripción de cómo los orificios nasales supuestamente suministraban aire al corazón y a los pulmones, no la boca. Mil años después, en el Génesis 2:7 se describía cómo «Dios el Señor formó al hombre, de la tierra misma, sopló en su nariz y le dio vida. Así el hombre comenzó a vivir». Un texto taoísta chino del siglo VIII después de Cristo señalaba que la nariz era la «puerta celestial» y que había que tomar el aire a través de ella. «Nunca lo hagáis de otra forma —alertaba el texto—, pues el respirar estaría en peligro y entraría la enfermedad.»

Pero no fue hasta el siglo XIX que la población occidental llegó a considerar las glorias de la respiración nasal. Esto ocurrió gracias a un artista e investigador intrépido llamado George Catlin.

Antes de 1830 Catlin ya había dejado lo que llamaba un trabajo «soso y aburrido» como abogado para convertirse en retratista para la alta sociedad de Filadelfia.[28] Se hizo famoso por sus retratos de gobernadores y aristócratas, pero todo el boato y las pretensiones de la alta sociedad no lo impresionaron. Pese a que su salud flaqueaba, Catlin anhelaba estar alejado en medio de la naturaleza, capturar imágenes más crudas y reales de la humanidad. Tomó un fusil, varias telas, unos cuantos pinceles y partió hacia el oeste. Catlin pasaría los siguientes seis años viajando miles de kilómetros por las Grandes Llanuras, periodo durante el cual cubrió una distancia mayor que Lewis y Clark para documentar la vida de cincuenta tribus nativas americanas.

Subió por el Misuri para vivir con los siux lakota. Entró en contacto con los pawnee, los omaha, los cheyenes y los pies negros. A orillas de la parte alta del Misuri, encontró casualmente la civilización de los mandan, una misteriosa tribu cuyos miembros medían más de metro ochenta y vivían en casas en forma de burbuja. Muchos tenían unos ojos azules luminosos y el pelo blanco como la nieve.

Catlin se percató de que nadie conocía realmente a los mandan ni a ninguna de las demás tribus de las Llanuras, pues nadie de ascendencia europea se había tomado la molestia de pasar tiempo hablando con ellos, investigándolos, viviendo con ellos y aprendiendo acerca de sus creencias y tradiciones.

«Estoy viajando por este país, como he dicho antes, no para presentar ni demostrar *teorías,* sino para ver cuanto sea capaz de ver y contarlo de la forma más simple e inteligible que pueda al mundo, para que la gente saque sus propias conclusiones», escribió Catlin.[29] Pintó unos seiscientos retratos y tomó cientos de páginas de anotaciones, con lo cual creó lo que el famoso autor Peter Matthiesen denominaría «el primero, el último y el único registro completo hecho jamás de los indios de las Llanuras en el momento cumbre de su espléndida cultura».[30]

Las tribus variaban según la región, con costumbres, tradiciones y dietas distintas. Algunas, como los mandan, comían solo carne de búfalo y maíz, mientras que otras vivían de comer carne de venado y agua, e incluso algunas recolectaban plantas y flores. Las tribus también eran distintas entre ellas, con diferencias en el color del pelo, los rasgos faciales y los tonos de piel.

Y aun así, Catlin quedó asombrado por el hecho de que todas, las cincuenta tribus, parecían compartir las mismas características físicas sobrehumanas.[31] En algunos grupos, como los crow y los osage, Catlin escribió que había pocos hombres «que, en su momento de crecimiento máximo, midieran menos de seis pies

(1,87 metros) de estatura, y muchos de ellos medían seis y medio (1,96 metros), y otros siete pies (2,13 metros)». Todos parecían compartir una constitución de espaldas anchas y pecho musculoso. Las mujeres eran casi tan altas e igual de espectaculares.

Sin haber visto nunca ni a un médico ni a un dentista, los miembros de aquellas tribus tenían los dientes perfectamente rectos: «Tan regulares como las teclas de un piano», anotó Catlin.[32] Nadie parecía enfermar, y las deformidades u otros problemas de salud crónicos eran raros o inexistentes. Las tribus atribuían su vigorosa salud a una medicina, lo que Catlin llamó el *gran secreto de la vida.* El secreto era la respiración.

Los nativos americanos le contaron a Catlin que el aire inhalado por la boca le quitaba fuerza al cuerpo, deformaba la cara y provocaba tensión y enfermedades. Por otro lado, el aire absorbido por la nariz mantenía el cuerpo fuerte, embellecía la cara y prevenía enfermedades. «El aire que entra en los pulmones es tan distinto del que entra en la nariz como el agua destilada es distinta del agua de una vulgar cisterna o de un charco con ranas», escribió Catlin.

La saludable respiración por la nariz empezaba a nacer. Las madres de todas esas tribus seguían las mismas prácticas, cerrando cuidadosamente los labios a los bebés con los dedos después de cada bocado. Por la noche, permanecían junto a los bebés y les cerraban la boca con un suave pellizco si la abrían. Algunas tribus de las Llanuras ataban a los bebés a una tabla recta y les colocaban una almohada debajo de la cabeza, lo cual les hacía adoptar una postura que les dificultaba mucho más el respirar por la boca. Durante el invierno, envolvían a los bebés con ropa ligera y los mantenían a cierta distancia en los días cálidos para que tuvieran menos tendencia a sentir demasiado calor y a empezar a jadear.

Todos estos métodos ejercitaban a los críos para que respiraran por la nariz, todo el día, cada día. Era un hábito que llevarían consigo durante el resto de sus vidas. Catlin describió cómo los adultos de las tribus se resistían incluso a sonreír con la boca abierta, pues temían que les entrara aire pernicioso. Esta práctica era tan «antigua e invariable como sus cerros», escribió, y había sido compartida de manera universal por todas las tribus durante milenios.

Veinte años después de que Catlin explorara el Oeste, partió de nuevo, a los cincuenta y seis años, para vivir con culturas indígenas en los Andes, en Argentina y en Brasil. Quería saber si las prácticas de respiración «medicinales» se extendían más allá de las Llanuras. Así era. Cada tribu que visitó Catlin durante los siguientes años —visitó decenas— compartía los mismos hábitos respiratorios. No era ninguna coincidencia, reseñó el aventurero, que también compartieran la misma salud vigorosa, unos dientes perfectos y una estructura facial echada hacia adelante. Escribió acerca de sus experiencias en *The Breath of Life* ['El aliento de la vida'], publicado en 1862.[33] El libro estaba dedicado exclusivamente a documentar las maravillas de la respiración nasal y los riesgos de respirar por la boca.

Catlin no solo documentó técnicas de respiración; también las puso en práctica. La respiración nasal le salvó la vida.

De niño, Catlin roncaba y no dejaba de sufrir un problema respiratorio tras otro. Para cuando llegó a la treintena y partió por primera vez hacia el Oeste, aquellos problemas se habían agravado tanto que a veces escupía sangre. Sus amigos estaban convencidos de que tenía una enfermedad pulmonar. Todas las noches Catlin pensaba que iba a morir.

«Quedé totalmente convencido del peligro del hábito [respirar por la boca] y tomé la decisión de superarlo», escribió. Con «determinación y perseverancia», Catlin se forzó a tener la boca cerrada mientras dormía y siempre respiraba por la nariz mientras estaba despierto. Pronto se terminaron los dolores y el sangrado. Hacia los treinta y cinco años, Catlin relató que se sentía más sano y fuerte que en cualquier otro momento de su vida. «Concienzudamente, conquisté por completo a un enemigo malicioso que me atacaba con nocturnidad estando yo desprotegido y que me estaba llevando a la tumba manifiestamente deprisa», escribió.

George Catlin llegaría a los setenta y seis años, más o menos el doble de la esperanza de vida media en esa época.[34] Él atribuía su longevidad al «gran secreto de la vida»: respirar *siempre* por la nariz.[35]

Es la tercera noche de la fase de respiración nasal del experimento y estoy sentado en la cama leyendo, tomando aire lenta y fácilmente por la nariz. No estoy respirando de esa forma por alguna «constante convicción de mi edad adulta», como escribió Catlin. Lo estoy haciendo porque tengo los labios tapados con cinta.

Catlin sugirió atar una venda alrededor de la mandíbula por la noche, pero eso me parecía algo peligroso y difícil, así que opté por otra técnica, que había descubierto meses antes gracias a un dentista que regenta una consulta privada en Silicon Valley.

El doctor Mark Burhenne llevaba décadas estudiando la relación entre la respiración bucal y el sueño y había escrito un libro sobre la materia.[36] Me contó que respirar por la boca contribuía a la periodontitis y al mal aliento, y que era la causa número uno de caries, más nocivo aún que el consumo de azúcar, una mala dieta o una higiene deficiente.[37] (Esta creencia había sido repetida por otros dentistas durante cien años y Catlin también la respaldaba.)[38] Burhenne descubrió también que respirar por la boca era tanto una causa como un factor que contribuía a roncar y a sufrir apnea del sueño.[39] Recomendaba a sus pacientes que se encintaran la boca para dormir.

«Los beneficios para la salud de la respiración nasal son innegables», me dijo. Uno de los muchos beneficios es que los senos liberan una buena cantidad de monóxido de nitrógeno, una molécula que desempeña un papel esencial en el aumento de la circulación y en el suministro de oxígeno a las células.[40] El funcionamiento inmunitario, el peso, la circulación, el estado de ánimo y el funcionamiento sexual pueden influenciarse notablemente con la cantidad de monóxido de nitrógeno que tenemos en nuestro cuerpo. (El popular medicamento para la disfunción eréctil sildenafil, conocido por el nombre comercial de Viagra, funciona liberando monóxido de nitrógeno en el torrente sanguíneo, lo cual dilata los capilares en los genitales y en el resto del cuerpo.)

Solamente respirando por la nariz se puede incrementar el monóxido de nitrógeno por seis, lo cual es uno de los motivos por los cuales podemos absorber cerca de un 18 % más de oxígeno que respirando solamente por la boca.[41] Tapar la boca con cinta, dijo Burhenne, ayudó a un paciente de cinco años a superar su TDAH, un trastorno directamente atribuible a dificultades respiratorias durante el sueño. Ayudó a Burhenne y a su mujer a curar sus propios problemas respiratorios y el roncar. Otros cientos de pacientes declararon experimentar unos beneficios similares.

Todo aquello parecía un poco impreciso hasta que Ann Kearney, médico especialista en patologías del lenguaje del Centro para la Deglución y la Voz de Stanford, me dijo lo mismo. Kearney ayudó a recuperarse a pacientes que tenían trastornos respiratorios y de la deglución. Juró haberlo logrado tapándoles la boca con cinta.

La propia Kearney se había pasado años respirando por la boca debido a una congestión crónica. Visitó a un otorrinolaringólogo y descubrió que sus cavidades nasales estaban taponadas con tejido. El especialista la advirtió de que la única forma de abrirle la nariz era mediante cirugía o medicamentos. Ella, en cambio, lo intentó encintándose la boca.

«La primera noche duré cinco minutos hasta que me la arranqué», me contó Kearney. La segunda noche, pudo tolerar la cinta diez minutos. Al cabo de unos días, dormía toda la noche. En seis semanas, su nariz se destapó.

«Es el clásico ejemplo de ahora o nunca», dijo Kearney. Para demostrar su afirmación, analizó la nariz de cincuenta pacientes que se habían sometido a una laringectomía, una intervención en la que se abre un agujero para respirar haciendo un corte en la garganta. Al cabo de entre dos meses y dos años, todos los pacientes sufrían obstrucción nasal completa.

Como otras partes del cuerpo, la cavidad nasal responde a los estímulos que recibe. Cuando a la nariz se le niega el uso regular, se atrofia. Esto es lo que les ocurrió a Kearney y a muchos de sus pacientes, y a gran parte de la población. Seguidamente, a menudo aparecen episodios de ronquidos y de apnea del sueño.

Sin embargo, tener la nariz en uso constante prepara los tejidos de dentro de la cavidad nasal y de la garganta para que se flexionen y se mantengan abiertos. Kearney, Burhenne y muchos de sus pacientes se curaron a sí mismos de esa manera: respirando por la nariz todo el día y toda la noche.

Cómo aplicar la cinta bucal, también llamada *cinta para dormir,* depende de las preferencias personales, y todas las personas con las que hablé tenían su propia técnica. A Burhenne le gustaba colocar un pequeño esparadrapo horizontalmente sobre los labios; Kearney prefería una tira ancha que le cubriera toda la boca. Internet estaba lleno de sugerencias. Un tío usaba ocho pedazos de cinta de unos dos centímetros y medio de ancho para crear una especie de perilla de cinta. Otro empleaba cinta americana. Una mujer sugería encintar toda la parte inferior de la cara.

A mí estos métodos me parecen ridículos y excesivos. Buscando una forma más sencilla, durante los últimos días he llevado a cabo mis propios experimentos con cinta de carrocero azul, que olía raro, y con celo, que se arrugaba.[42] Las tiritas se pegaban demasiado.

Finalmente, me di cuenta de que lo único que yo o cualquiera necesitábamos era un trozo de cinta del tamaño de un sello colocado en el centro de los labios: como un bigote de Charlie Chaplin, pero unos centímetros más abajo. Y ya está. Este método daba menos sensación de claustrofobia y dejaba un poco de espacio en los lados de la boca si tenía que toser o hablar. Tras mucho ensayo y error, me quedé con la cinta de «tela resistente» 3M Nexcare Durapore, una cinta quirúrgica multiusos con un suave adhesivo. Era cómoda, no desprendía un aroma químico y no dejaba restos enganchados.

En las tres noches desde que empecé a usar esta cinta, pasé de roncar cuatro horas a solo diez minutos. Burhenne me había advertido de que la cinta para dormir no me ayudaría en absoluto a tratar la apnea del sueño. Mi experiencia demostró otra cosa. En cuanto desaparecieron los ronquidos, también se terminó la apnea.

En la fase de respiración bucal, había sufrido hasta veinticuatro episodios de apnea, pero anoche tuve cero. No padecí ninguna espeluznante alucinación durante el insomnio ni hice meditaciones a altas horas de la noche sobre el *Homo habilis* o Edward Gorey. No me levanté ni una sola vez para mear. No me hacía falta, porque mi glándula pituitaria probablemente estaba segregando vasopresina. Finalmente, tenía un sueño profundo.

A su vez, Olsson pasó de roncar durante la mitad de la noche a no roncar ni siquiera un minuto. Sus episodios de apnea disminuyeron de cincuenta y tres a cero. Aquel sueco de ojos radiantes y pelo de algodón al que yo había maltratado —de lo cual me sentía culpable— había renacido. Hoy estaba sonriendo, tan convencido del poder curativo de la cinta para dormir que se dejaba un pedacito pegado en los labios durante el resto de la mañana.

El sueño —y la vida— se habían vuelto algo que Olsson y yo apreciábamos de nuevo. Ahora, sentado en la cama, con un pequeño sello de cinta blanca pegado en los labios, abrí la última página de la obra de Catlin *The Breath of Life,* el párrafo final que había publicado en su larga vida de investigación.

«Y si tuviera que esforzarme por legar a la posteridad el lema más importante que pueda transmitir el lenguaje humano, deberían ser estas tres palabras: CERRAD-LA-BOCA. Allá donde lo pintaría y lo inscribiría, en cada guardería y en todas las patas de cualquier cama del universo, no podría confundirse su significado.

»Y en caso de ser obedecido —seguía Catlin—, la gente pronto se percataría de su importancia.»

Cuatro

EXHALAR

Todas las mañanas a las nueve, después de que Olsson y yo hayamos terminado los test y nos hayamos separado para disfrutar del tiempo que pasamos solos, extiendo una esterilla en el suelo de mi salón y trato de volverme un poco más inmortal.

El camino hacia la vida eterna conlleva muchos estiramientos: encorvar la espalda, curvar el cuello y girar hacia ambos lados. Cada movimiento es una antigua y sagrada práctica que fue transmitida secretamente de un monje budista a otro durante dos mil quinientos años. Olsson y yo necesitamos hacer estos estiramientos: aunque respiremos por la nariz las veinticuatro horas del día, no nos ayudará mucho si no tenemos la capacidad pulmonar necesaria para contener ese aire. Solo unos pocos minutos al día curvándose y respirando pueden ampliar la capacidad pulmonar. Y con esa capacidad de más podemos alargar la vida.

Los estiramientos, llamados los *Cinco Ritos Tibetanos,* llegaron al mundo occidental —y a mí— de la mano del escritor Peter Kelder, conocido por ser un amante de «los libros y las bibliotecas, las palabras y la poesía».[1]

En los años treinta, Kelder estaba sentado en un banco de un parque en el sur de California cuando un viejo se puso a charlar con él. El hombre, al que llamó Coronel Bradford, había pasado décadas en India con el ejército británico. El coronel era viejo —hombros inclinados, pelo cano y piernas tambaleantes—, pero creía que había una cura para el envejecimiento y que estaba escondida en un monasterio del Himalaya. Allí ocurrían las típicas cosas místicas: los enfermos se curaban, los pobres se hacían ricos y los viejos se rejuvenecían. Kelder y el coronel mantuvieron el contacto y conversaron en múltiples ocasiones. Luego, un día el viejo se marchó renqueando, desesperado por encontrar aquel Shangri-La antes de exhalar el último aliento.

Al cabo de cuatro años, un día el portero del edificio avisó a Kelder. El coronel le esperaba en el piso de abajo. Parecía veinte años más joven. Tenía la espalda recta, la cara vibrante y vivaz y su cabeza, antes casi calva, estaba cubierta por un pelo oscuro y tupido. Había encontrado el monasterio, había estudiado los antiguos manuscritos y había aprendido las prácticas rejuvenecedoras de los monjes. Había revertido el envejecimiento con nada más que estiramientos y respiración.

Kelder describió aquellas técnicas en un librito llamado *The Eye of Revelation,* publicado en 1939. Poca gente se molestó en leerlo; y menos aún lo creyó. La historia de Kelder probablemente fuera una invención o por lo menos una enorme exageración. No obstante, los estiramientos para agrandar los pulmones que describió se basan en ejercicios reales que se remontan al año 500 antes de Cristo.[2] Los tibetanos habían empleado estos métodos durante milenios para mejorar el estado físico, la salud mental, el funcionamiento cardiovascular y, obviamente, para prolongar la vida.[3]

Más recientemente, la ciencia ha empezado a medir lo que los antiguos tibetanos entendieron intuitivamente. En la década de los ochenta, los investigadores que participaban en el Estudio Framingham, un programa de investigación longitudinal de setenta años centrado en las enfermedades del corazón, trataron de averiguar si el tamaño de los pulmones realmente se correlacionaba con la longevidad. Recabaron datos de dos mil quinientos sujetos a lo largo de dos décadas, hicieron cálculos y llegaron a la conclusión de que el mayor indicador de la esperanza de vida no era la genética, la dieta o la cantidad de ejercicio diario, como muchos sospechaban. Era la capacidad pulmonar.

Cuanto más pequeños y menos eficientes se volvían los pulmones, más deprisa enfermaban y morían los sujetos. La causa del deterioro no importaba. Pulmones más pequeños, vida más corta. Y pulmones más grandes, vida más larga.

Nuestra capacidad de tomar bocanadas plenas era, según los investigadores, «literalmente una medida del potencial de vida».[4] En el año 2000, científicos de la Universidad de Búfalo realizaron un estudio parecido comparando la capacidad pulmonar de un grupo de más de mil individuos durante tres décadas.[5] Los resultados fueron los mismos.[6]

No obstante, lo que ninguno de esos estudios emblemáticos abordó fue cómo una persona con los pulmones deteriorados podía curarlos y fortalecerlos. Existían procedimientos quirúrgicos para extirpar tejido mórbido y medicamentos para frenar infecciones, pero no había ningún consejo sobre cómo mantener el tamaño de los pulmones y su estado de salud a lo largo de la vida. Hasta los años ochenta, la creencia habitual en la medicina occidental era que los pulmones, como cualquier otro órgano interno, eran inmutables. Es decir: los pulmones con los que nacieras eran con los que te quedabas. A medida que estos órganos se deterioraban con la edad, lo único que podíamos hacer era suspirar y aguantarnos.

Así funcionaba supuestamente el envejecer: a partir de los treinta, más o menos, debíamos tener en cuenta que perderíamos un poco más de memoria, movilidad y musculatura con cada año que pasara. También perderíamos la capacidad de respirar adecuadamente. Los huesos del pecho se volverían más finos y cambiarían de forma, lo cual provocaría que la caja torácica se hundiera hacia dentro. Las fibras musculares de alrededor de los pulmones se debilitarían e impedirían que el aire entrara y saliera. Todo esto reduciría la capacidad pulmonar.

Los propios pulmones perderían cerca de un 12 % de su capacidad entre los treinta y los cincuenta años, y seguirían disminuyendo incluso más deprisa a medida que envejeciéramos. Las mujeres tendrían peores resultados que los hombres. Si llegáramos a los ochenta, seríamos capaces de tomar un 30 % menos de aire del que aspirábamos a los veintitantos. Nos veríamos forzados a respirar más deprisa y con más fuerza. Este hábito respiratorio nos provocaría problemas crónicos, como hipertensión, trastornos inmunitarios y ansiedad.

Pero lo que los tibetanos saben desde hace mucho y lo que la ciencia occidental está descubriendo ahora es que envejecer no tiene por qué ser un camino de decadencia en un solo sentido. Los órganos internos son maleables y podemos modificarlos en prácticamente cualquier momento.

Quienes hacen buceo libre lo saben mejor que nadie. Yo lo aprendí gracias a ellos hace años, cuando conocí a varias personas que habían incrementado su capacidad pulmonar de manera asombrosa entre un 30 % y un 40 %. Herbert Nitsch, poseedor de múltiples récords mundiales, tiene —según dicen— una capacidad pulmonar de catorce litros: más del doble de la media masculina.[7] Ni Nitsch ni ninguno de los demás buceadores libres tuvieron esa capacidad desde siempre: agrandaron sus pulmones con fuerza de voluntad. Aprendieron maneras de respirar que cambiaron radicalmente los órganos internos de su cuerpo.

Afortunadamente, no hace falta sumergirse a decenas de metros. Cualquier práctica regular que expanda los pulmones y mantenga su flexibilidad puede conservar o incrementar la capacidad pulmonar. Hacer ejercicio moderado, como caminar o ir en bicicleta, se ha demostrado que puede aumentar el tamaño pulmonar hasta un 15 %.[8]

Estos hallazgos habrían sido buenas noticias para Katharina Schroth, una adolescente que vivió en Dresde, en Alemania, a principios del siglo xx.[9] A Schroth le habían diagnosticado escoliosis, una curvatura lateral de la columna vertebral. La enfermedad no tenía cura, y la perspectiva de futuro de la mayoría de los críos que sufrían casos extremos, como el de Schroth, era que se pasarían toda su vida en la cama o yendo en silla de ruedas.

Schroth tenía otras ideas en cuanto al potencial del cuerpo

humano. Ella había observado cómo los globos se caían o se expandían, empujando o arrastrando lo que tuviesen a su alrededor. Creía que ocurría lo mismo con los pulmones. Si lograba agrandar los pulmones, quizá también podría agrandar la estructura de su esqueleto. Tal vez podría fortalecer la columna vertebral y mejorar la calidad y la cantidad de vida.

A los dieciséis años, Schroth empezó a adiestrarse en algo llamado *respiración ortopédica.* Se ponía de pie frente a un espejo, torcía el cuerpo y tomaba aire por un pulmón al tiempo que limitaba la aspiración de aire por el otro. Luego se iba cojeando hasta una mesa, ataba su cuerpo al lado y arqueaba el pecho hacia delante y hacia atrás para relajar la caja torácica mientras respiraba hacia el vacío. Schroth se pasó cinco años haciendo esto. Al final de este periodo, se había curado a sí misma de una escoliosis «incurable»: había vuelto a enderezarse la columna vertebral respirando.

Schroth comenzó a enseñar el poder de la respiración a otros pacientes de escoliosis y para la década de 1940 dirigía una ajetreada institución en una zona rural del oeste de Alemania. No tenía ni habitaciones de hospital ni un equipamiento médico estándar; solo unos cuantos edificios destartalados, un patio, una cerca y mesas de jardín. Allí se juntaban ciento cincuenta pacientes de escoliosis al mismo tiempo. Padecían la versión más grave de la enfermedad, con una curvatura de la columna vertebral de más de ochenta grados. Algunos iban tan encorvados y tenían la espalda tan retorcida que no podían andar o ni siquiera mirar hacia arriba. Sus costillas y pechos desfigurados les dificultaban la respiración, y probablemente padecían problemas respiratorios, fatiga y enfermedades cardíacas a raíz de ello. Los hospitales habían renunciado a intentar curar a aquellos pacientes. Así que se iban a vivir con Schroth durante seis semanas.

La comunidad médica alemana ridiculizó a Schroth afirmando que ni era una entrenadora profesional ni era médico, y además no estaba cualificada para tratar a pacientes. Ella los ignoró a todos; siguió haciendo las cosas a su manera, diciendo a las mujeres que se descubrieran el pecho en un terreno situado debajo de un bosquecito de hayas, estirando y respirando para recuperar la salud. En pocas semanas, las espaldas encorvadas se enderezaban y muchos alumnos ganaban centímetros de altura. Mujeres que habían estado postradas en cama y desesperadas empezaban finalmente a andar de nuevo. Podían volver a hacer respiraciones completas.

Schroth se pasó los siguientes sesenta años llevando sus técnicas a hospitales de Alemania y más allá. Hacia el final de su vida, la comunidad médica había cambiado de tono y el Gobierno alemán le concedió la Cruz Federal al Mérito por sus contribuciones a la medicina.

«La forma corporal depende de la respiración (ch'i) y la respiración se ampara en la forma —afirma una sentencia china del 700 después de Cristo—. Cuando la respiración es perfecta, la forma (también) es perfecta.»

Schroth siguió expandiendo los pulmones y mejorando su propia respiración y su forma durante toda su vida. Aquella antigua paciente con escoliosis, que de adolescente había estado marchitándose en una cama, moriría en 1985, solo tres días antes de cumplir los noventa y un años.

. . .

Cuando andaba por la mitad de mis investigaciones para este libro, viajé a la ciudad de Nueva York para reunirme con una experta más contemporánea sobre la respiración que ofrecía un enfoque distinto a la ampliación de los pulmones y la longevidad. Su lugar de trabajo, en un piso, estaba situado a pocas manzanas de las Naciones Unidas en un edificio de obra vista con un toldo cubierto de palomas de ojos rosas. Dejé atrás a un portero medio dormido, subí por un ascensor y al cabo de un minuto estaba llamando a la puerta 418.

Lynn Martin me invitó a pasar. Era una mujer delgada y larguirucha que llevaba un mono negro ceñido y un cinturón enorme con una hebilla de metal. «¡Ya te dije que el sitio era pequeño!», dijo hablando del estudio. A nuestro alrededor había carpetas, libros de anatomía humana y algunos modelos de plástico de los pulmones humanos. En una pared junto a una estantería había fotos en blanco y negro de Martin a comienzos de los años setenta. En una de ellas, llevaba un maillot negro mientras se deslizaba por el parqué de una escuela de danza, con el pelo rubio recogido en una descuidada cola de caballo y con una cara que guardaba un extraño parecido con la de Mia Farrow en la época de *La semilla del diablo*.

Tras algunos cumplidos, Martin me hizo sentar y empezó a contarme lo que yo había ido a escuchar. «Hablaba mucho, pero cuando le preguntaba qué estaba haciendo exactamente, nunca sabía explicarlo —dijo ella—. Desde entonces, nadie ha sido capaz nunca de hacer lo que él hacía.»

El intrigante individuo era Carl Stough, director de coro y *rara avis* de la medicina que empezó su andadura en los años cuarenta. De todos los pulmonautas con los que me había cruzado durante los últimos años, Stough era el más escurridizo. Publicó un libro en 1970, que fracasó al poco tiempo y quedó descatalogado. Veinte años después, un productor de la CBS montó un programa de una hora sobre su obra revolucionaria, pero nunca se emitió. El propio Stough no publicitaba sus técnicas. Nunca hizo giras de conferencias. Aun así, cantantes de ópera profesionales, saxofonistas ganadores de premios Grammy, personas parapléjicas y gente que moría de enfisema —miles de ellos— lograron encontrarlo. Stough rompió todas las reglas; expandió pulmones y prolongó vidas. Y, no obstante, hoy en día la mayor parte de la gente no ha oído hablar de él.

Martin había trabajado con Stough durante más de dos décadas. Era un vínculo viviente con el misterioso hombre y su investigación sobre el arte olvidado de la respiración. Lo que había descubierto Stough —y lo que había aprendido Martin— era que el aspecto más importante de la respiración no era únicamente tomar el aire por la nariz. Inhalar era la parte fácil. La clave de la respiración, para agrandar los pulmones y para conseguir la prolongación de la vida que ello traía consigo, estaba en el otro extremo del proceso. Estaba en el poder transformador de hacer exhalaciones completas.

Las fotografías de Stough de los años cuarenta muestran a un hombre erguido que guardaba cierto parecido con Thurston Howell III, el millonario de la serie *Gilligan's Island.* A Stough le gustaba cantar y dar clases de canto. Se dio cuenta de cómo sus compañeros cantantes cantaban a voz en grito unos cuantos compases, se detenían para tomar aire y luego cantaban unos compases más. Cada uno parecía morirse por conseguir aire, luego lo retenía en lo alto del pecho y lo expulsaba demasiado pronto. Cantar, hablar, bostezar, suspirar: cualquier vocalización que hacemos ocurre durante la exhalación. Los alumnos de Stough tenían voces finas y débiles porque, según él, hacían exhalaciones finas y débiles.

Mientras dirigía coros en el Westminster Choir College de Nueva Jersey, Stough empezó a enseñar a sus cantantes a espirar correctamente, a fortalecer los músculos respiratorios y a agrandar los pulmones. En unas pocas sesiones, los estudiantes cantaban con más claridad, con más solidez y con un matiz extra. Se trasladó a Carolina del Norte para dirigir coros de iglesia que llegaron a ganar concursos nacionales, y su coro apareció en un programa semanal emitido en todo el país por Liberty Radio Network. Stough adquirió tanto prestigio que se mudó a Nueva York para reciclar a cantantes de la Ópera Metropolitana.[10]

En 1958 la administración del East Orange Veterans Affairs Hospital de Nueva Jersey lo llamó. «Usted debe de saber algo sobre la respiración que nosotros no sabemos», dijo el doctor Maurice J. Small, jefe de la sección de tuberculosis. Small se preguntaba si Stough estaría interesado en formar a un nuevo grupo de alumnos. Ninguno de ellos sabía cantar, y algunos no podían caminar ni hablar. Eran pacientes con enfisema, y necesitaban ayuda desesperadamente.

Cuando Stough llegó al East Orange Hospital semanas más tarde, quedó horrorizado. Decenas de pacientes estaban tumbados en camillas, todos con ictericia y pálidos, con las bocas abiertas como peces, con tubos de oxígeno bombeando en vano. El personal del hospital no sabía qué hacer, así que llevaban a los hombres en silla de ruedas por los suelos encerados de terrazo y los metían en una sala donde había colgados unos dispensadores de pañuelos de color amarillo descolorido y relojes con la bandera norteamericana, un paciente tras otro, a esperar a la muerte. Había funcionado así durante cincuenta años.

«Yo, ingenuamente, daba por hecho que todo el mundo tenía por lo menos unos conocimientos rudimentarios de fisiología —escribió Stough en su autobiografía, *Dr. Breath*—. Todavía más ingenuamente, suponía que había una conciencia universal sobre la importancia de la respiración. Nada podía haber estado más alejado de la verdad.»

El enfisema es un deterioro gradual del tejido pulmonar marcado por la tos y una bronquitis crónica. Los pulmones quedan tan dañados que las personas con dicha enfermedad ya no pueden absorber oxígeno de manera eficiente. Se ven forzados a tomar varias bocanadas cortas de aire muy rápidamente, a menudo inhalando mucho más aire del que necesitan y, aun así, notan que les falta el aliento. No se conoce ninguna cura para el enfisema.

Los enfermeros, con buena intención, habían colocado cojines debajo de la espalda de los pacientes de modo que tuvieran el pecho arqueado hacia arriba. La idea era crear elevación para facilitar la inspiración. Stough vio al instante que aquello estaba empeorando la dolencia.[11]

Se percató de que el enfisema era un trastorno de la exhalación. Los pacientes no sufrían por que no pudieran hacer entrar aire nuevo en los pulmones, sino porque no podían expulsar suficiente aire.[12]

Normalmente, la sangre que circula por nuestras arterias y venas recorre un circuito completo cada minuto,[13] una media de 7.570 litros de sangre al día.[14] Este torrente sanguíneo regular y constante es esencial para suministrar sangre recién oxigenada a las células y para eliminar residuos.

Lo que influencia en buena medida la velocidad y la fuerza de esa circulación es el bombeo torácico, como se denomina la presión que se forma en el interior del pecho cuando respiramos. Cuando inspiramos, una presión negativa hace entrar sangre en el corazón; cuando espiramos, la sangre sale disparada hacia todos los rincones del cuerpo y vuelve hasta los pulmones, donde reinicia el circuito. Se parece a la manera en que los océanos se adentran en la orilla y luego retroceden.

Y lo que proporciona energía al bombeo torácico es el diafragma, el músculo situado debajo de los pulmones con forma de paraguas. El diafragma se eleva cuando expulsamos aire, lo cual hace encoger los pulmones, y luego vuelve a bajar para que estos se expandan al inhalar. Este movimiento arriba y abajo tiene lugar en nuestro interior unas cincuenta mil veces al día.

Un adulto medio utiliza solamente un 10 % del alcance del diafragma al respirar, lo cual sobrecarga el corazón, eleva la presión arterial y provoca una serie de problemas de circulación. Ampliar estas respiraciones a entre un 50 % y un 70 % de la capacidad del diafragma alivia la tensión cardiovascular y permite al cuerpo trabajar más eficientemente. Por ese motivo, a veces al diafragma se le llama *el segundo corazón,*[15] porque no solo late a su propio ritmo, sino que también condiciona el ritmo y la fuerza del latido del corazón.

Stough descubrió que los diafragmas de todos los pacientes del East Orange con enfisema estaban deteriorados. Al hacerles radiografías, se vio que los pacientes extendían el diafragma solamente una pequeña parte de lo que es saludable, por tanto únicamente tomaban un sorbo de aire con cada aspiración. Los pacientes llevaban enfermos tanto tiempo que muchos de los músculos y articulaciones alrededor del pecho se habían atrofiado y se habían enrigidecido; no tenían memoria muscular de una respiración profunda. A lo largo de los dos siguientes meses, Stough se lo recordó.

«Mis actividades parecían sandeces observadas desde la distancia, y al principio le parecían una estupidez a la persona con la que trabajaba», escribió Stough.

Iniciaba los tratamientos poniendo a los pacientes boca arriba, les pasaba las manos por el torso y les tocaba suavemente los músculos rígidos y el pecho hinchado. Les decía que aguantaran la respiración y que contaran de uno a cinco tantas veces seguidas como pudieran. A continuación, les masajeaba el cuello y la garganta e iba desperezando suavemente las costillas indicándoles que inhalaran y exhalaran *muy lentamente*, intentando despertar el diafragma de su largo sopor. Cada uno de estos ejercicios permitía a los pacientes expulsar un poquito más de aire para que pudiera entrarles un poco más.

Tras varias sesiones, algunos pacientes aprendieron a pronunciar una frase entera en una sola respiración por primera vez en años. Otros empezaron a andar.

«Un señor mayor que no podía cruzar la habitación andando no solo pudo caminar, sino que pudo subir las escaleras del hospital, un hito extraordinario para un paciente avanzado de enfisema», escribió Stough. Otro hombre, que antes era incapaz de respirar durante más de quince minutos sin oxígeno suplementario, pudo aguantar ocho horas. Un hombre de cincuenta y cinco años que había sufrido enfisema avanzado durante ocho años pudo dejar el hospital y capitanear un bote hasta Florida.

Las radiografías de antes y después mostraron que los pacientes de Stough aumentaban enormemente su capacidad pulmonar en solo unas pocas semanas. Más impresionante aún: entrenaban un músculo involuntario —el diafragma— para que se levantara hasta más arriba y descendiera hasta más abajo. Los administradores le dijeron a Stough que eso era médicamente imposible; los órganos y los músculos internos no pueden desarrollarse, le dijeron. En un momento determinado, varios doctores solicitaron que se prohibiera que Stough tratara a pacientes y que lo expulsaran del sistema hospitalario. Stough, a fin de cuentas, era profesor de canto coral, no médico. Pero las radiografías no engañaban. Para confirmar los resultados, Stough empezó a grabar las primeras imágenes de un diafragma en movimiento usando una nueva técnica de filmación con rayos X llamada *cinerradiografía*. Todo el mundo quedó asombrado.

«Le dije a Carl con mucha franqueza que estaba medio demente si decía que podía provocar un ascenso del diafragma y un descenso de las costillas, pero luego con un paciente obtuvimos unos resultados bastante espectaculares que demostraban que sí podía hacerlo —dijo el doctor Robert Nims, jefe de medicina pulmonar del West Haven VA Hospital de Connecticut—.[16] Hemos demostrado que es capaz de disminuir el volumen de los pulmones [mediante exhalaciones profundas] más de lo que cualquier experto en neumología diría que era posible.»

Stough no había encontrado una manera de revertir el enfisema. Las lesiones pulmonares derivadas de esta enfermedad son permanentes. Lo que sí había logrado era encontrar la manera de acceder al resto de los pulmones, a las áreas que aún funcionaban y hacer que trabajaran a un nivel superior. La «cura» que Stough profesaba era *de facto,* pero funcionaba.

A lo largo de la siguiente década, Stough llevó su tratamiento a media docena de los mayores hospitales del Departamento de Asuntos de los Veteranos de la Costa Este, a veces trabajando con pacientes siete días a la semana. Acabó tratando no solo el enfisema, sino el asma, la bronquitis o la neumonía, entre otras dolencias.

Los beneficios de respirar, de potenciar el arte de la exhalación, descubrió Stough, no solo eran aplicables a los enfermos crónicos y a los cantantes, sino a todo el mundo.

. . .

De vuelta al piso de Lynn Martin, yo estaba reanimando mi propio diafragma amodorrado sobre el futón del salón. «Esto no es un masaje», aclaró Martin mientras me presionaba las costillas con la mano. Yo tomaba inspiraciones suaves y largas hasta las profundidades de mi abdomen mientras Martin me ayudaba a relajar la caja torácica, intentando que usara por lo menos el 50 % del total del movimiento diafragmático con cada inhalación y exhalación.

No hace falta respirar de esa forma, me dijo Martin. Nuestro cuerpo puede sobrevivir con respiraciones breves y entrecortadas durante décadas, y es lo que hacemos muchos de nosotros. Pero esto no significa que sea bueno. Con el tiempo, la respiración somera limitará el alcance de nuestro diafragma y nuestra capacidad pulmonar, y puede llevarnos a adoptar la postura con hombros elevados, el pecho hacia fuera y el cuello estirado habitual en quienes padecen enfisema, asma y demás problemas respiratorios.[17] Arreglar esa respiración y esa postura, me contó, era relativamente fácil.[18]

Tras varias series de respiraciones profundas para abrir la caja torácica, Martin me pidió que empezara a contar de uno a diez repetidamente con cada exhalación. «1, 2, 3, 4, 5, 6, 7, 8, 9, 10; 1, 2, 3, 4, 5, 6, 7, 8, 9, 10; y luego ve repitiéndolo», me dijo. Al final de cada exhalación, cuando me faltaba tanto el aliento que no podía vocalizar, tenía que seguir contando, pero haciéndolo muy silenciosamente, dejando que mi voz fuera descendiendo hasta convertirse en una especie de «subsusurro».

Hice unas cuantas series, primero contando deprisa y en voz alta y luego articulando los números silenciosamente con los labios. Al final de cada respiración, sentía como si mi pecho estuviera envuelto en plástico y mis abdominales acabaran de realizar una rutina de entrenamiento brutal. «¡No pares!», dijo Martin.

El esfuerzo del ejercicio de contar equivale al esfuerzo de los pulmones durante una sesión dura de ejercicio físico. Esto es lo que hacía que el ejercicio fuera tan efectivo para los pacientes de Stough. El objetivo era lograr que el diafragma se acostumbrara a este alcance mayor, de tal forma que respirar con mayor facilidad y profundidad se volviera algo inconsciente. «¡Sigue moviendo los labios! —me alentaba Martin—. ¡Saca hasta la última moleculita de aire!»

Tras algunos minutos más contando en silencio y de la otra forma, me detuve, hice una pausa y noté que mi diafragma se movía lentamente como un pistón a cámara lenta, irradiando sangre fresca desde el centro de mi cuerpo. Esta es la sensación de lo que Stough llamó *coordinación respiratoria,* cuando los sistemas respiratorio y circulatorio entran en un estado de equilibrio, cuando la cantidad de aire que entra en nuestro interior equivale a la cantidad que sale y nuestros cuerpos son capaces de llevar a cabo todas sus funciones esenciales con el mínimo esfuerzo.

En 1968 Stough dejó el sistema de salud del Departamento de Asuntos de los Veteranos y su próspera consulta privada en Nueva York para adiestrar a otro grupo de alumnos. Aquellas personas podían hablar, andar y podían correr a gran velocidad. Eran los corredores del equipo de atletismo de la Universidad de Yale, de entre los mejores del país en ese momento. Cuando Stough llegó a la pista, los atletas estaban tan emocionados que colgaron un cartel en el tablón de anuncios que había fuera: *¡Hoy está aquí el doctor Breath!*

Stough tenía la expectativa de que aquellos atletas de élite tendrían unos hábitos respiratorios ejemplares. Por el contrario, vio que padecían la misma «debilidad respiratoria» que el resto de la gente: cogían los mismos resfriados, gripes e infecciones pulmonares. La mayor parte respiraban con demasiada frecuencia e inflando la parte superior del pecho. Los peores eran los velocistas. Las respiraciones cortas y violentas que tomaban durante las carreras ponían demasiada presión en sus delicados tejidos y bronquios. En consecuencia, sufrían asma y otras dolencias respiratorias. En la línea de meta, tosían y a veces vomitaban y se desmayaban jadeando de dolor.

«Yo había observado que al recuperarse del esfuerzo los atletas tendían a adoptar las mismas características respiratorias que presentaban los pacientes con enfisema», escribió Stough. Aquellos corredores habían sido entrenados para tolerar el dolor, y lo hacían. Ganaban competiciones, pero se estaban dañando el cuerpo.

Stough colocó una mesa en la pista interior de Yale, sentó a los corredores encima y empezó a pasarles las manos por el pecho delante de una multitud que observaba. Los advirtió de que nunca contuvieran la respiración cuando estuvieran tomando posición en la línea de salida al comenzar una carrera, sino que respiraran profunda y calmadamente y que siempre expulsaran el aire al oír el pistoletazo de salida. De esa forma, la primera respiración que harían sería abundante y completa y les proporcionaría energía para correr más deprisa y más lejos.

Tras solo algunas sesiones, todos los corredores declararon sentirse mejor y respirar con mayor facilidad. «Nunca me había sentido tan relajado en mi vida», dijo un velocista. Tardaban la mitad de tiempo en recuperarse entre carreras y pronto batieron récords personales y se acercaron lentamente a los récords mundiales.

Justo después del éxito en Yale, Stough se trasladó a South Lake Tahoe para entrenar a corredores durante el periodo preparatorio para los Juegos Olímpicos de 1968 en Ciudad de México. La misma terapia, el mismo éxito. Un decatleta salió a la pista y batió su récord anterior. Otro batió su récord personal. Un corredor llamado Rick Sloan batió su mejor marca personal en tres pruebas.

«Trabajando con el doctor Stough, aprendí que tenía que sacar el aire —dijo Lee Evans, velocista olímpico—.[19] Pues mira, saqué el aire, y así se mantuvo un nivel alto de energía. No me cansé [...]. Pero, después de la carrera, vi que aquello era útil para mi vida.»

Seguramente sabéis quién es Evans. Es el hombre que aparece en aquella famosa fotografía en el centro del podio durante la ceremonia de entrega de las medallas, con una boina de las Panteras Negras y con un puño en alto. Ganó el oro en los cuatrocientos metros lisos y otro en los cuatrocientos metros con relevos. El resto del equipo masculino de los Estados Unidos en 1968, bajo el entrenamiento de Stough, terminó ganando un total de doce medallas olímpicas —la mayoría, oros— y estableció cinco récords mundiales. Fue una de las grandes actuaciones en unas Olimpiadas.[20] Los norteamericanos fueron los únicos corredores que no usaron oxígeno antes ni después de las carreras, lo cual era algo inaudito en esa época.

No les hacía falta. Stough les había enseñado el arte de la Coordinación Respiratoria y el poder de aprovechar una exhalación completa.[21]

«Estaba haciendo muchas cosas al mismo tiempo —dijo Lynn Martin al volver del futón a la mesa de comedor que hay en el centro de su estudio—. La sensibilidad de sus manos, una afinación perfecta de los oídos, el don natural por la instrucción: lo tenía todo.» Durante los últimos minutos, Martin me ha estado hablando de su tiempo con Stough, de cómo fue a verlo en 1975 por recomendación de otro bailarín y cómo salió sintiéndose transformada. Regresó semanas después y empezó a trabajar en la clínica. A pesar de que Martin pasaría más de dos décadas trabajando como uno de sus colaboradores más cercanos, Stough nunca le desveló sus secretos. «Él pensaba que era demasiado difícil expresarlo en palabras», dijo Martin.

Yo entendía a lo que se refería. Había visto una grabación en vídeo de Stough en el Festival de Música de Aspen, en 1992: las únicas imágenes que demuestran lo que hacía y cómo lo hacía. El vídeo empezaba con un fotograma que decía: *Introducción a la ciencia respiratoria: la medicina preventiva del siglo XXI*. Stough estaba en el centro de una sala de conferencias, con una mesa de masaje frente a él. Una ventana abierta daba a un matorral de pinos con un resplandor blanco bajo el sol del verano. Stough estaba muy bronceado e iba vestido con una chaqueta negra con botones metálicos y un pañuelo en el bolsillo, como si acabara de llegar en un Concorde desde Monte Carlo.

Empezó invitando a un tenor llamado Timothy Jones a tumbarse sobre la mesa y procedió a sacudir la mandíbula del cantante, a hundir sus manos en su cintura y a balancearlo de aquí para allá. «¿Lo ven?, tengo que ir dándole golpecitos en el pecho», dijo Stough, con su corbata amarilla de topos descansando sobre el pelo de Jones. Aquello duró varios minutos, hasta que Stough se inclinó a unos siete centímetros de la cara de Jones y empezó a contar con él de uno a diez en un balbuceo armónico. «¡Todo está relajándose muy deprisa!», anunció Stough. Meneó las caderas y el cuello de Jones con tal vehemencia que el cantante casi se cayó de la mesa.

Era un espectáculo estrafalario, y los agarres y empujones y las intensas caricias a veces parecían casi un abuso. Tras mi propia experiencia en el estudio de Martin durante una hora, murmurando números y recibiendo golpecitos en el pecho y estrujones en las costillas, me quedó más claro por qué el trabajo de Stough nunca cuajó. No importaba que el saxofonista David Sanborn y cantantes de ópera asmáticos, corredores olímpicos y cientos de supervivientes de enfisema elogiaran sus tratamientos por haberles salvado la vida. Stough no era médico; era un pulmonauta autodidacta, un director de coro. En aquel escenario había llegado demasiado lejos. Su terapia era, sencillamente, demasiado rara.

«Pese a que el proceso de respirar implica tanto la anatomía como la fisiología, ninguna de estas dos ramas de la ciencia se ha dedicado a explorarla exhaustivamente —escribió Stough—. Era un territorio muy poco conocido que esperaba ser cartografiado.»

Stough dibujó su mapa a lo largo de medio siglo de trabajo constante. Pero, a su muerte, ese mapa se perdió. En cuanto se fue de los hospitales de los veteranos, también desapareció su terapia.

. . .

Al final de mi sesión de dos horas de coordinación respiratoria, salí del piso de Martin y me subí al tren de vuelta al Aeropuerto Internacional Newark Liberty. Mientras traqueteábamos al cruzar las marismas y el río Passaic, busqué los tratamientos disponibles actualmente para los casi cuatro millones de norteamericanos que sufren enfisema pulmonar.[22] Había broncodilatadores, esteroides y antibióticos. Había oxígeno suplementario y procedimientos quirúrgicos, y algo llamado *rehabilitación pulmonar,* que incluía ayudas para dejar de fumar, planear sesiones de ejercicio, asesoramiento en nutrición y algunas técnicas para respirar con los labios fruncidos.

Pero no había ninguna mención a Stough ni al diafragma —el «segundo corazón»— ni a la importancia de hacer exhalaciones completas. Ninguna mención a que aprender a expandir los pulmones y respirar correctamente había revertido efectivamente la enfermedad y había alargado vidas. El enfisema seguía en la lista de las enfermedades incurables.

Cinco

LENTO

«¿Podrías pasarme el oxímetro?», me pregunta Olsson desde el otro lado de la mesa. Es la tarde del quinto día de la fase de recuperación, y durante los últimos treinta minutos hemos estado analizando nuestros niveles de pH, los gases sanguíneos, la frecuencia cardíaca y otras constantes vitales. Es la cuadragésima quinta vez que hacemos esta rutina en las últimas dos semanas.

Aunque Olsson y yo nos sentimos transformados por completo al respirar por la nariz, la monotonía de los días se está volviendo exasperante. Comemos la misma comida a la misma hora a la que lo hicimos hace diez días, en el gimnasio sudamos debido a los mismos ejercicios montados en la bici estática y tenemos muchas conversaciones iguales. Esta tarde estamos debatiendo sobre el tema favorito de Olsson, su obsesión por la década pasada. Estamos, una vez más, hablando sobre el dióxido de carbono.

Cuesta admitirlo ahora, pero cuando entrevisté por primera vez a Olsson, hace más de un año, no era una fuente en la que confiara enteramente. En nuestras charlas por Skype, a él le gustaba insistir en la importancia de respirar lento y me había mandado media docena de presentaciones en PowerPoint y montones de estudios científicos sobre cómo la respiración a un ritmo controlado relajaba el cuerpo y calmaba la mente. Esta parte tenía todo el sentido del mundo. Pero cuando empezó a hablar de los milagros reparadores de un gas tóxico, yo empecé a hacerme preguntas. «Creo firmemente que el dióxido de carbono es más importante que el oxígeno», me dijo.

Olsson afirmaba que tenemos cien veces más dióxido de carbono en nuestros cuerpos que oxígeno (lo cual es cierto) y que la mayoría de nosotros necesitamos aún más (cierto también).[1] Decía que no fue solo el oxígeno, sino enormes cantidades de dióxido de carbono lo que favoreció la expansión de vida durante la explosión cámbrica, hace quinientos millones de años. Decía que hoy en día los humanos podemos incrementar la cantidad de este gas tóxico en nuestros cuerpos para aguzar la mente, quemar grasa y, en algunos casos, curar enfermedades.

Pasado un tiempo, comencé a preocuparme y a pensar que Olsson estaba chalado o por lo menos que era propenso a exagerar notablemente, y que nuestras horas conversando habían sido una pérdida de tiempo.

El dióxido de carbono, al fin y al cabo, es un producto residual del metabolismo. Es lo que sale de las centrales de carbón y de la fruta podrida. El monitor de una clase de boxeo a la que yo asistía solía suplicar a los alumnos que «hicieran respiraciones profundas para sacar todo el dióxido de carbono de nuestro sistema». Eso parecía un buen consejo. Cada pocos días, un nuevo titular detallaba cómo la Tierra se estaba calentando porque había demasiado dióxido de carbono en la atmósfera. Estaban muriendo animales. El dióxido de carbono mata.

Olsson seguía defendiendo lo contrario. Insistía en que el dióxido de carbono podía ser beneficioso y me advertía de que tener demasiado oxígeno en el cuerpo no me ayudaría, sino que me perjudicaría. «Respirar de forma pesada, rápida y lo más hondo posible..., me he dado cuenta de que es el peor consejo que podrían darte», me dijo Olsson. Las respiraciones abundantes y profundas eran malas porque dejaban nuestros cuerpos sin, efectivamente, dióxido de carbono.

Varios meses de este tira y afloja me intrigaron lo suficiente —o me confundieron lo bastante, o ambas cosas— para que decidiera viajar a Suecia para pasar unos días con Olsson y ver cómo trabajaba con tal de aprender más cosas sobre uno de los gases más incomprendidos del universo.

. . .

Llegué a Estocolmo a mediados de noviembre y fui en tren hasta un espacio de cotrabajo industrial en las afueras de la ciudad. Por las ventanas de un pasillo cavernoso, la luz del sol parecía entrar un poco inclinada. Se formaron unas nubes amenazadoras y el aire era denso, con la sensación de pesadez que precede a un invierno largo.

Olsson apareció con una puntualidad exacta, se sentó enfrente de mí y colocó un vaso de agua encima de la mesa. Llevaba unos vaqueros desgastados, unas deportivas blancas y una camisa blanca planchada. Tenía la calma que se ve en monjes, *amish* y otras personas que pasan mucho tiempo en sus mundos interiores. Cuando hablaba, siempre lo hacía con suavidad y con ese irritante hábito que parecen haber heredado todos los escandinavos: un inglés perfecto, sin las típicas onomatopeyas de duda ni pausas. Incluso usaba el pronombre *whom* debidamente e insertaba un *not* que los nativos solemos olvidar.

«Yo iba a terminar exactamente como mi padre», dijo Olsson pasando un dedo por la condensación del vaso de agua. Me contó que su padre había padecido estrés crónico, que respiraba demasiado, que había sufrido una grave hipertensión y una enfermedad pulmonar y que había muerto a los sesenta y ocho años con una sonda de respiración en la boca. «Yo sabía que muchas otras personas iban a enfermar y a morir de la misma forma», explicó Olsson. Él quería formarse para estar preparado por si les ocurría algo más a él o a su familia.

Después de las largas jornadas que dedicaba a dirigir una empresa de distribución de *software,* llegaba a casa y leía libros de medicina. Hablaba con médicos, cirujanos, docentes e investigadores científicos. Finalmente, vendió la empresa, se deshizo de sus hermosos coches y de su gran casa, se divorció y se mudó a un piso. Luego redujo la escala de su estructura vital a un apartamento más pequeño y pasó seis años sin un salario, trabajando prácticamente solo, intentando entender los misterios de la salud, la medicina y más concretamente de la respiración, y el papel del dióxido de carbono en el cuerpo. «Había libros de yoguis sobre el prana y también había libros de medicina centrados en patologías: gases sanguíneos, enfermedades y el CPAP», dijo Olsson.

En resumen, Olsson descubrió lo que yo también descubriría, pero años antes: que había un vacío en nuestro conocimiento sobre la ciencia de la respiración y su rol en nuestro cuerpo. Descubrió que habíamos hecho un buen trabajo analizando lo que causa los problemas respiratorios, pero que no habíamos hecho mucho para explorar cómo surgían dichos problemas y cómo podíamos impedir que ocurrieran.

Olsson estaba bien acompañado. Los médicos llevaban décadas quejándose de eso. «El campo de la fisiología respiratoria está creciendo en todas direcciones, pero la mayoría de los fisiólogos han estado tan preocupados por el volumen pulmonar, la ventilación, la circulación, el intercambio de gases, la mecánica de la respiración, el coste metabólico de respirar y el control de la respiración que pocos han prestado atención a los músculos que realmente hacen posible la respiración», escribía un médico en 1958. Otro señalaba: «Hasta el siglo XVII, la mayor parte de los grandes médicos y anatomistas estaban interesados en los músculos respiratorios y la mecánica de la respiración. Desde entonces, estos músculos han caído en el olvido y han quedado en una tierra de nadie entre la anatomía y la fisiología».[2]

Lo que descubrieron muchos de aquellos doctores —y lo que Olsson descubriría mucho más adelante— era que la mejor manera de evitar muchos problemas de salud crónicos, mejorar el rendimiento deportivo y prolongar la longevidad era centrarse en cómo respiramos, concretamente para equilibrar los niveles de oxígeno y dióxido de carbono en el cuerpo. Para hacerlo, deberíamos aprender cómo inhalar y exhalar lentamente.

. . .

¿De qué manera inspirar cantidades menores de aire y tener más dióxido de carbono en el torrente sanguíneo puede aumentar el oxígeno que tenemos en los tejidos y órganos? ¿Cómo hacer menos puede darnos más?

Para entender este concepto contradictorio, hay que fijarse en las partes del cuerpo más allá de la nariz y la boca. Estas estructuras, a fin de cuentas, no son más que las puertas donde empieza el largo viaje de la respiración. El destino de las veinticinco mil inhalaciones y exhalaciones que hacemos diariamente está en un lugar más profundo de nuestro interior. Y cuanto más seguimos el aire hasta lugares profundos, más sorprendente y extraño se vuelve el viaje.

Vuestro cuerpo, como todos los cuerpos humanos, es en esencia una colección de tubos. Hay tubos anchos, como la garganta y los senos, y tubos muy estrechos, como los capilares. Los tubos que constituyen los tejidos de los pulmones son muy pequeños, y tenemos un montón. Si pusiéramos todos los tubos que tenemos en las vías respiratorias uno detrás de otro, llegarían de Nueva York a la isla de Key West, en Florida: más de dos mil cuatrocientos kilómetros.[3]

Cada bocanada que tomamos primero debe bajar por la garganta cruzando una intersección llamada *carina traqueal,* que divide el flujo entre pulmón derecho e izquierdo. A medida que avanza, el aire es empujado hacia dentro de unos tubitos llamados *bronquiolos* hasta que termina un primer tramo del viaje en quinientos millones de pequeños bulbos llamados *alveolos.*

Lo que sucede a continuación es complicado y confuso. Una analogía puede ayudar a entenderlo.

Digamos que estamos a punto de emprender un crucero fluvial. Estamos en una sala de espera en el embarcadero cuando se acerca un barco. Pasamos el control de seguridad, subimos a bordo y zarpamos. Esto se parece al camino que emprenden las moléculas de oxígeno una vez que llegan a los alveolos. Cada uno de estos «embarcaderos» está rodeado de un río de plasma lleno de glóbulos rojos. A medida que pasan las células, las moléculas de oxígeno se deslizan por entre las membranas de los alveolos y se alojan en una célula.

El crucero celular está lleno de «camarotes». En nuestros glóbulos rojos, estas habitaciones son la proteína llamada *hemoglobina.* El oxígeno toma asiento dentro de una hemoglobina; luego los glóbulos rojos viajan río abajo, a mayores profundidades dentro del cuerpo.

A medida que la sangre pasa por tejidos y músculos, el oxígeno desembarca y suministra combustible a las hambrientas células. Cuando se baja el oxígeno, otros pasajeros, por ejemplo el dióxido de carbono —el «producto residual» del metabolismo—, suben a bordo, y el crucero inicia un viaje de vuelta a los pulmones.[4]

La sangre se oscurece a medida que se va el oxígeno. La sangre de las venas tiene un aspecto azulado (en realidad, es de un rojo más oscuro) debido a la forma en que la luz penetra en la piel.[5] La luz azul tiene una longitud de onda más corta y más fuerte que otros colores, motivo por el cual el océano y el cielo se ven azules desde la distancia.

Finalmente, el crucero da la vuelta al cuerpo y regresa al puerto, en los pulmones, desde donde el dióxido de carbono se dirigirá al exterior atravesando los alveolos, subiendo por la garganta y saliendo por la boca y la nariz al espirar. Luego vuelve a entrar oxígeno cuando tomamos aire de nuevo y el proceso vuelve a empezar.

Todas las células sanas del cuerpo son alimentadas con oxígeno, y así es como se les suministra. La travesía entera dura aproximadamente un minuto, y los números globales son impresionantes. En el interior de cada uno de nuestros veinticinco billones de glóbulos rojos hay doscientos setenta millones de hemoglobinas, cada una de las cuales tiene espacio para cuatro moléculas de oxígeno. Esto supone mil millones de moléculas de oxígeno embarcando y desembarcando de cada barco de glóbulos rojos.

No hay nada controvertido sobre este proceso de la respiración y sobre el papel del dióxido de carbono en el intercambio de gases. Es bioquímica básica. Lo que es menos reconocido es el papel que desempeña el dióxido de carbono en la pérdida de peso. El dióxido de carbono que sacamos en cada exhalación tiene peso, y exhalamos más peso del que inhalamos. Y la manera en que el cuerpo pierde peso no es sudando abundantemente o «quemando grasa».[6] Perdemos peso mediante el aire expulsado.

Por cada cuatro kilos y medio de grasa que pierde nuestro cuerpo, casi cuatro kilos salen por los pulmones; la mayor parte es dióxido de carbono mezclado con un poco de vapor de agua. El resto se elimina sudando u orinando. Este es un hecho que históricamente la mayoría de los médicos, nutricionistas y otros profesionales de la salud no entendieron bien. Los pulmones son el sistema de que dispone el cuerpo para regular el peso.

«Todo el mundo habla siempre del oxígeno —me dijo Olsson durante nuestra entrevista en Estocolmo—. Da igual que respiremos treinta veces o cinco veces por minuto, ¡un cuerpo sano siempre tendrá suficiente oxígeno!»

Lo que nuestros cuerpos necesitan de verdad, lo que requieren para funcionar adecuadamente no es respirar más deprisa ni más hondo. No necesitan más aire. Lo que necesitamos es más dióxido de carbono.

. . .

Hace más de un siglo, un fisiólogo danés de ojos cansados llamado Christian Bohr descubrió esto en un laboratorio de Copenhague. A principios de la treintena, Bohr había obtenido las licenciaturas de Medicina y Fisiología y estaba trabajando en la Universidad de Copenhague.[7] Le fascinaba la respiración; sabía que el oxígeno era el combustible celular y que la hemoglobina era su medio de transporte. Sabía que, cuando entraba oxígeno en una célula, salía dióxido de carbono.

Pero lo que Bohr no sabía era por qué tenía lugar aquel intercambio. ¿Por qué algunas células obtenían oxígeno más fácilmente que otras? ¿Qué llevaba a miles de millones de moléculas de hemoglobina a liberar oxígeno exactamente en el sitio justo en el momento oportuno? ¿Cómo funcionaba realmente la respiración?

Bohr empezó a experimentar. Juntó pollos, cobayas, culebras, perros y caballos y midió cuánto oxígeno consumían aquellos animales y cuánto dióxido de carbono producían.[8] Luego les extrajo sangre y expuso la sustancia a varias mezclas de gases. La sangre que contenía más dióxido de carbono (más ácida) liberaba oxígeno de la hemoglobina. En cierto modo, el dióxido de carbono actuaba como una suerte de abogado matrimonialista, un mediador que separaba el oxígeno de sus enlaces para que pudiera quedar libre y juntarse con otra pareja.[9]

Este hallazgo explicaba por qué ciertos músculos usados durante el ejercicio recibían más oxígeno que otros músculos menos usados.[10] Producían más dióxido de carbono, lo cual atraía más oxígeno. Era un suministro según demanda a nivel molecular. El dióxido de carbono también tenía un fuerte efecto dilatador en los vasos sanguíneos, es decir, abría esas vías para que pudieran transportar más sangre rica en oxígeno a las células hambrientas. Respirar menos permitía a los humanos producir más energía más eficientemente.

A su vez, las respiraciones rápidas y con pánico expulsan dióxido de carbono. Solo unos pocos momentos respirando intensamente por encima de las necesidades metabólicas podría provocar una reducción de la irrigación sanguínea a músculos, tejidos y órganos. Nos sentiríamos aturdidos, tendríamos calambres, dolores de cabeza o incluso nos desmayaríamos. Si estos tejidos no recibieran irrigación sanguínea constante durante demasiado tiempo, quedarían dañados.

En 1904 Bohr publicó un artículo titulado «Acerca de una relación biológica compleja: la influencia del contenido de dióxido de carbono en sangre sobre los enlaces del oxígeno».[11] El artículo causó sensación entre los científicos e inspiró una oleada de nuevas investigaciones sobre este gas largamente incomprendido. Poco después, Yandell Henderson, director del Laboratorio de Fisiología Aplicada de Yale, inició sus experimentos.[12] Henderson había pasado los últimos años estudiando el metabolismo y, al igual que Bohr, también estaba convencido de que el dióxido de carbono era tan esencial para el cuerpo como cualquier vitamina.

«A pesar de que a los médicos aún les cuesta creerlo, el oxígeno no es en absoluto un estimulante para los seres vivos», escribiría Henderson en *Cyclopedia of Medicine*.[13] «Si alimentamos un fuego con oxígeno puro en lugar de con aire, quema con una intensidad mucho mayor. Pero cuando un hombre o animal respira oxígeno, o [aire] enriquecido con oxígeno, no se consume una mayor cantidad de este gas, no se produce más calor ni se exhala más dióxido de carbono que cuando se inhala aire solo.»

Para un cuerpo sano, hiperventilar o aspirar oxígeno puro no conllevaría ningún beneficio, no tendría ningún efecto en el suministro de oxígeno a nuestros tejidos y órganos y de hecho podría crear un estado de deficiencia de oxígeno, lo cual provocaría asfixia. Dicho de otra forma, el oxígeno puro que un *quarterback* podría inspirar entre jugadas o que un viajero con *jet lag* podría conseguir por cincuenta dólares en un «bar de oxígeno» de un aeropuerto no aportaría beneficios.[14] Inhalar el gas podría incrementar los niveles de oxígeno en sangre un 1 % o 2 %, pero aquel oxígeno nunca llegaría a nuestras células hambrientas. Simplemente lo expulsaríamos de nuevo.*

Para demostrar su argumento, a lo largo de varios años Henderson llevó a cabo una serie de terribles experimentos con perros que son tan duros de leer como los terribles experimentos que hizo Harvold con monos.[15]

Colocó algunos perros encima de una mesa de su laboratorio, les insertó un tubo por la garganta y les puso una mascarilla de goma que les cubría la cara. En el extremo del tubo había un

* Henderson descubrió, hace cien años, que el oxígeno puro solamente es útil para quienes están a gran altitud (donde los niveles de oxígeno en el aire son bajos) o para quienes están enfermos y no pueden mantener los niveles saludables de saturación de oxígeno (por encima de aproximadamente un 90 %) mediante la respiración normal. Pero incluso para los pacientes enfermos, respirar oxígeno suplementario a largo plazo puede terminar dañando los pulmones y reduciendo la cantidad de glóbulos rojos, lo cual más adelante le dificultará al cuerpo extraer oxígeno del aire inhalado.

fuelle manual. El artilugio permitía a Henderson controlar qué cantidad de aire ingería cada perro y con qué frecuencia. Había conectado el tubo de las gargantas de los perros a una bombona de éter, que los anestesiaba durante el transcurso del experimento. Un conjunto de instrumentos registraban la frecuencia cardíaca, los niveles de dióxido de carbono y de oxígeno, etc.

A medida que Henderson bombeaba cada vez más deprisa, veía que la frecuencia cardíaca de los animales se incrementaba rápidamente de cuarenta hasta doscientos latidos o más por minuto. Los perros acababan teniendo tanto oxígeno discurriendo por las arterias y tan poco dióxido de carbono para hacerlo desembarcar que músculos, tejidos y órganos les comenzaban a fallar. Algunos perros tenían espasmos incontrolables o entraban en coma. Si Henderson seguía bombeando más aire, los animales quedaban tan llenos de oxígeno y con tal déficit de dióxido de carbono que morían.

Henderson mató perros con su propia respiración.

Con los perros que sobrevivieron, bombeó más lentamente y vio como su frecuencia cardíaca disminuía inmediatamente a cuarenta latidos por minuto. No era el acto de respirar lo que aceleraba y ralentizaba la frecuencia cardíaca de los perros; era la cantidad de dióxido de carbono que fluía por su torrente sanguíneo.

Luego Henderson forzó los perros a respirar *solo ligeramente* con mayor intensidad de lo normal, justo por encima de sus necesidades metabólicas, de modo que su frecuencia cardíaca fuera moderadamente elevada y los niveles de dióxido de carbono fueran un poco insuficientes. Les provocó una afección de leve hiperventilación común en los humanos.

Los perros estaban cada vez más agitados, confusos, nerviosos y con los ojos vidriosos. La leve hiperventilación inducía el mismo estado de confusión que ocurría durante el mal de altura o los ataques de pánico. Henderson administró morfina y otros fármacos para ralentizar la frecuencia cardíaca de los animales a niveles normales. Los medicamentos funcionaron en parte porque, como observó Henderson, contribuyeron a elevar los niveles de dióxido de carbono.

Pero había otra forma de devolver la salud a los animales: dejar que respiraran lentamente. Cuando Henderson reducía el ritmo respiratorio a niveles conformes al metabolismo normal de los perros —de respirar doscientas veces por minuto a un ritmo normal—, desaparecían los espasmos, el estupor y la ansiedad. Los animales se estiraban y se relajaban, se les destensaban los músculos y los inundaba una sensación de paz.

«El dióxido de carbono es la hormona principal del cuerpo entero; es la única que producen todos los tejidos y la única que probablemente actúa sobre cualquier órgano —escribió posteriormente Henderson—. El dióxido de carbono es, de hecho, un componente de la materia viva más fundamental que el oxígeno.»

. . .

Pasé tres días con Olsson en Estocolmo. Interpretamos cuidadosamente tablas y gráficos y hablamos sobre Bohr y Henderson y otros pulmonautas históricos. Al terminar mi viaje, finalmente entendí cómo mi visión de la respiración había sido tan limitada y tan errónea durante tantos años. Y comprendí por fin por qué Olsson se había obsesionado tanto con esta línea de investigación, por qué había abandonado su vida como magnate del *software* y había bajado de categoría para vivir en un piso minúsculo, rodeado de estanterías con manuales de bioquímica, cinta para taparse la boca y bombonas de dióxido de carbono. Por qué había dedicado tantos meses a registrar cómo cambiaban los niveles de dióxido de carbono en su cuerpo con cada nueva técnica de respiración y cómo ello afectaba a su presión arterial y a sus niveles de energía y de estrés.

Entendí por qué solamente asistió una persona a la primera charla que dio sobre la respiración, en 2010, por qué, una vez afinado el mensaje y consolidada la base de su investigación, se había vuelto prácticamente una estrella mediática en Suecia que llenaba auditorios y por qué su rostro sonriente, con un bronceado perpetuo de actor de comedia romántica, aparecía en periódicos, revistas y en los telediarios de la noche. En esas entrevistas, Olsson defendía los efectos terapéuticos de la respiración nasal e imploraba al público con el mismo mensaje de la respiración lenta.

Regresé a mi casa, en San Francisco, y Olsson y yo seguimos en contacto. Cada varias semanas recibía un correo o una llamada de Skype sobre algún nuevo hallazgo científico olvidado durante mucho tiempo que Olsson acababa de desenterrar de alguna biblioteca de medicina. Él seguía también con su autoexperimentación, tratando de usar siempre su propio cuerpo para demostrar el poder de la respiración y las maravillas del «producto residual del metabolismo», el dióxido de carbono.

Así es como Olsson, un año después de nuestro primer encuentro, terminó en mi salón en San Francisco con una mascarilla atada con velcro a la cabeza y un sensor de electrocardiogramas enganchado en la oreja.

. . .

«¿Te importaría pasarme el oxímetro, por favor?», dice Olsson de nuevo desde el otro lado de la mesa.

Acabamos de terminar nuestros test de la tarde y Olsson está colocándose de nuevo el BreathIQ, el prototipo de un aparato que mide el dióxido de carbono, el amoniaco y otros elementos en el aire expulsado. Se engancha un oxímetro en el dedo y empieza la cuenta atrás.

Puede que sea por el chute de dióxido de carbono y de monóxido de nitrógeno provocado por la respiración nasal, pero hoy nos sentimos con garra. Además de los cinco mil dólares que nos dejamos para que nos hicieran radiografías antes y después y para someternos a pruebas de funcionamiento sanguíneo y pulmonar en Stanford, Olsson y yo también conseguimos juntar varios miles de dólares en equipamiento para nuestro laboratorio casero. Hemos estado dos semanas realizando pruebas y aún tenemos que aprovechar todo su potencial. Esto va a cambiar hoy.

Olsson se friega con una mano la sudadera Abercrombie y se aparta para que yo pueda leer los resultados de los aparatos. Todas sus constantes vitales son normales: la frecuencia cardíaca está alrededor de setenta y cinco, la presión arterial sistólica está a ciento veintiséis y los niveles de oxígeno a un 97 %. Tres, dos, uno: Olsson empieza a respirar.

Pero lento, muy lento. Inhala y exhala tres veces más lento que la media norteamericana, dejando las dieciocho respiraciones medias por minuto a seis. Mientras absorbe aire por la nariz y lo expulsa por la boca, observo cómo sus niveles de dióxido de carbono ascienden de un 5 % a un 6 %. Y siguen aumentando. Pasado un minuto, los niveles de Olsson son un 25 % más altos que hace tan solo unos minutos, lo cual significa que ha pasado de una zona nociva de hipocapnia a estar de lleno en el rango médicamente normal. Mientras tanto, su presión arterial desciende unos cinco puntos y su frecuencia cardíaca baja hasta sesenta y pico.

Lo que no ha cambiado es su nivel de oxígeno. De principio a fin, aunque ha estado respirando a un tercio de la frecuencia considerada normal, su oxígeno no ha fluctuado: ha permanecido en el 97 %.

Habíamos experimentado las mismas mediciones confusas durante nuestras sesiones con la bici estática a principios de semana. El inicio de aquellas sesiones, como cualquier entrenamiento, fue un asco. Sentíamos que nuestros pulmones y nuestro sistema respiratorio intentaban desesperadamente satisfacer las necesidades de nuestros hambrientos tejidos y músculos: el hambre urgente de antes de cenar. Normalmente, abriría la boca y estaría con la lengua fuera, intentando saciar aquella imperiosa necesidad de oxígeno. Pero durante los últimos días, mientras pedaleaba con mayor intensidad y más deprisa, me forzaba a respirar con mayor suavidad y más lentamente. Aquello era asfixiante y claustrofóbico, como si estuviera matando mi cuerpo dejándole sin combustible, hasta que eché un vistazo al oxímetro. Una vez más, sin importar lo lento que respirara o la intensidad con que pedaleara, mis niveles de oxígeno permanecían estables a un 97 %.

Resulta que, al respirar a un ritmo normal, nuestros pulmones absorben solamente una cuarta parte del oxígeno disponible en el aire. La mayor parte de ese oxígeno vuelve a expulsarse. Realizando respiraciones más largas, hacemos que nuestros pulmones absorban más en menos respiraciones.

«Si, con entrenamiento y práctica, puedes realizar el mismo ejercicio con solo catorce respiraciones por minuto en lugar de con cuarenta y siete usando técnicas convencionales, ¿qué motivo podría haber para no hacerlo?», escribió John Douillard, el entrenador que había llevado a cabo los experimentos con bicis estáticas en los noventa. «Cuando veas que cada día corres más deprisa y tu frecuencia respiratoria se mantiene estable [...], empezarás a percibir el verdadero significado de la palabra *fitness*.»[16]

Entonces me di cuenta de que respirar es como remar: hacer tropecientas mil paladas cortas y forzadas te llevará adonde vayas, pero son algo ridículo en comparación con la eficiencia y la velocidad que se logran haciendo menos paladas más largas.

En el segundo día empleando esta técnica de respirar por la nariz más lentamente, sobrepasé mi récord respirando por la boca en unos doscientos metros.[17] En la siguiente sesión, pedaleé casi seiscientos metros más lejos: un incremento de un 5 % respecto a la respiración bucal. En mi quinta carrera en la bici estática, pedaleé más de doce kilómetros, un kilómetro y medio más, en el mismo período de tiempo, usando la misma cantidad de energía que la semana anterior. Aquello fue un avance significativo. No estaba todavía en los niveles de los ciclistas de Douillard, pero me iba acercando poco a poco.

Durante aquella sesión, empecé a jugar con mi respiración. Traté de inhalar y exhalar cada vez más lentamente, de mi ritmo habitual —veinte respiraciones por minuto— a solo seis. Me invadió de inmediato una sensación de claustrofobia y de falta de aire. Tras un minuto, más o menos, miré el oxímetro para ver cuánto oxígeno estaba perdiendo y lo hambriento que estaba mi cuerpo.

Pero mi oxígeno no había disminuido con aquellas respiraciones tan lentas, como yo y cualquiera habría esperado. Mis niveles habían aumentado.

. . .

Un último comentario sobre la respiración lenta. Se conoce también con otro nombre: *oración.*

Cuando los monjes budistas cantan su mantra más popular, «Om mani padme hum», cada expresión declamada dura seis segundos, con seis segundos para inhalar antes de que el cántico vuelva a empezar. El cántico tradicional del Om, el «sonido secreto del universo» usado en el jainismo y otras tradiciones, tarda seis segundos en ser cantado, con una pausa de unos seis segundos para tomar aire.

El cántico «Sa ta na ma», una de las técnicas mejor conocidas del yoga kundalini, también tarda seis segundos en ser entonado, seguido por seis segundos para inhalar. Luego están las antiguas posiciones hindúes de mano y lengua llamadas *mudras*. Una técnica llamada *khechari,* destinada a fomentar la salud física y espiritual y a superar las enfermedades, implica colocar la lengua por encima del velo del paladar de modo que esté apuntando hacia la cavidad nasal. Las respiraciones profundas y lentas tomadas durante el khechari duran seis segundos cada una. Japonesa, africana, hawaiana, nativa americana, budista, taoísta, cristiana:[18] todas estas culturas y religiones desarrollaron de alguna forma las mismas técnicas de oración, que requieren los mismos patrones de respiración. Y probablemente todas se beneficiaron del mismo efecto tranquilizante.

En 2001 investigadores de la Universidad de Pavía, en Italia, reunieron a dos docenas de sujetos, los cubrieron con sensores para medirles el riego sanguíneo, la frecuencia cardíaca y la respuesta del sistema nervioso, y luego les hicieron recitar un mantra budista, así como la versión original en latín del rosario, el ciclo católico de rezo de la avemaría,[19] que es repetido una mitad por el sacerdote y la otra mitad por los feligreses. Quedaron asombrados al hallar que el número medio de respiraciones para cada ciclo era «casi exactamente» idéntico, solo un poco más rápido que el ritmo de las plegarias hindúes, taoístas y nativas americanas: 5,5 respiraciones por minuto.

Pero lo que era aún más sorprendente era lo que provocaba en los individuos respirar de aquella forma. Cuando seguían este patrón de respiración lenta, el riego sanguíneo que llegaba al cerebro se incrementaba y los sistemas del cuerpo entraban en un estado de coherencia,[20] cuando el funcionamiento del corazón, la circulación y el sistema nervioso están coordinados para alcanzar un pico de eficiencia.[21] En cuanto los sujetos volvían a respirar o a hablar espontáneamente, sus corazones latían de una forma un poco más errática y la integración de los sistemas iba desencajándose poco a poco. Unas pocas respiraciones lentas y relajadas y volvía la armonía.

Diez años después de las pruebas de Pavía, dos prestigiosos profesores y médicos de Nueva York, Patricia Gerbarg y Richard Brown, emplearon el mismo patrón respiratorio con pacientes con ansiedad y depresión, pero sin las oraciones. Algunos de los pacientes tenían problemas para respirar lento, así que Gerbarg y Brown les recomendaron que empezaran con un ritmo más sencillo de inhalaciones de tres segundos con, por lo menos, la misma duración de exhalación. A medida que los pacientes se sentían más cómodos, alargaban la ingesta y la expulsión de aire.

Resultó que el ritmo de respiración más eficiente se daba cuando tanto la duración de las respiraciones como el número total de respiraciones por minuto alcanzaban una escalofriante simetría: inhalaciones de 5,5 segundos seguidas de exhalaciones de 5,5 segundos,[22] lo que da como resultado casi exactamente 5,5 respiraciones por minuto. Era el mismo patrón que el rosario.

Los resultados eran notables, incluso al ser practicados solamente entre cinco y seis minutos al día.[23] «He visto a pacientes transformados gracias a la adopción de unas prácticas respiratorias regulares», dijo Brown. Gerbarg y él incluso usaron esta técnica de respiración lenta para rehabilitar los pulmones de supervivientes del 11 de Septiembre que sufrían una tos crónica y dolorosa causada por los escombros del derrumbe, una enfermedad horrible llamada *pulmones de vidrio esmerilado.* No se conocía cura para esta afección y, sin embargo, pasados solo dos meses, los pacientes alcanzaron una mejora significativa simplemente aprendiendo a practicar varias series de respiración lenta al día.

Gerbarg y Brown escribirían y publicarían varios artículos académicos sobre el poder curativo de la respiración lenta, que pasaría a conocerse como *respiración resonante* o *respiración coherente.* La técnica no requería un gran esfuerzo, ni mucho tiempo ni mucha atención.[24] Y puede hacerse en cualquier sitio y en cualquier momento. «Es algo totalmente privado —escribió Gerbarg—. Nadie sabe que lo estás haciendo.»[25]

En muchos sentidos, esta respiración resonante reportaba los mismos beneficios que la meditación para quienes no querían meditar. Y que el yoga para aquellos que no querían levantarse del sofá. Ofrecía la parte curativa del rezo para los que no son religiosos.

¿Importaba si respirábamos a un ritmo de seis o cinco segundos, o si íbamos medio segundo atrasados? No, siempre que el número de respiraciones estuviera en torno a las 5,5.[26]

«Creemos que el rosario pudo haberse desarrollado en parte porque se sincronizaba con los ritmos cardiovasculares (ondas Mayer) inherentes y, por tanto, infundía una sensación de bienestar; y tal vez una mayor receptividad al mensaje religioso», escribieron los investigadores de Pavía. Dicho de otra forma: las meditaciones, la avemaría y decenas de oraciones más que habían sido elaboradas durante los últimos miles de años no eran algo infundado.

Rezar cura, sobre todo si se practica a 5,5 respiraciones por minuto.

Seis

MENOS

Poca gente discutiría que nos hemos vuelto una cultura que come en exceso. Desde alrededor de 1850 hasta 1960,[1] el índice de masa corporal (IMC) norteamericano medio, un valor que calcula la grasa basándose en la altura, estaba entre veinte y veintidós. Esto corresponde a unos setenta y dos kilos para una persona de un metro y ochenta y dos centímetros. Actualmente, el IMC medio es de veintinueve, una subida de un 38 % en cincuenta años. Aquella persona de metro ochenta y dos ahora pesa noventa y siete kilos. Se considera que un 70 % de la población estadounidense tiene sobrepeso; y una de cada tres personas tiene obesidad. No cabe duda de que comemos más que antes.

La frecuencia respiratoria es algo mucho más difícil de medir, porque hay pocos estudios y los resultados son incoherentes. No obstante, repasando varios estudios disponibles vemos un panorama preocupante.[2]

Lo que se considera médicamente normal hoy en día es cualquier valor entre una docena y veinte respiraciones por minuto, con una ingesta media de cerca de medio litro por respiración. Si nos fijamos en los individuos situados en el rango superior del ritmo respiratorio, esto es aproximadamente el doble que antes.*

Algo en lo que han estado de acuerdo todos los pulmonautas médicos o autodidactas con quienes he hablado en los últimos años es en que, al igual que nos hemos vuelto una cultura que

* Encontraréis estudios y otras referencias en la nota 158.

come en exceso, también nos hemos convertido en una cultura que respira demasiado. La mayoría de nosotros respiramos en exceso, y hasta una cuarta parte de la población contemporánea sufre un caso aún más grave de hiperventilación crónica.[3]

La solución es sencilla: hay que respirar menos. Pero es más fácil decirlo que hacerlo. Nos hemos acostumbrado a respirar demasiado del mismo modo en que nos hemos acostumbrado a comer demasiado. Con un poco de esfuerzo y entrenamiento, sin embargo, respirar menos puede convertirse en un hábito inconsciente.

Los yoguis indios se entrenan para reducir la cantidad de aire que inspiran en reposo, no para aumentarla. Los budistas tibetanos dictaron unas instrucciones paso a paso para que los monjes en periodo formativo redujeran y calmaran la respiración. Unos médicos chinos de hace dos mil años recomendaban trece mil quinientas respiraciones al día,[4] lo que sale a nueve respiraciones y media por minuto.[5] Probablemente tomaban menos aire con aquellas respiraciones. En Japón, cuenta la leyenda que los samuráis comprobaban el estado de preparación de un soldado colocándole una pluma debajo de la nariz mientras inspiraba y espiraba. Si la pluma se movía, el soldado era descartado.

Aclarémoslo: respirar menos no es lo mismo que respirar lento. Unos pulmones adultos normales pueden acoger aproximadamente entre cuatro y seis litros de aire. Esto significa que, aunque practiquemos la respiración lenta a 5,5 respiraciones por minuto, aún podríamos estar tomando el doble del aire que necesitamos.

La clave para lograr una respiración óptima —y para conseguir todos los beneficios de salud, resistencia y longevidad que trae consigo— es practicar para hacer menos inhalaciones y exhalaciones y para inspirar un volumen menor. Respirar, pero respirar menos.

. . .

Cuando me quedaban solo cuatro días del experimento de Stanford, ya estaba cosechando los beneficios de ralentizar el ritmo respiratorio. Mi presión arterial seguía bajando, la variabilidad de mi frecuencia cardíaca seguía subiendo y tenía tanta energía que no sabía qué hacer con ella.

Mientras tanto, Olsson seguía empeñado en que redujera aún más la frecuencia respiratoria. No paraba de dar la vara insistiendo en las maravillas de respirar *mucho menos* de lo que haría alguien de manera normal: el equivalente respiratorio de ayunar. Dejarse a uno mismo sin aire puede ser perjudicial si se vuelve algo habitual, alertaba Olsson. Por lo general, deberíamos respirar lo más cerca que pudiésemos de lo exigido por nuestras necesidades. Pero forzar de vez en cuando el cuerpo a respirar mucho menos, argumentaba Olsson, reportaba varios beneficios poderosos igual que el ayuno. A veces podía provocar euforia.

«Fue una sensación mejor que la que sentí cuando me casé o cuando nació mi primer hijo», dice Olsson.

Es de mañana y estamos conduciendo por las irregulares olas grises que hay a lo largo de la Ruta Estatal 1, en California. Yo estoy al volante y Olsson está a mi lado, en el asiento del copiloto, sonriendo ampliamente, reviviendo el instante, hace cinco años, en que vio a Dios.

«Estuve corriendo algo así como una hora, unos nueve kilómetros y medio, creo; llegué a casa y me senté en la silla del salón. —Al decir esto, la voz le tiembla un poquito, está casi riendo—. Y tenía un dolor de cabeza sordo, un dolor de cabeza *bueno,* y sentí la paz y la unidad más intensas del mundo... Todo...»

Nuestro destino hoy es el parque del Golden Gate, que ofrece miles de pistas seguidas para correr debajo del follaje de eucaliptos azules, dicksonias, cipreses y secuoyas. Como las pistas son de tierra, no nos vamos a descalabrar y a morir si de repente perdemos el conocimiento, lo cual —advierte Olsson—, aun siendo infrecuente, sí es un efecto secundario real de la cosa esa de respirar *mucho menos* que vamos a intentar.

Olsson tiene fe en esta práctica. Él y sus clientes aseguran haber experimentado profundas mejoras en la capacidad de resistencia y en el bienestar tras varias semanas de entrenamiento. No obstante, muchas otras personas me habían dicho que podía ser horrible y provocar fuertes dolores de cabeza, no dolores «buenos». No era algo para aficionados.

Salgo de la autovía, me meto en una carretera de un solo carril y aparco el coche al lado del terreno del Club de Pesca Golden Gate. Una manada de búfalos detrás de una verja metálica nos miran fijamente con unos ojos aburridos mientras Olsson y yo nos quitamos la chaqueta, tomamos unos últimos traguitos de agua, cerramos el coche y nos ponemos a correr.

No soporto hacer *footing*. A diferencia de otras actividades físicas —sobre todo deportes de agua, como el surf o la natación—, cuando voy a correr, soy plenamente consciente del sufrimiento y del aburrimiento de cada segundo. Nunca he alcanzado esa sensación de éxtasis de los corredores, pese a que hace años corría seis kilómetros y pico en días alternos. Los beneficios de salir a correr son obvios: siempre me sentí de maravilla... posteriormente. Pero el correr en sí era un rollo.

Olsson quería hacerme cambiar de opinión. Él llevaba décadas haciendo *footing* y había entrenado a decenas de corredores. «La clave está en encontrar un ritmo que te vaya bien a ti —me dice mientras nos dirigimos directamente a una zarza—. Tienes que desafiarte a ti mismo, pero a la vez no tienes que pasarte.»

El camino se bifurca y seguimos la vereda menos trillada. Brilla el sol por entre unos árboles que parecen rascacielos, flota por el aire un olor rancio a hierbabuena y se oye el grato crujido de las pisadas sobre las hojas secas y quebradizas. Es hermoso.

«Lo que quiero es que, al calentar, empieces a alargar las exhalaciones», dice Olsson.[6] Ya me lo había anticipado, así que sé lo que me espera.

Cada inspiración que tomamos debería durar unos tres segundos y cada espiración debería durar cuatro. Mantendremos las mismas inhalaciones cortas a la vez que alargaremos las exhalaciones hasta cinco, seis y siete segundos a medida que avance la carrera.

Obviamente, hacer unas exhalaciones más largas y más lentas significa que van a subir los niveles de dióxido de carbono. Con ese dióxido de carbono de más, obtenemos una mayor resistencia aeróbica. El valor del consumo máximo de oxígeno —llamado VO_2 max— es el mejor indicador de la capacidad cardiorrespiratoria. Entrenar el cuerpo para respirar menos incrementa el VO_2 max,[7] lo cual puede no solo potenciar la resistencia atlética, sino también contribuir a que vivamos una vida más sana y larga.

. . .

El padrino del menos-es-más fue un pulmonauta nacido en 1923 en una granja de las afueras de Kíev, en lo que actualmente es Ucrania. Su nombre era Konstantín Pavlovich Buteyko, y pasó la juventud analizando el mundo de su alrededor. En serio, cualquier cosa de su alrededor. Plantas, insectos, juguetes, coches. Terminó por ver el mundo como un mecanismo y todo lo que contiene como un conjunto de partes que encajan para formar un todo más grande. Ya en la adolescencia, Buteyko se había convertido en un mecánico brillante, y luego pasaría cuatro años en las líneas del frente de la Segunda Guerra Mundial arreglando coches, tanques y artillería para el ejército soviético.

«Cuando terminó la guerra, decidí empezar a investigar la máquina más compleja, el hombre —dijo—. Pensaba que si aprendía cómo funcionaba sería capaz de diagnosticar sus enfermedades de una forma tan simple como había diagnosticado trastornos en máquinas.»[8]

Buteyko asistió a la Primera Universidad de Medicina de Moscú, la escuela de medicina más prestigiosa de la Unión Soviética, en la que se graduó *cum laude* en 1952. Durante su periodo de residencia, se percató de que los pacientes que estaban peor de salud parecían respirar demasiado. Cuanto más respiraban, peor estaban, sobre todo los aquejados de hipertensión.

El propio Buteyko sufría una grave hipertensión, además de unos enervantes dolores de cabeza, de estómago y de corazón que a menudo iban aparejados a la afección. Le habían recetado medicamentos, pero no le habían hecho efecto. A los veintinueve años, su presión arterial sistólica se había disparado a doscientos doce, una cifra peligrosamente alta.[9] Los médicos le daban un año de vida.

«Se puede evitar el cáncer extirpándolo —diría Buteyko más adelante—. Pero no puedes evitar la hipertensión.» Lo mejor que podía hacer para sus pacientes y para él era intentar mitigar los síntomas.

Según cuenta la historia, una noche de octubre, Buteyko estaba solo en una habitación del hospital mirando el oscuro cielo otoñal por la ventana. Se fijó en su reflejo en el cristal: un rostro flacucho y ojeroso que hacía respiraciones pesadas con la boca abierta. Sus ojos descendieron hasta la bata blanca que le cubría el pecho, hasta los hombros, que subían y bajaban con cada laboriosa inhalación y exhalación. Era el mismo ritmo respiratorio que había visto en pacientes terminales. Buteyko no estaba haciendo ejercicio y, aun así, respiraba como si acabara de realizar un entrenamiento.

Intentó hacer un experimento. Empezó a respirar menos, a relajar el pecho y el estómago y a sorber aire por la nariz. Al cabo de unos minutos, desaparecieron las punzadas de dolor que tenía en la cabeza, el estómago y el corazón. Pero luego Buteyko volvió a las respiraciones pesadas que estaba haciendo unos minutos antes. Con tan solo cinco inspiraciones, el dolor regresó.

«¿Y si la hiperventilación no era una consecuencia de la hipertensión y de los dolores de cabeza, sino su causa?», se preguntó Buteyko. Enfermedades cardíacas, úlceras e inflamación crónica eran todas ellas perturbaciones de la circulación, el pH sanguíneo y el metabolismo. Cómo respiramos afecta a todas estas funciones. Respirar solamente un 20 % —o incluso un 10 %— más de lo que requiere el cuerpo puede sobrecargar nuestros sistemas. Finalmente, estos se debilitan y flaquean. ¿Acaso respirar demasiado hacía que la gente enfermara y no se curara?

Buteyko dio un paseo. En la sección de asmáticos, encontró a un hombre encorvado, lidiando con la asfixia y jadeando para conseguir aire. Buteyko se le acercó y le enseñó la técnica que había usado consigo mismo. Tras algunos minutos, el paciente se tranquilizó. Inspiraba cuidadosamente por la nariz y luego expulsaba el aire con calma. De repente, su rostro ganó color. El ataque de asma se había terminado.

. . .

De vuelta al parque del Golden Gate, Olsson y yo nos estamos adentrando al trote en las profundidades de la pista. La bucólica escena salpicada de rayos de sol y árboles de *Avatar* se ha transformado en un caos más urbano de carritos de la compra sin ruedas y montoncitos sospechosos de papel higiénico. Nos damos cuenta de que el camino menos transitado puede serlo por algún motivo. Un giro rápido a la izquierda y regresamos a la ruta que sigue la costa.

Pasamos corriendo por delante de un viejo *hippie* sentado en el tocón de un árbol interpretando la canción del programa *Jeopardy!* con una trompeta en una mano y leyendo con la otra un libro de bolsillo doblado. Frente a él, un hombre vestido impecablemente hace subir un perro viejo a un Mercedes 300SD destartalado y una mujer con rastas hasta la cintura y tirantes a lo Mork de Ork pasa zumbando en una escúter eléctrica. Es una escena prototípica de San Francisco. Olsson y yo encajamos perfectamente.

Hemos estado practicando una versión extrema de las técnicas que Buteyko usó para sí mismo y en la sección de asmáticos: limitando las inhalaciones y al mismo tiempo extendiendo las exhalaciones mucho más allá del punto en el que uno se siente cómodo, o incluso seguro. Estamos sudados, con la cara enrojecida y me noto las venas del cuello. No estoy exactamente sin aliento, pero tampoco tengo una sensación agradable. Incluso cuando sorbo un poco de aire, siento como si me estrangularan suavemente.

El objetivo de este ejercicio no es infligir un dolor innecesario. Es que nuestro cuerpo se sienta cómodo con unos niveles más elevados de dióxido de carbono para que inconscientemente respiremos menos en las horas de reposo y la próxima vez que entrenemos. Para que liberemos más oxígeno, incrementemos nuestra resistencia y para que ello contribuya a un mejor desempeño de todas las funciones de nuestro cuerpo.

«Intenta alargar aún más las exhalaciones —dice Olsson mientras toma sorbitos de aire por la nariz—. Dedica el doble de tiempo a expulsar aire para cada inhalación, o el triple», me regaña. Por un instante, me da la sensación de que voy a vomitar.

«¡Sí! —dice—. ¡Todavía más lento, todavía menos!»

. . .

Hacia finales de los años cincuenta, Buteyko dejó los hospitales de Moscú y se trasladó a Akademgorodok («Ciudad Académica»), un conjunto de treinta y cinco edificios de investigación construidos con bloques de hormigón situado en el centro de Siberia.[10] La ubicación distante era algo intencionado. Durante los años anteriores, el Gobierno soviético había mandado a decenas de miles de los mejores ingenieros espaciales, químicos, físicos y otros científicos a vivir secretamente entre aquellos laboratorios. Su trabajo consistía en desarrollar tecnologías punteras destinadas a asegurar el dominio de la Unión Soviética. En muchos sentidos, era un Silicon Valley soviético, pero sin chalecos, kombucha, sol, Teslas ni libertades civiles.

Buteyko se había mudado allí a petición de la Academia de Ciencias Médicas de la URSS, el equivalente soviético de los Centros para el Control y la Prevención de Enfermedades en los Estados Unidos. Tras su epifanía en la sección de asmáticos, había analizado artículos de investigación y había examinado a cientos de pacientes. Se había convencido de que el exceso de respiración era el culpable de varias enfermedades crónicas. Al igual que Bohr y Henderson, Buteyko estaba fascinado por el dióxido de carbono y también creía que aumentar este gas respirando menos podía no solo mantenernos sanos y en forma, sino que también podía curarnos.

En Akademgorodok llevó a cabo los más exhaustivos experimentos de respiración que la ciencia haya intentado jamás. Reunió a una plantilla de más de doscientos investigadores y ayudantes en un amplio hospital de la ciudad llamado Laboratorio de Diagnóstico Funcional.[11] Los sujetos entraban y se tumbaban en una camilla, apretujados entre montones de máquinas. Unos flebotomistas les insertaban catéteres en las venas mientras otros investigadores les metían tubos por la garganta y les colocaban electrodos alrededor del corazón y la cabeza. A medida que los sujetos inspiraban y espiraban, un ordenador primitivo registraba cien mil bits de datos por hora.

Enfermos y sanos, jóvenes y viejos: más de mil personas pasaron por el laboratorio de Buteyko. Los pacientes con asma, hipertensión y otras dolencias respiraban todos igual: demasiado. A menudo respiraban por la boca, con lo cual aspiraban quince litros o más de aire por minuto. Algunos respiraban tan ruidosamente que se les podía oír desde varios metros. Los resultados mostraron que tenían mucho oxígeno en la sangre, pero mucho menos dióxido de carbono, cerca de un 4 %. Su frecuencia cardíaca en reposo era de hasta noventa latidos por minuto.

Los pacientes más sanos también respiraban todos ellos del mismo modo: menos. Inhalaban y exhalaban unas diez veces por minuto, con lo cual tomaban un total de entre cinco y seis litros de aire. Su pulso en reposo estaba entre cuarenta y ocho y cincuenta y cinco latidos por minuto y tenían en torno a un 50 % más de dióxido de carbono en el aire que expulsaban.[12]

Buteyko desarrolló un protocolo basado en los hábitos respiratorios de estos pacientes más sanos que más adelante denominaría Eliminación Voluntaria de la Respiración Profunda.[13] Técnicas había muchas y variadas, pero su objetivo era adiestrar a los pacientes para que respiraran siempre lo más cerca posible de sus necesidades metabólicas, lo cual casi siempre conllevaba ingerir menos aire. Cuántas respiraciones tomaran por minuto no era tan importante para Buteyko, siempre que en reposo no se respirara más de unos seis litros de aire por minuto.

En unas cuantas sesiones practicando estas técnicas, los pacientes declaraban sentir hormigueo y ardor en las manos y en los dedos de los pies. Su frecuencia cardíaca se ralentizaba y se estabilizaba. La hipertensión y las migrañas que habían debilitado a tantos empezaban a desaparecer. Los que tenían buena salud se sentían mejor aún. Los atletas afirmaban tener grandes mejoras en el rendimiento.

Por aquellas fechas, a unos cuantos miles de kilómetros al oeste, en la ciudad fabril de Zlín, en Checoslovaquia, un corredor desgarbado de poco más de un metro setenta llamado Emil Zátopek estaba experimentando con sus propias técnicas de limitación de la respiración.

Zátopek nunca quiso ser corredor. Cuando la dirección de la fábrica de zapatos donde trabajaba lo eligió para una carrera local, trató de rechazar la oferta. Zátopek les dijo que no estaba en forma, que no le interesaba, que nunca había corrido en una competición. Pero, aun así, compitió y quedó segundo de cien participantes. Zátopek vio que le esperaba un futuro brillante en el mundo de las carreras, así que empezó a tomarse el deporte más en serio. Cuatro años más tarde, batió los récords nacionales checos de los dos mil, los tres mil y los cinco mil metros.

Zátopek desarrolló sus propios métodos de entrenamiento para conseguir ventaja.[14] Corría lo más rápido que podía aguantando la respiración, luego jadeaba un poco y volvía a hacerlo. Era una versión extrema de los métodos de Buteyko, pero Zátopek no lo llamaba *Eliminación Voluntaria de la Respiración Profunda.* Nadie lo hacía. El método se popularizó con el nombre de *entrenamiento por hipoventilación. Hipo,* que proviene de la palabra griega que significa «debajo» (como en aguja hipodérmica), es el contrario de *hiper,* que significa «por encima». La idea del entrenamiento por hipoventilación era respirar menos.

A lo largo de los años, el método de Zátopek fue ampliamente menospreciado y ridiculizado, pero él ignoró a los críticos.[15] En los Juegos Olímpicos de 1952, ganó el oro en los cinco mil y en los diez mil metros. A la vista de su éxito, decidió competir en el maratón, una prueba para la que nunca en su vida se había entrenado. Ganó el oro. Zátopek se haría con dieciocho récords mundiales, cuatro oros olímpicos y una plata a lo largo de su carrera. Más adelante sería calificado como el «Mejor Corredor de todos los Tiempos» por la revista *Runner's World*.[16] «Lo hace todo mal, pero gana», dijo Larry Snyder, por aquel entonces entrenador de atletismo en la Universidad Estatal de Ohio.

El entrenamiento con hipoventilación no despegó exactamente después de Zátopek. Su rostro atormentado, rechinando los dientes y con un gesto de dolor en la mirada como un Jesucristo de Matthias Grünewald se convirtió en su aspecto característico cuando cruzaba la línea de meta, a menudo en primer lugar. Todo aquello parecía horrible, porque lo era, y la mayoría de los atletas lo evitaban.

Décadas después, en los setenta, un severo entrenador de natación norteamericano llamado James Counsilman lo redescubrió. Counsilman era tristemente famoso por sus técnicas de entrenamiento basadas en «el dolor, el sufrimiento y la agonía»,[17] y la hipoventilación cuadraba perfectamente en esta definición.

Los nadadores profesionales suelen hacer dos o tres brazadas antes de girar la cabeza hacia el otro lado y tomar aire. Counsilman entrenó a su equipo para que aguantaran la respiración hasta nueve brazadas. Creía que, con el tiempo, los nadadores usarían el oxígeno con más eficiencia y nadarían más deprisa.[18] En cierto modo, era la Eliminación Voluntaria de la Respiración Profunda de Buteyko y la hipoventilación de Zátopek, pero bajo el agua. Counsilman lo utilizó para entrenar al equipo masculino de natación de los Estados Unidos para los Juegos Olímpicos de Montreal.[19] Ganaron trece medallas de oro, catorce platas y siete bronces, y consiguieron récords mundiales en once pruebas. Fue la mejor actuación de un equipo norteamericano de natación de toda la historia.[20]

El entrenamiento por hipoventilación cayó en el olvido después de que algunos estudios en los ochenta y los noventa sostuvieran que prácticamente no tenía efecto alguno en el rendimiento y la capacidad de resistencia. Ganaran lo que ganaran aquellos atletas, declararon los investigadores, tuvo que ser debido a un fuerte efecto placebo.

A principios de la década del 2000, el doctor Xavier Woorons, un fisiólogo francés de la Universidad París 13, detectó un fallo en aquellos estudios. Los científicos críticos con la técnica lo habían medido todo mal. Habían analizado a los atletas aguantando el aire con los pulmones llenos, y todo ese aire extra que tenían en los pulmones les complicaba entrar en un estado profundo de hipoventilación.

Woorons repitió los test, pero esta vez los sujetos practicaron la técnica con el pulmón medio lleno, la forma en que Buteyko entrenaba a sus pacientes y probablemente la manera como Counsilman entrenaba a sus nadadores. Respirar menos ofrecía unos enormes beneficios. Si los atletas lo llevaban a cabo durante varias semanas, sus músculos se acostumbraban a tolerar una mayor acumulación de lactato, lo cual permitía a su cuerpo sacar más energía durante los estados de intenso estrés anaeróbico y, en consecuencia, podían entrenar más tiempo y con mayor intensidad. Otros informes ponían de manifiesto que el entrenamiento por hipoventilación generaba un aumento de los glóbulos rojos,[21] lo que permitía a los atletas tener más oxígeno y producir más energía con cada respiración. Respirar *mucho menos* proporcionaba los beneficios del entrenamiento a gran altitud, a casi dos mil metros, pero podía usarse al nivel del mar o en cualquier otra parte.[22]

Con los años, este estilo de limitación de la respiración ha recibido muchos nombres: *hipoventilación, entrenamiento hipóxico, técnica Buteyko* y el término inútilmente rebuscado de *entrenamiento por hipoxia normobárica.* Los resultados han sido los mismos: una notable mejora del rendimiento.* No solo para los atletas de élite, sino para todo el mundo.

Solo algunas semanas de entrenamiento incrementaban significativamente la resistencia, reducían más «grasa del torso», mejoraban el funcionamiento cardiovascular y aumentaban la masa muscular en comparación con el ejercicio hecho respirando de manera normal.[23] Y la lista sigue.[24]

La moraleja es que la hipoventilación funciona. Ayuda a entrenar el cuerpo a hacer más con menos. Pero esto no significa que sea algo placentero.

. . .

Olsson y yo salimos de la tranquilidad sombría del parque del Golden Gate y nos detenemos frente al océano Pacífico golpeado por el viento. Hemos estado corriendo solo unos cuantos kilómetros, inhalando deprisa y haciendo unas exhalaciones muy largas contando hasta siete o más, intentando mantener los pulmones aproximadamente a medio llenar.[25] Quiero creer que este entrenamiento puede estar ayudándome al igual que ayudó a Zátopek, a los nadadores de Counsilman, a los corredores de Woorons y al resto de la gente, pero los últimos minutos han sido un desafío. Media hora haciendo esto y ya empiezo a arrepentirme de mis elecciones en la vida. No logro saber si es mala suerte o cierta bobería lo que me ha llevado a investigar reiteradamente temas como el buceo a pulmón libre, la Eliminación Voluntaria de la Respiración Profunda y la terapia con hipoventilación, actividades que requieren que aguante la respiración y torture mis pulmones durante varias horas al día.

* Más recientemente, Sanya Richards-Ross, una velocista norteamericana de origen jamaicano, usó las técnicas de Buteyko para ganar tres oros olímpicos en los relevos de 4x400 (en 2004, 2008 y 2012) y el oro en los cuatrocientos metros en 2012. Fue la mejor corredora de cuatrocientos metros del mundo durante una década. Las fotos de Richards-Ross con la boca cerrada y una mirada plácida mientras gana a sus rivales jadeando con la boca abierta se han vuelto algo legendario.

«La clave está en encontrar un ritmo que te vaya bien», sigue diciéndome Olsson. El ritmo claramente no me está yendo bien. Vuelvo a una práctica más soportable, inspirando durante dos pasos y espirando durante cinco, un patrón que usan los ciclistas profesionales. No es que sea exactamente cómodo, pero es tolerable.

Atravesamos el asfalto resquebrajado de un aparcamiento situado al lado de la playa, pasando por delante de algunas caravanas Winnebago medio oxidadas y saltando por encima de plásticos de condones y latas de licor de malta aplastadas, y finalmente regresamos cruzando la autovía. Minutos más tarde, volvemos a estar en la quietud del parque, pisando un camino de tierra debajo de un sotobosque de árboles a lo largo de un estanque negro lleno de patos graznando.

Es en ese momento cuando empieza a afectarme: un calor intenso detrás del cuello y visión borrosa. Aún estoy corriendo, haciendo exhalaciones largas, pero siento como si al mismo tiempo estuviera tirándome de cabeza en un líquido caliente y espeso. Corro con un poco más de intensidad, respiro un poquito menos y siento un ardor, un calor pesado como un sirope caliente filtrándose hasta las puntas de los dedos de las manos, de los pies, por los brazos y por las piernas. Es una sensación fantástica. La calidez asciende hasta la cabeza y me envuelve hasta la coronilla.

Supongo que esto era a lo que Olsson se refería cuando decía «dolor de cabeza bueno», a la sensación provocada por el aumento del dióxido de carbono, por el oxígeno desembarcando de la hemoglobina a las células hambrientas, por la dilatación de los vasos de mi cerebro y de mi cuerpo, tan repletos de sangre fresca que mandan señales de dolor sordo al sistema nervioso.

Justo cuando parece que estoy a punto de alcanzar alguna suerte de *crescendo* existencial, el caminito se ensancha. Aparecen los búfalos aburridos moviéndose afanosamente detrás de una verja de metal. A unas decenas de metros está el aparcamiento del Club de Pesca Golden Gate. Mi coche está al lado, allí terminamos.

No hay grandes epifanías vitales de camino a casa. No puedo decir que no esté eufórico, pero nada del otro mundo. El ratito de *footing* ha demostrado que se puede sacar un gran provecho de este método que aboga por hacer *menos*. Al mismo tiempo, un entrenamiento tan extremo solo sería útil para aquellos que quisieran resistir horas de sufrimiento sudando y con la cara enrojecida.

Respirar de manera saludable no debería costar tanto. Buteyko lo sabía y casi nunca recetaba unos métodos tan brutales a sus pacientes. Al fin y al cabo, no estaba interesado en entrenar a atletas de élite para ganar medallas de oro. Él quería salvar vidas. Quería enseñar técnicas para respirar menos que todo el mundo pudiera practicar, independientemente de su estado de salud, su edad o su forma física.

A lo largo de su carrera, Buteyko fue censurado por médicos que lo criticaban; fue atacado físicamente y, una vez, le destrozaron el laboratorio. Pero él siguió adelante. En los años ochenta ya había publicado más de cincuenta artículos científicos y el Ministerio de Sanidad soviético había reconocido que sus técnicas eran efectivas.[26] Cerca de doscientas mil personas solo en Rusia habían aprendido sus métodos. Según algunas fuentes, una vez Buteyko fue invitado a Inglaterra para reunirse con el príncipe Carlos, que sufría dificultades respiratorias causadas por alergias. Buteyko ayudó al príncipe, y ayudó a curar a más del 80 % de sus pacientes que padecían hipertensión, artritis y otras dolencias.

La Eliminación Voluntaria de la Respiración Profunda era especialmente efectiva para tratar las enfermedades respiratorias. Parecía funcionar como un milagro contra el asma.

En las décadas posteriores a que Buteyko comenzó a enseñar a pacientes a respirar menos, el asma se ha convertido en una epidemia mundial. Casi veinticinco millones de norteamericanos padecen la enfermedad hoy en día,[27] lo que supone un 8 % de la población y un aumento por cuatro desde 1980.[28] El asma es la principal causa de las consultas en urgencias, de las hospitalizaciones y de las ausencias por indisposición en los colegios. Se considera una enfermedad controlable pero incurable.

El asma es una sensibilidad del sistema inmunitario que provoca estrechamiento y espasmos en las vías respiratorias. Los ataques pueden ser provocados por elementos contaminantes, el polvo, infecciones víricas o el aire frío, entre otras cosas.[29] Pero el asma lo puede causar también una respiración excesiva,[30] lo cual es muy habitual al realizar un esfuerzo físico: esta afección se llama *asma inducido por el ejercicio* y afecta a cerca de un 15 % de la población y a hasta un 40 % de los atletas.[31] En reposo o durante el ejercicio, los asmáticos tienden a respirar más —a veces mucho más— que los no asmáticos. Una vez que empieza un ataque, las cosas van de mal en peor. Queda aire atascado en los pulmones y las vías se estrechan, lo cual dificulta expulsar el aire y volver a tomar. A continuación, se respira más, pero aumenta la sensación de falta de aliento, y se incrementan el estrechamiento, el pánico y el estrés.

El mercado internacional anual de terapias para el asma es de veinte mil millones de dólares,[32] y los fármacos a menudo funcionan tan bien que pueden parecer prácticamente una curación. Pero los medicamentos, en concreto los esteroides orales, pueden tener unos efectos secundarios terribles tras varios años, por ejemplo el deterioro del funcionamiento pulmonar, un empeoramiento de los síntomas del asma, ceguera y un riesgo más alto de muerte.[33] Millones de asmáticos ya lo saben, y experimentan estos problemas en carne propia. Muchos se han entrenado para respirar menos y aseguran haber notado una gran mejoría.

Durante varios meses antes del experimento en Stanford, entrevisté a personas que practicaban el método Buteyko y recopilé sus historias.

Una de ellas era David Wiebe,[34] un lutier de chelos y violines de cincuenta y ocho años procedente de Woodstock, en Nueva York, a quien conocí por un artículo en el *New York Times*. Wiebe había padecido asma grave desde los diez años. Usaba broncodilatadores hasta veinte veces al día, además de esteroides, con tal de mantener a raya los síntomas. Su cuerpo desarrolló tolerancia a los medicamentos, así que Wiebe tuvo que aumentar la dosis. Tras décadas de consumo constante, los esteroides le perjudicaron la vista: desarrolló degeneración macular. Si seguía tomándolos, se iba a quedar ciego; si los dejaba, no podría respirar y podía morir de un ataque de asma.

A los tres meses de aprender a respirar menos, Wiebe no usaba más de una calada de inhalador al día y había dejado por completo los esteroides. Afirmaba sentir pocos síntomas del asma. Por primera vez en cinco décadas podía respirar con facilidad. Incluso el neumólogo de Wiebe estaba impresionado, lo cual confirma que hubo una mejora notable en el asma y la salud general del paciente.[35]

Había más casos. Como el jefe de información de la Universidad de Illinois en Urbana-Champaign, quien también había padecido un asma fatigante durante toda su vida adulta y quien, como Wiebe, reportó sentir pocos síntomas del asma al cabo de unas semanas reeducándose para respirar menos. «Soy un hombre nuevo», escribió. Estaba también la mujer de setenta años con la que yo había pasado una hora en una cafetería Whole Foods, que había sufrido un asma incapacitante durante las últimas seis décadas y que apenas podía andar unas pocas calles sin que le diera un ataque. Tras algunos meses respirando menos, hacía caminatas de varias horas al día y estaba a punto de irse de viaje a México. «Es prácticamente un milagro», me dijo la mujer. Estaba una madre de Kentucky que sufría unos problemas respiratorios tales que llegó a plantearse la idea del suicidio. Luego estaban atletas como los deportistas olímpicos Ramon Andersson, Matthew Dunn y Sanya Richards-Ross, que también habían usado los métodos de respirar menos.[36] Todos ellos afirmaban haber obtenido una mejora en el rendimiento y haber aplacado los síntomas de problemas respiratorios simplemente reduciendo el volumen de aire que tenían en los pulmones e incrementando el dióxido de carbono en el cuerpo.

La confirmación científica más convincente de que respirar menos era efectivo contra el asma vino de la mano de la doctora Alicia Meuret, directora del Centro de Investigación sobre la Ansiedad y la Depresión de la Universidad Metodista del Sur en Dallas. En 2014, Meuret y un equipo de investigadores juntaron a ciento veinte asmáticos escogidos al azar, calcularon su funcionamiento pulmonar, el tamaño de sus pulmones y los gases sanguíneos, y luego les dieron un capnómetro portátil, que registraba la cantidad de dióxido de carbono contenido en el aire que exhalaban.

A lo largo de cuatro semanas, los pacientes llevaron encima el aparato y practicaban el respirar menos para mantener los niveles de dióxido de carbono a un nivel saludable de un 5,5 %. Si los niveles bajaban, los pacientes respiraban menos hasta que los niveles de dióxido de carbono volvían a subir. Un mes después, el 80 % de los asmáticos habían aumentado el nivel de dióxido de carbono en reposo y habían experimentado significativamente menos ataques de asma, tenían un mejor funcionamiento pulmonar y se les habían ensanchado las vías respiratorias. Todos respiraban mejor.[37] Los síntomas del asma o bien habían desaparecido o bien habían disminuido ostensiblemente.

«Cuando la gente hiperventila, ocurre algo muy extraño —escribió Meuret—.[38] En esencia, aspiran demasiado aire. Pero la sensación que tienen es de falta de aire, de ahogamiento, como si no tuvieran aire suficiente. Es casi como un error del sistema biológico.» Forzar el cuerpo a respirar menos parecía corregir aquel error del sistema.

. . .

Hacia el fin de su carrera, y al final de su vida, en 2003, a la edad de ochenta años, Buteyko se convertiría un poco en un místico. Apenas dormía y afirmaba que sus técnicas no solo podían curar enfermedades, sino que fomentaban la intuición y otras formas de percepción extrasensorial. Estaba convencido de que las cardiopatías, las hemorroides, la gota, el cáncer y más de cien enfermedades más estaban todas causadas por el déficit de dióxido de carbono debido a una respiración excesiva. Pensaba incluso que los ataques de asma no era tanto un problema, un «mal funcionamiento del sistema», sino una acción compensatoria. Que el estrechamiento de las vías respiratorias, el jadeo y la falta de aliento eran el reflejo natural del cuerpo para que respirásemos menos y más lentamente.

Por ese y otros motivos, Buteyko y sus métodos han sido ampliamente rechazados por la comunidad médica actual tachándolos de pseudocientíficos. No obstante, decenas de investigadores durante las últimas décadas han tratado de conseguir algún tipo de validación científica de los efectos curativos de respirar menos. Según un estudio del Mater Hospital de Brisbane, en Australia, cuando los adultos asmáticos seguían los métodos de Buteyko y reducían en un tercio la ingesta de aire, los síntomas de la falta de aliento disminuían un 70 % y la necesidad de medicación paliativa decrecía cerca de un 90 %. Media docena de ensayos clínicos más documentaron resultados parecidos.[39] Mientras tanto, el Método Papworth, una técnica para respirar menos desarrollada en un hospital inglés en los sesenta, también se demostró que reducía los síntomas del asma en un tercio.*

Sin embargo, nadie parece saber exactamente por qué respirar menos ha sido tan efectivo para tratar el asma y otros problemas respiratorios. Nadie sabe exactamente cómo funciona. Teorías hay varias.

«Es un déficit en el cuerpo lo que causa síntomas», dijo el doctor Ira Packman, internista y antiguo experto médico del De-

* La queja principal es que los estudios sobre la respiración de Buteyko fueron limitados, pocos y, según algunos críticos, no siguieron un estricto protocolo científico. Sea como fuere, en 2014, la Iniciativa Mundial por el Asma, una colaboración entre la Organización Mundial de la Salud, el Instituto Nacional del Corazón, los Pulmones y la Sangre y los Institutos Nacionales de Salud dieron a Buteyko una calificación «A» (que posteriormente fue revisada a «B») por las demostraciones que aportaba.

partamento de Seguros de Pensilvania que superó la fatigante asma que sufría respirando menos. «Si sustituyes el elemento deficiente —me contó—, el paciente mejora.»

Packman me explicó que respirar de más puede tener otros efectos más profundos en el cuerpo aparte de los que operan sobre el funcionamiento pulmonar y el estrechamiento de las vías respiratorias. Cuando respiramos demasiado, también expulsamos demasiado dióxido de carbono, y el pH de nuestra sangre aumenta y se vuelve más alcalino; cuando respiramos más despacio y retenemos más dióxido de carbono, el pH disminuye y la sangre se vuelve más ácida. Casi todas las funciones celulares del cuerpo tienen lugar a un pH sanguíneo de 7,4, el punto óptimo entre alcalino y ácido.

Cuando nos alejamos de este punto, el cuerpo hace cuanto puede para que volvamos a él. Los riñones, por ejemplo, responden a la hiperventilación funcionando como un «tampón»,*[40] un proceso en el que un compuesto alcalino llamado *bicarbonato* es liberado en la orina. Con menos bicarbonato en sangre, el pH desciende a niveles normales, a pesar de que sigamos jadeando. Es como si no hubiera pasado nada.

El problema de los tampones es que son un remiendo temporal, no una solución permanente. Semanas, meses o años respirando demasiado provocan que ese tampón renal constante agote los minerales esenciales del cuerpo.[41] Esto ocurre porque a medida que el bicarbonato sale del cuerpo, se lleva consigo magnesio, fósforo, potasio y demás sustancias. Sin reservas saludables de estos minerales, nada funciona bien: los nervios fallan, los músculos

* Las células también hacen «tampones». Cuando hay una disminución de la circulación o del oxígeno, las células producen energía (ATP) anaeróbicamente. Este proceso crea un «microentorno» más ácido en el que el oxígeno puede disociarse más fácilmente de la hemoglobina. En este caso, la hiperventilación crónica no creará «hipoxia» en los tejidos; esto es un hecho que muchos seguidores de Buteyko suelen no entender. El daño real de respirar de más proviene de la energía constante que el cuerpo tiene que destinar para hacer funcionar más células anaeróbicamente y para suplir constantemente con tampones los déficits de dióxido de carbono.196

lisos tienen espasmos y las células no pueden generar energía eficientemente. Respirar se vuelve más difícil.[42] Esta es una razón por la que a los asmáticos y a otras personas con problemas respiratorios crónicos se les recetan suplementos, por ejemplo de magnesio, para evitar más ataques.[43]

Los tampones constantes también debilitan los huesos, que intentan compensarlo disolviendo sus reservas de minerales en el torrente sanguíneo. (Sí, es posible provocarse osteoporosis hiperventilando y aumentar el riesgo de sufrir fracturas óseas.) Esta eterna rutina de desequilibrios y compensaciones, de carencias y tensión, finalmente hará que el cuerpo se averíe.

Packman señaló prontamente que no todos los afectados por enfermedades respiratorias ni los demás enfermos tienen problemas por un déficit de dióxido de carbono. Quienes padecen enfisema, por ejemplo, pueden tener unos niveles peligrosamente altos de dióxido de carbono porque tienen demasiado aire atascado dentro. Otros pacientes pueden presentar unos niveles de pH y gases sanguíneos completamente normales en los análisis. Pero esta actitud puntillosa, dijo, puede que pase por alto el panorama global.

Todas esas personas tienen un problema respiratorio. Sufren estrés, inflamación, congestión y les cuesta meter y sacar aire de los pulmones. Y son estos problemas respiratorios lo que las técnicas para respirar menos, más lento y más rítmicamente arreglan con tanta efectividad.

. . .

Durante varios meses antes del experimento en Stanford, charlé con varios profesores del método Buteyko y con otros aficionados a respirar poco. Me contaron la misma historia: cómo los atormentaba alguna enfermedad respiratoria crónica que ningún medicamento, ninguna cirugía ni ninguna terapia podía sanar. Cómo todos se «curaron» nada más que respirando menos. Las técnicas que usaron variaban, pero todas andaban en torno a la misma premisa: prolongar el tiempo entre inhalación y exhalación. Cuanto menos respira uno, más absorbe la cálida sensación de la eficiencia respiratoria; y más lejos puede ir un cuerpo.

Esto no debería ser una gran sorpresa. La naturaleza funciona en órdenes de magnitud. Los mamíferos con las frecuencias cardíacas más bajas en reposo son los que viven más. Y no es ninguna coincidencia que estos sean siempre los mismos mamíferos que respiran más lento. La única forma de mantener una frecuencia cardíaca baja en reposo es con respiraciones lentas. Esto vale tanto para los babuinos y los bisontes como para las ballenas azules y nosotros.

«La vida del yogui no se mide por el número de sus días, sino por el número de sus respiraciones», escribió B. K. S. Iyengar,[44] un maestro indio de yoga que pasó años en cama porque estuvo enfermo de niño hasta que aprendió yoga y recuperó la salud respirando. Murió en 2014, a los noventa y cinco años.

Había oído aquello una y otra vez por boca de Olsson durante nuestras charlas por Skype y a lo largo del experimento en Stanford. Lo había leído en las investigaciones sobre Stough. Buteyko y los católicos, los budistas, los hindúes y los supervivientes del 11 de Septiembre, todos ellos lo sabían también. Con nombres distintos, de formas distintas, en distintas épocas de la historia humana, todos aquellos pulmonautas habían descubierto lo mismo. Descubrieron que la cantidad óptima de aire que deberíamos ingerir en reposo por minuto es de 5,5 litros. La frecuencia respiratoria óptima es de unas 5,5 respiraciones por minuto. Esto supone inhalaciones de 5,5 segundos y exhalaciones de 5,5 segundos. Esta es la respiración perfecta.

Asmáticos, pacientes con enfisema, deportistas olímpicos y casi todo el mundo, en cualquier parte, puede beneficiarse de respirar de esa forma incluso unos pocos minutos al día, mucho más tiempo a ser posible: inhalar y exhalar de una forma que suministre a nuestro cuerpo la cantidad justa de aire, exactamente en el momento adecuado, para funcionar a nuestra máxima capacidad.

Sencillamente, para seguir respirando, *menos*.

Siete

MASTICAR

Es el décimo noveno día del experimento de Stanford y Olsson y yo estamos, una vez más, sentados a la mesa del comedor en el centro de nuestro laboratorio casero. El sitio es oficialmente una pocilga. Ya ha dejado de importarnos. Porque ahora quedan solo unas pocas horas para que todo termine.

Estoy sentado con el mismo termómetro y el mismo sensor de monóxido de nitrógeno metidos en la boca y el mismo manguito para medir la presión alrededor del bíceps. Olsson lleva la misma mascarilla en torno a la cabeza y el mismo sensor de electrocardiograma enganchado en la oreja. Lleva también las mismas zapatillas de siempre.

Hemos repetido esta rutina sesenta veces en las últimas tres semanas. Todo ello habría sido insoportable de no ser por el incremento de la energía, la claridad mental y el bienestar general que hemos sentido, por las enormes y repentinas mejoras que experimentamos en cuanto dejamos de respirar por la boca.

En la noche de ayer, Olsson roncó durante tres minutos, y yo durante seis, un descenso de un 4.000 % respecto a diez días antes. Las apneas del sueño, que desaparecieron en la primera noche de respiración nasal, han seguido siendo inexistentes. Mi presión arterial esta mañana era veinte puntos inferior a su punto máximo al comienzo del experimento; de media, he bajado diez puntos. Mis niveles de dióxido de carbono han subido de manera sistemática y finalmente están acercándose a la marca de «superresistencia» alcanzada por los pacientes más sanos de Buteyko. Olsson también ha presentado mejoras similares. Todo ello lo hicimos respirando por la nariz, lentamente y menos, con exhalaciones completas.

«Yo ya he terminado», declara Olsson con la misma sonrisa burlona en la cara. Cruza el recibidor una vez más y regresa a la calle de enfrente. Y una vez más, me quedo solo en medio de la caótica mesa, donde como la misma cena que comí hace diez días.

La última cena: un cuenco con pasta, sobras de espinacas y unos cuantos picatostes empapados. Me siento a la mesa de la cocina delante de la misma pila de *New York Times* del domingo sin leer, echo un chorrito de aceite de oliva y una pizca de sal en el cuenco y le hinco el diente. Un par de bocados y ya no queda nada.

. . .

Por muy aleatorio que pueda parecer, este acto mundano —estos pocos segundos de masticar suavemente— fue el catalizador que me llevó a escribir este libro. Es lo que me inspiró a convertir el pasatiempo informal de investigar lo que me había ocurrido en aquel salón de época victoriana hace diez años en una expedición a jornada completa para descubrir el arte y la ciencia olvidados de la respiración.

Al inicio de este libro, empecé contando por qué a los humanos les cuesta tanto respirar, cómo el cocinar y el ablandar la comida condujo finalmente a la obstrucción de las vías respiratorias. Pero los cambios que ocurrieron en nuestra cabeza y vías respiratorias hace tantos años son solamente una pequeña parte de cómo llegamos ahí. Hay una historia mucho más profunda hasta nuestros orígenes, que es más estrambótica y demencial que cualquier otra cosa que anticipara al empezar.

Así pues, llegados a este punto, al término del experimento de Stanford, me parece que lo adecuado es volver a empezar, retomando la historia donde la dejamos, en los albores de la civilización humana.

. . .

Hace doce mil años, los humanos del sudeste asiático y la Media Luna Fértil, en el este del Mediterráneo, dejaron de recoger raíces y vegetales silvestres y de cazar, como habían hecho durante cientos de miles de años.[1] Empezaron a cultivar su comida. Aquellas fueron las primeras culturas agrícolas, y en aquellas comunidades primitivas los humanos sufrieron los primeros casos generalizados de dientes torcidos y bocas deformes.[2]

Al principio no era algo terrible. Mientras que una cultura agrícola estaba plagada por deformidades faciales y bucales, otra a cientos de kilómetros de allí parecía no tener problema alguno. Los dientes torcidos y todos los problemas respiratorios que conllevan parecían algo totalmente fortuito.

Más adelante, hace unos trescientos años, estas dolencias se hicieron virales. De repente, simultáneamente, gran parte de la población mundial empezó a padecerlas. A la gente se le estrechó la boca, se le aplanó la cara y se le taponaron los senos.

Los cambios morfológicos que habían ocurrido en la cabeza humana hasta ese punto —el descenso de la laringe que nos atascó la garganta, el agrandamiento del cerebro que nos alargó la cara—, todos aquellos cambios son irrisorios comparados con este cambio repentino. Nuestros ancestros se habían adaptado a aquellos cambios graduales bastante bien.

Pero los cambios provocados por la rápida industrialización de los alimentos agrícolas fueron gravemente perjudiciales. En unas pocas generaciones comiendo esas cosas, los humanos modernos se convirtieron en los peores respiradores de la historia del género *Homo,* en los peores respiradores del reino animal.

Me costó mucho comprender esto cuando me topé con ello hace muchos años. ¿Por qué no me lo habían contado en el colegio? ¿Por qué tantos de los médicos expertos en el sueño o dentistas o neumólogos que entrevisté no conocían esa historia?

Porque esas investigaciones, según descubrí, no tenían lugar en las aulas de las facultades de Medicina. Se llevaban a cabo en sitios funerarios antiguos. Los antropólogos que trabajaban en esos lugares me contaron que, si quería entender de verdad cómo pudo ocurrirnos un cambio tan repentino y drástico y por qué, tenía que salir de los laboratorios y tenía que ir sobre el terreno. Tenía que ver algunos de los pacientes cero de la obstrucción humana moderna, el punto de inflexión en el que nuestras caras alimentadas por la agricultura se descuajeringaron a gran escala. Tenía que ver de primera mano algunos cráneos: antiguos, y muchos.

No me habían presentado todavía a Marianna Evans, por lo tanto no sabía que existía la Colección Morton. Así que llamé a algunos amigos. Uno me contó que la mejor opción que tenía de encontrar una gran colección de especímenes de siglos pasados era irme a París y esperar junto a unas papeleras que hay a lo largo de la calle Bonaparte. Mis guías estarían esperándome allí el martes a las siete de la tarde.

«Por aquí», dijo la guía. La oxidada puerta de acero que estaba detrás de nosotros gimió y chirrió y el rayito de sol de la calle fue estrechándose hasta que no quedó nada de luz, solo unos ecos apagándose. Una de las guías a las que seguía encendió su linterna frontal de gran potencia; las otras dos se abrocharon bien las mochilas y bajaron los primeros peldaños de una escalera de caracol que conducía a una negrura absoluta.

Los muertos estaban en el piso de abajo.[3] Seis millones, dispersos por un laberinto de salas, establos, catedrales, osarios, ríos negros y cuartos de juguetes de multimillonarios. Estaba el cráneo de Charles Perrault, el autor de *La bella durmiente* y *Cenicienta*. Un poco más abajo estaban los fémures de Antoine Lavoisier —padre de la química moderna— y las costillas de Jean-Paul Marat, líder de la Revolución francesa asesinado y protagonista del cuadro más lúgubre de Jacques-Louis David. Todos estos cráneos, todos estos huesos y millones más, algunos de hace mil años, habían estado allí, cogiendo polvo en silencio debajo del Jardín de Luxemburgo en el corazón de la Rive Gauche del Sena.

Al frente de la expedición estaba una mujer de treinta y pocos con una melena rojo morado que le cubría una chaqueta de camuflaje descolorida. La seguía otra mujer con un traje pantalón rojo y otra con un abrigo azul fluorescente. Llevaban botas hasta la rodilla y mochilas a reventar y parecían actrices del *remake* de *Los cazafantasmas* con mujeres. No sabía sus nombres reales y me dijeron que no preguntara. Me enteré de que aquellas guías preferían guardar el anonimato.

A los pies de la escalera había un túnel formado por unos muros de áspera piedra caliza. A medida que avanzábamos, los muros se estrechaban y finalmente adoptaban una forma hexagonal: estrecha a los pies, ancha por los hombros y estrecha arriba. El túnel había sido construido de esta manera por razones de eficiencia, para que los antiguos mineros que extraían piedra caliza pudieran caminar en fila de a uno en el menor espacio posible. Pero el curioso resultado era que los pasillos tenían forma de ataúd. Muy pertinente, tal vez, porque acabábamos de entrar en uno de los cementerios más grandes del mundo.[4]

Durante mil años, los parisinos enterraron a sus muertos en el centro de la ciudad, mayoritariamente en una parcela de tierra que se conocía como el Cementerio de los Santos Inocentes. Tras cientos de años de uso, el cementerio quedó saturado y los muertos estaban amontonados en depósitos unos encima de otros. Aquellos depósitos también quedaron saturados hasta que los muros se derrumbaron y vertieron cuerpos en descomposición a las calles de la ciudad. Sin sitio para poner a los muertos, las autoridades parisinas indicaron a los mineros que los volcaran en carros y los echaran a las canteras de París. A medida que se excavaron nuevas canteras para construir el Arco de Triunfo, el Louvre y otros grandes edificios, más cuerpos quedaron bajo tierra. A comienzos del siglo xx, había más de doscientos setenta kilómetros de túneles en las canteras llenos de millones de esqueletos.

El Ayuntamiento de París ofrecía un *tour* autorizado por las canteras, llamado las Catacumbas de París, pero solo cubría una pequeña parte. Yo había ido allí para ver el 99 % restante, donde no había turistas ni placas descriptivas ni cuerdas ni luces ni normas. Donde no había zonas restringidas.

Un grupo de los llamados *catáfilos* había estado explorando las regiones más profundas de este sitio, pues entrar en las catacumbas es ilegal desde 1955. Habían encontrado la manera de adentrarse por alcantarillas, pozos y pasillos secretos de la calle Bonaparte. Algunos catáfilos habían construido clubes privados en el interior de los muros de caliza; otros regentaban discotecas subterráneas de danza. Corría el rumor de que un multimillonario francés se cavó un piso lujoso allí abajo y celebraba fiestas privadas donde los invitados hacían no sé qué cosas. Los catáfilos hacían nuevos descubrimientos todo el tiempo.

Mi guía, la mujer con el pelo rojo morado a la que llamaré *la Roja*, había estado quince años cartografiando estos sucios túneles. Le fascinaban las historias y la historia del sitio. Me contó que había descubierto un nuevo osario a una hora andando de allí en el entresuelo de una cueva. Estaba lleno de varios miles de víctimas de una epidemia de cólera que asoló París en 1832. Fue en esa época de la historia de Occidente cuando las bocas pequeñas, los dientes torcidos y las vías obstruidas se convirtieron en la norma en gran parte de la Europa industrializada. Esos eran los cráneos que yo andaba buscando.

Recorrimos pasillos, por encima de charcos de agua estancada, y nos arrastramos con la cara pegada al culo de la persona de delante como un ciempiés humano a lo largo de una suerte de madriguera gigante hasta que llegamos a un montón de botellas de vino, envoltorios de paquetes de cigarrillos y latas de cerveza abolladas. Los muros tenían capas con décadas de grafitis: las iniciales de dos amantes, dibujitos de penes, un imprescindible 666. A unos cuantos pasos frente a nosotros, había un amasijo de algo que parecía leña.

No era leña, no era madera en absoluto. Era un montón de fémures, húmeros, esternones, costillas y peronés. Huesos, todos humanos. Esta era la vía de entrada al osario secreto.

. . .

Cerca del año 1500, la agricultura que había comenzado en el sudeste asiático y la Media Luna Fértil diez mil años antes se había extendido ya por todo el planeta. La población humana había aumentado hasta los quinientos millones de habitantes, cien veces más de la que había en los inicios de la agricultura. La vida, al menos para quienes vivían en ciudades, era terrible: por las calles bajaban ríos de excrementos. El aire estaba contaminado por el humo del carbón y los ríos y lagos cercanos estaban llenos de sangre, grasa, pelos y ácidos de los vertidos de las manufacturas. Las infecciones, las enfermedades y las epidemias eran una amenaza constante.

En esas sociedades, por primera vez en la historia de la humanidad, los humanos podían pasar la vida entera comiendo nada más que alimentos procesados: nada fresco, nada crudo, nada natural. Lo hacían millones de personas. Durante los siguientes siglos, los alimentos se volvieron más y más refinados. Los avances en la moltura permitieron eliminar el germen y el salvado del arroz, dejando solo la semilla blanca rica en almidón. El molino de cilindros (y, posteriormente, el molino de vapor) separaron el germen y el salvado del trigo, dejando solamente una harina blanca y suave. Carnes, frutas y hortalizas fueron enlatadas y embotelladas. Todos estos métodos prolongaron el periodo de conservación de los alimentos y los hicieron accesibles a los ciudadanos. Pero también provocaron que los alimentos fueran blandos y pastosos. El azúcar, que anteriormente era una materia prima de lujo asociada a los ricos, se volvió cada vez más común y barata.

La nueva dieta, altamente procesada, carecía de fibra y del espectro completo de minerales, vitaminas, aminoácidos y otros nutrientes. En consecuencia, las poblaciones urbanas perdieron tamaño y enfermaban más. En la década de 1730, antes del inicio de la industrialización, un británico medio medía aproximadamente un metro setenta.[5] Un siglo después, la población se había encogido cinco centímetros, hasta un metro sesenta y cinco centímetros.

El rostro humano también empezó a deteriorarse rápidamente. Las bocas se empequeñecieron y los huesos de la cara se atrofiaron. Las enfermedades dentales se descontrolaron y los casos de dientes y mandíbulas torcidos se multiplicaron por diez en la época de la Revolución Industrial. Nuestra boca empeoró tanto, quedó tan abarrotada, que se volvió habitual que a la gente le quitaran todos los dientes.[6]

La sonrisa desdentada de un niño pobre dickensiano no era algo que afligiera solo a unos pocos huérfanos tristes y depauperados, las clases altas también lo sufrían. «Cuanto mejor es la escuela, peores son los dientes», observó un dentista de la época victoriana.[7] Los problemas respiratorios se dispararon.

. . .

De vuelta en las catacumbas, la Roja me guio por la angosta entrada del osario, pasando junto a rocas y huesos y botellas rotas. Me contó que la epidemia de cólera de principios del siglo XIX mató a cerca de veinte mil personas. Las autoridades no tenían espacio para meter a los muertos, así que excavaron un gran hoyo en el Cementerio de Montparnasse y los enterraron con cal viva para descomponer la carne. El osario estaba situado en el fondo de ese hoyo.

Tras unos diez minutos arrastrándonos, llegamos a nuestro destino, una sala rodeada de montones de huesos y calaveras. Yo pensaba que el sitio sería tan espeluznante como una película de terror, pero la idea nunca se materializó. En cambio, entrando allí, rodeados por los vestigios de aquellas vidas antiguas, solamente había una quietud larga y pesada, como el sonido de una piedra tirada en un pozo después de que se haya desvanecido el eco.

La Roja y los catáfilos pusieron velas encima de las calaveras y sacaron de las mochilas latas de cerveza y comida. Yo me di la vuelta y me arrastré como un gusano por la grieta, llevando mi cuerpo por el suelo hasta que noté que mi pecho parecía haberse atascado entre dos rocas grandes. En un momento determinado, pensé que, si de repente alguno de nosotros se quedaba atrapado allí, si nos rompíamos una pierna, nos entraba el pánico o nos perdíamos, había muchas probabilidades de que nunca encontráramos la salida. Nuestras calaveras harían compañía a los millones de calaveras que recubrían los muros y se convertirían en candelabros para los catáfilos de un mundo futuro.

Hacia delante y hacia atrás, un meneo y un tirón, y llegué al meollo: cientos de calaveras más por todos lados. Aquellas personas habían sido habitantes de la ciudad y muy probablemente se habían alimentado con la misma comida industrial altamente procesada. A mí aquellas calaveras me parecían todas asimétricas, demasiado cortas, con los arcos en forma de V y en cierto modo atrofiadas. Estuve un rato empapándome de ellas, inspeccionándolas, sintiéndolas, comparándolas.

Ciertamente, yo era en gran medida un novato inspeccionando esqueletos, y quizá algunas de las mandíbulas no se correspondieran con las demás piezas. No obstante, había una diferencia muy clara en la forma y la simetría de aquellos especímenes en comparación con las decenas de cazadores-recolectores y otras poblaciones indígenas antiguas que había visto en libros y sitios web antes de ir allí. Estos eran los pacientes cero de la boca humana en la modernidad industrial.

«Voulez-vous manger quelque chose?», preguntó la Roja, y sus palabras resonaron en los muros desnudos. Yo me contoneé para volver debajo del entrepiso y me uní al grupo. Estaban fumando, compartiendo tragos de arak de una petaca y pasándose cosas de comer a la luz titilante de unas velas. La Roja sacó un pedazo de pan blanco y una loncha de queso envuelta en plástico y me lo acercó. Bajo la mirada de todas aquellas cuencas antiguas, pegué un mordisco y lo machaqué con mi boca torcida un par de veces.

. . .

Los investigadores sospechan que la comida industrializada está empequeñeciéndonos la boca y destrozándonos la respiración desde que empezamos a comer así. A principios del siglo XIX, varios científicos establecieron la hipótesis de que estos problemas estaban relacionados con carencias de vitamina D; sin ella, los huesos de la cara, las vías respiratorias y el cuerpo no podían desarrollarse.[8] Otros pensaban que la culpa la tenía un déficit de vitamina C. En los años treinta del siglo XX, Weston Price, fundador del instituto de investigación de la National Dental Association, decidió que no era una vitamina concreta u otra, sino todas ellas. Price se propuso demostrar su teoría. Pero, a diferencia de sus predecesores, a él no le interesaban las causas de nuestras bocas empequeñecidas y nuestras caras deformadas. Él estaba interesado en encontrar una curación.

«Puesto que sabemos desde hace mucho que los salvajes tienen unos dientes excelentes y los hombres civilizados unos dientes horribles, me parece que hemos sido extraordinariamente estúpidos centrando toda nuestra atención en el cometido de averiguar por qué todos nuestros dientes están tan mal, sin preocuparnos nunca por aprender por qué están bien los dientes de los salvajes», escribió Earnest Hooton, un antropólogo de Harvard que apoyaba el trabajo del doctor Price.[9]

A lo largo de una década a partir de los años treinta, Price comparó dientes, vías respiratorias y la salud general de poblaciones de todo el mundo. Examinó comunidades indígenas cuyos miembros aún comían alimentos tradicionales, comparándolos con otros miembros de la misma comunidad, a veces de la misma familia, que habían adoptado una dieta moderna industrializada. Viajó a decenas de países, a menudo en compañía de su sobrino —investigador y explorador del *National Geographic*— y recopiló más de quince mil fotografías impresas, cuatro mil diapositivas, miles de registros dentales, muestras de saliva y comida, películas y una biblioteca de notas detalladas.

Fuera donde fuese siempre ocurría lo mismo. Las sociedades que habían sustituido su dieta tradicional por alimentos modernos procesados sufrían diez veces más de caries, unos dientes gravemente torcidos, vías respiratorias obstruidas y una salud general peor. Las dietas modernas eran todas iguales: harina blanca, arroz blanco, mermelada, zumos con edulcorante, hortalizas enlatadas y alimentos procesados. Las dietas tradicionales eran todas distintas.

En Alaska, Price encontró comunidades que comían carne de foca, pescado, liquen y no mucho más.[10] En el interior de las islas de Melanesia encontró tribus cuyas comidas consistían en calabazas, papayas, cangrejos de los cocoteros y a veces «cerdos largos» (humanos). Voló a África para estudiar a los nómadas masái, que subsistían principalmente a base de sangre de vaca, un poco de leche, algunas plantas y un bocado de filete. Luego viajó al centro de Canadá y estudió tribus indígenas que soportaban unos inviernos en que la temperatura, según las anotaciones de Price, podía alcanzar los setenta grados bajo cero y cuyo único alimento era la carne de animales salvajes.[11]

Algunas culturas no comían nada más que carne, mientras que otras eran mayoritariamente vegetarianas. Algunas se sustentaban principalmente con queso casero; otras no consumían ningún producto lácteo. Sus dientes eran casi siempre perfectos; sus bocas eran excepcionalmente anchas y los orificios nasales amplios. No tenían caries nunca o casi nunca y apenas sufrían enfermedades dentales. Las enfermedades respiratorias como el asma o incluso la tuberculosis, señaló Price, prácticamente no existían.

Si bien los alimentos de esas dietas variaban, todas contenían las mismas cantidades de vitaminas y minerales: entre una y media y cincuenta veces la cantidad que contienen las dietas modernas. Todas ellas. Price se convenció de que la causa de nuestras bocas empequeñecidas y nuestras vías respiratorias obstruidas no era un déficit de vitamina D o C, sino de *todas* las vitaminas esenciales. Las vitaminas y los minerales, descubrió Price, trabajan en simbiosis; una necesita a las demás para ser efectiva. Eso explicaba por qué los suplementos podían ser inútiles salvo que se recetaran junto con otros suplementos. Necesitábamos todos aquellos nutrientes para desarrollar unos huesos fuertes en todo el cuerpo, especialmente en la boca y la cara.

En 1939 Price publicó *Nutrition and Physical Degeneration,* un tomo de quinientas páginas de datos recopilados durante sus viajes. Según la revista *Canadian Medical Association Journal,* era «una obra maestra de la investigación». Earnest Hooton la calificó como uno de los «estudios de investigación históricos». Pero otros lo detestaban y estaban totalmente en desacuerdo con las conclusiones de Price.

No eran los hechos y las cifras de Price, ni siquiera sus consejos dietéticos, lo que los enfurecía. La mayor parte de lo que descubrió sobre la dieta moderna ya había sido comprobado por nutricionistas años antes. Pero algunos se quejaban de que Price se extralimitó, de que sus observaciones eran demasiado anecdóticas y que sus muestras eran demasiado limitadas.[12]

Nada de ello importó. En los años cuarenta, la idea de dedicar horas todos los días a preparar comidas de ojos de pez y glándulas de alce, raíces crudas y sangre de vaca, cangrejos de los cocoteros y riñones de cerdo, parecía algo anticuado y pintoresco. Además, también era demasiado laborioso. Mucha gente se mudó a las ciudades para alejarse de aquellos alimentos y del sucio estilo de vida con que se asociaba.

Resultó que Price solo tenía razón a medias. Sí, los déficits de vitaminas podían dar cuenta de por qué tanta gente que comía alimentos industrializados enfermaba; podía explicar por qué tanta gente tenía caries y por qué sus huesos eran cada vez más finos y débiles. Pero no podía explicar del todo el repentino y extremo empequeñecimiento de la boca y el taponamiento de las vías respiratorias que se había extendido por las sociedades modernas. Aunque nuestros antepasados consumieran un amplio espectro de vitaminas y minerales todos los días, sus bocas seguirían siendo demasiado pequeñas, sus dientes estarían torcidos y sus vías respiratorias quedarían obstruidas. Lo que era cierto para nuestros antepasados lo era también para nosotros. El problema no tenía tanto que ver con lo que comíamos, sino con cómo nos los comíamos.

El masticar.

Era de la presión constante de masticar de lo que carecían

nuestras dietas: no les faltaba vitamina A ni B ni C ni D. El 95 % de la dieta moderna procesada era comida blanda. Incluso lo que hoy en día se considera comida saludable —batidos, mantequilla de nueces, avena, aguacates, pan integral, sopas vegetales— es todo tierno.

Nuestros antepasados preindustriales masticaban durante horas al día, todos los días. Y como masticaban tanto, sus bocas, sus dientes, sus gargantas y sus caras se volvían anchas, fuertes y pronunciadas. Los alimentos de las sociedades industrializadas estaban tan procesados que apenas hacía falta masticarlos.

Este es el motivo por el cual tantas de aquellas calaveras que examiné en el osario de París tenían la cara estrecha y los dientes torcidos. Es una de las razones por las que hoy en día tantos de nosotros roncamos, por la que tenemos la nariz taponada y las vías respiratorias obstruidas. La causa de que necesitemos espráis, pastillas e intervenciones quirúrgicas simplemente para tomar una bocanada de aire fresco.

. . .

Los catáfilos recogieron sus mochilas, botellas y colillas del osario y yo los seguí de vuelta a través de entrepisos, cruzando arroyos fétidos, subiendo escaleras de piedra, hasta salir por una puerta secreta a la calle Bonaparte. Me instaron a pasar discretamente por delante de una comisaría de policía y a escabullirme hasta el metro, donde un rastro de polvo de huesos humanos me siguió como migajas de pan desde la estación Victor Hugo hasta el piso de una amiga.

Me fui de París ligeramente turbado. No por los montones de huesos que había en aquellos laberintos subterráneos, sino por la magnitud de nuestra estupidez. Lo que parecía progreso humano —todo el proceso de moler, la distribución en masa y la conservación de los alimentos— acarreaba unas consecuencias terribles.

Me di cuenta de que respirar lento, menos y exhalar profundamente no tendría ninguna importancia salvo que fuéramos capaces de lograr que las bocanadas de aire pasaran por nuestra nariz, bajaran por la garganta y entraran en los pulmones. Pero nuestros rostros hundidos y nuestras bocas demasiado pequeñas se habían convertido en obstáculos para aquella clara ruta.

Pasé unos cuantos días sintiendo pena por la humanidad y luego rápidamente me puse a buscar soluciones. Tenía que haber procedimientos, manipulaciones o ejercicios que pudieran revertir los últimos siglos de daños derivados de la comida industrializada tierna y blanda. Tenía que haber algo que pudiera ayudarme a reparar mis vías respiratorias obstruidas y la falta de aliento, los problemas respiratorios y la congestión que había experimentado a menudo.

Empecé a visitar consultas médicas modernas, a reunirme con especialistas que se fijaban en la punta de la nariz y trabajaban descendiendo a partir de ahí.

El doctor Nayak, el cirujano de Stanford experto en la nariz, me contó durante nuestra primera reunión que la mayor parte de los trabajos de desobstrucción nasal que hace conllevan convertir «una autopista de un carril en una autopista de dos carriles». Si un fregadero está atascado, encontramos la forma de desatascarlo de manera segura y rápida. A veces usamos el limpiador marca Drano para un atasco pequeño; si no funciona, llamamos al fontanero. Pues la nariz tiende a funcionar de la misma forma. Espráis, soluciones y medicamentos para la alergia pueden ayudar a resolver una congestión pequeña, pero para las obstrucciones crónicas más graves necesitamos a un cirujano que sondee el camino. Oí muchas veces esta analogía.

En caso de que yo —o cualquier otra persona— desarrollara una leve obstrucción nasal crónica en algún momento, Nayak me recomendó empezar con un método de desatasco básico en forma de solución salina, a veces mediante un espray con una dosis baja de esteroides, un tratamiento que no cuesta casi nada y que puede administrarse uno mismo. El doctor también recetó una solución de uso tópico con una dosis alta de esteroides a pacientes que iban en camino de someterse a una cirugía nasal reconstructiva y descubrió que entre un 5 % y un 10 % de los pacientes ya no tenían la necesidad de hacer más tratamientos.

Si la obstrucción evolucionara hacia una sinusitis más persistente, Nayak podría ofrecerle al paciente un globo. En este procedimiento, el médico inserta un pequeño globo en los senos y lo hincha con cuidado. La sinuplastia con balón,[13] como se llama habitualmente, crea más espacio para que salgan el moco y las infecciones y para que entren el aire y el moco. En un estudio inédito de casos y controles, Nayak descubrió que, de los veintiocho pacientes con sinusitis seleccionados que se sometieron al procedimiento, veintitrés no requirieron ningún otro tratamiento.

A veces el problema son los orificios nasales, no los senos. Los agujeros que son demasiado pequeños o que se saturan con demasiada facilidad durante la inhalación pueden limitar la libre circulación del aire y provocar problemas respiratorios. Esta afección es tan común que los investigadores tienen un nombre oficial para denominarla, *congestión de la válvula nasal,* y una medición oficial, llamada *maniobra de Cottle.*[14] Dicha maniobra consiste en colocar un dedo índice al lado de uno o de los dos agujeros nasales y tirar suavemente la mejilla hacia fuera, lo cual abre ligeramente los orificios. Si de esa forma mejora la facilidad con que uno inhala por la nariz, es probable que los orificios sean demasiado pequeños o estrechos. Mucha gente con esta dolencia se somete a una cirugía mínimamente invasiva o usa unas tiritas adhesivas Breathe Right o unos conos de dilatación nasal.

Si estos procedimientos más simples fracasan, luego se plantean las extracciones. Alrededor de tres cuartas partes de los humanos modernos tienen un septo desviado observable claramente a simple vista, lo cual significa que el hueso y el cartílago que separan las vías respiratorias izquierda y derecha están descentrados.[15] Junto con eso, el 50 % de nosotros tenemos los cornetes inflamados crónicamente;[16] el tejido eréctil que recubre nuestros senos está demasiado hinchado para que podamos respirar cómodamente por la nariz.

Ambos problemas pueden causar dificultades respiratorias crónicas y un mayor riesgo de infecciones. La cirugía es altamente efectiva para enderezar y reducir estas estructuras, pero Nayak me alertó de que hay que hacerlo con cuidado y con actitud conservadora. La nariz, a fin de cuentas, es un órgano asombroso y ornamentado cuyas estructuras funcionan como un sistema estrictamente controlado.

La amplia mayoría de las cirugías nasales salen bien, me dijo Nayak. Los pacientes se despiertan, se quitan las férulas y los vendajes. Fin de la congestión. Se acabaron las cefaleas sinusales. Se acabó respirar por la boca. Se abre ante ellos una nueva vida respirando mejor que nunca.

Pero esto no ocurre siempre. Si los cirujanos extraen demasiado tejido, especialmente los cornetes, la nariz no puede filtrar, humidificar, purificar o ni siquiera percibir el aire inhalado. A este grupo pequeño y desafortunado de pacientes el aire les entra demasiado deprisa, una afección horrible llamada *síndrome de la nariz vacía*.

Entrevisté a varias personas que padecían este síndrome con tal de entender la enfermedad. Hablé durante meses con Peter, un técnico de láser que trabajaba en la industria aeronáutica en Seattle. Él había programado una intervención quirúrgica con la esperanza de resolver una obstrucción menor y, sin su permiso, le extrajeron el 75 % de los cornetes en dos intervenciones.[17] A los pocos días de la primera intervención, empezó a tener una sensación de asfixia. No podía dormir. Los cirujanos lo convencieron de que no habían sacado suficiente, así que volvieron a operarlo. La segunda cirugía lo empeoró mucho más. Años después, con cada bocanada de aire Peter sentía una punzada de dolor en el cerebro, como si se la hubieran suministrado con una bomba de aire. Los médicos le dijeron a Peter que estaba todo correcto; le recetaron antidepresivos y le recomendaron hacer ejercicio regularmente. Él llegó a plantearse el suicidio.[18]

Viajé a Letonia para pasar dos días con la entonces presidenta de la Asociación del Síndrome de la Nariz Vacía. Se llamaba Alla y tenía poco más de treinta años. Ocho años antes, tras estudiar dos másteres, Alla estaba empezando su carrera en una empresa y dedicaba sus ratos libres a cantar y bailar. Tenía una buena forma física y nunca había padecido enfermedades graves. Durante una revisión, un médico le encontró un pequeño quiste en los senos nasales y le sugirió que se lo extrajeran en una intervención rutinaria. El cirujano escarbó dentro de su nariz y le sacó extensas partes de los senos y los cornetes, además de olvidarse de quitarle el quiste. Los efectos fueron dramáticos. «Parece como si estuviera ahogándome constantemente en aire», me dijo Alla. Se vio forzada a abandonar su carrera profesional y a renunciar a la mayor parte de la actividad física. «Cada día es una batalla, cada respiración», me dijo.[19]

Cientos de personas que sufren este síndrome me contaron historias similares: se quejaban de insomnio, ataques de pánico, ansiedad, pérdida del apetito y depresión crónica. Cuanto más respiraban, más les faltaba el aliento. Sus médicos, familias y amigos no lograban entenderlo. Tener acceso a más aire y más rápidamente no podía ser sino una ventaja, decían. Pero ahora sabemos que con mayor frecuencia es todo lo contrario.

Un 5 % de los pacientes que ha tenido Nayak en los últimos seis años —casi doscientas personas de veinticinco estados norteamericanos y siete países— han venido a Stanford para entender si —y de qué manera— los estaba afectando el síndrome de la nariz vacía y qué procedimientos podrían ayudarlos a respirar nuevamente de forma normal. Si pasan una rigurosa prueba de cribado, Nayak entra en su nariz y les *añade* los tejidos blandos y el cartílago que les extrajeron.

Según una estimación, hasta un 20 % de los pacientes a quienes les quitaron los cornetes inferiores corren el riesgo de acabar sufriendo el síndrome de la nariz vacía en algún grado, aunque Nayak cree que las cifras están infladas sobremanera.[20] El número de pacientes que se queja de dificultades respiratorias después de intervenciones menores es ciertamente mucho más bajo, pero aunque supusiera un 1 % del 1 %, el síndrome de la nariz vacía fue para mí un acicate suficiente para explorar otras opciones antes de pasar por el quirófano con el propósito de solucionar la obstrucción respiratoria.

Así que me sumergí un poco más en el interior de la boca.

. . .

La apnea del sueño y el roncar, el asma y el TDAH: todo ello está relacionado con una obstrucción en la boca.[21] No hay profesionales que pasen más tiempo mirando bocas por dentro que los dentistas. Hablé con media docena que están especializados en procedimientos para quitar obstáculos. He aquí lo que me dijeron que tuviera en cuenta.

Si te pones frente a un espejo, abres la boca y miras al final de la garganta, verás una borla carnosa que cuelga como un murciélago de los tejidos blandos. Eso es la úvula. En las bocas menos susceptibles de padecer obstrucción de las vías respiratorias, la úvula se ve arriba y es claramente visible de arriba abajo. Cuanto más abajo está colgando la úvula en la garganta, mayor es el riesgo de padecer obstrucción.[22] En las bocas más propensas a la obstrucción, la úvula puede que no se vea en absoluto. Este sistema de medición se llama *escala de Friedman* y se emplea para evaluar rápidamente la capacidad respiratoria.[23]

Luego está la lengua. Si la lengua se superpone a los molares o tiene marcas como festones en los lados hechas con los dientes, significa que es demasiado grande y que tendrá mayor propensión a atascar la garganta cuando uno se tumbe para dormir.[24]

Más abajo está el cuello. Un cuello más grueso limita las vías respiratorias. Los hombres con circunferencias de más de cuarenta y tres centímetros y las mujeres con cuellos mayores de cuarenta centímetros tienen un riesgo significativamente mayor de padecer obstrucción.[25] Cuanto más peso uno gana, mayor es el riesgo de roncar o hacer apneas del sueño, aunque el índice de masa corporal solo es un factor entre muchos. Los atletas de halterofilia sufren habitualmente apnea del sueño y problemas respiratorios crónicos; en lugar de capas de grasa, ellos tienen músculos apiñados alrededor de las vías respiratorias. Muchos fondistas delgaduchos e incluso bebés también sufren este problema.

Esto se debe a que la obstrucción no empieza por el cuello, la úvula o la lengua. Empieza en la boca, y el tamaño de la boca es aleatorio. El 90 % de la obstrucción de las vías respiratorias tiene lugar alrededor de la lengua, el velo del paladar y los tejidos de la boca.[26] Cuanto más pequeña es la boca, más fácilmente pueden obstruir el flujo de aire la lengua, la úvula y los demás tejidos.

Hay distintas formas de mejorar la obstrucción. El doctor Michael Gelb es un prestigioso dentista de Nueva York que está especializado en el tratamiento de los ronquidos, la apnea del sueño, la ansiedad y otros problemas relacionados con la respiración. «Veo a esta misma paciente todos los días», me contó cuando visité su clínica en Madison Avenue, en Nueva York. Muchos de los pacientes de Gelb, me dijo, no encajan en el molde tradicional. Están a mediados de la treintena, están en forma y tienen éxito. No tuvieron problemas de salud durante el periodo de crecimiento, pero en los últimos años han experimentado fatiga, problemas intestinales y dolores de cabeza. Les duelen los oídos al morder. Los médicos de atención primaria los diagnostican mal y les recetan antidepresivos, pero los medicamentos no funcionan. Así que lo intentan con una mascarilla de presión positiva continua en las vías respiratorias, conocido por las siglas inglesas CPAP, que hace entrar a la fuerza en los pulmones chorros de aire haciéndolos pasar por las vías respiratorias obstruidas.

Los CPAP son una salvación para quienes sufren apnea del sueño moderada o grave, y tales dispositivos han ayudado a millones de personas a descansar bien por la noche finalmente. Pero Gelb me contó que a sus pacientes les cuesta llevar la máquina. Además, muchos no tienen apnea del sueño diagnosticada; los datos de los estudios del sueño muestran que respiran bastante bien mientras duermen. Y aun así, estas personas siguen estando más cansadas, más olvidadizas y más enfermas. Tal vez estas personas no registren un problema de apnea del sueño, me dijo Gelb, pero todas ellas tienen un grave problema respiratorio. «En cuanto llegan a mi consulta, tengo delante a muertos vivientes», dijo.

Gelb y sus compañeros de profesión a veces quitan amígdalas y adenoides. Esto puede ser especialmente efectivo para los niños:[27] se ha demostrado que un 50 % de los niños con TDAH dejan de presentar síntomas tras haberles extirpado las adenoides y las amígdalas.[28] Pero dichos efectos también pueden ser efímeros. Años después de la extirpación, los críos pueden desarrollar obstrucciones en las vías respiratorias y todos los problemas que ello entraña.[29] Esto se debe a que ni la extracción de adenoides o amígdalas ni el CPAP ni ningún otro procedimiento ofrecen una solución satisfactoria a largo plazo porque nada de eso aborda el problema central: una boca demasiado pequeña para la cara.

Gelb también ofrece tratamientos para corregir la postura de la cabeza y el cuello, en los que se usan varios artilugios para forzar que la mandíbula se separe de las vías respiratorias. La mayoría de ellos funcionan. Gelb me enseñó una galería de pacientes que parecían prácticamente haber renacido tras el tratamiento. Pero yo no era un muerto viviente; no todavía, por lo menos. La obstrucción de mis vías respiratorias era mucho más leve.

Para mí y para la mayor parte de la población, la mejor medicina, me dijo Gelb, es la prevención. Consiste en revertir la entropía de nuestras vías respiratorias para que podamos evitar la apnea del sueño, la ansiedad y todos los problemas respiratorios crónicos a medida que envejecemos. Consiste en agrandar esa boca demasiado pequeña.

. . .

Los primeros aparatos de ortodoncia no tenían como objetivo enderezar dientes, sino ensanchar la boca y abrir las vías respiratorias. A mediados del siglo XIX, muchos niños nacían con el paladar hendido y con el arco dental estrecho en forma de V. Sus bocas eran tan pequeñas que tenían problemas para comer, hablar y respirar. Norman Kingsley,[30] dentista y escultor, quería ayudarlos, así que en 1859 construyó un aparato que adelantaba la mandíbula, con lo cual se creaba espacio en la parte posterior de la boca que abría la garganta. Funcionaba bastante bien. A principios del siglo xx, un cirujano francés llamado Pierre Robin diseñó su propio artilugio.[31]

Robin lo llamó *monobloc,* y consistía en una contención de plástico con un tornillo que forzaba el paladar a crecer hacia el exterior. En unas pocas semanas, las bocas de sus pacientes eran más grandes y su respiración había mejorado notablemente.

El monobloc dio comienzo a una oleada de otros aparatos para agrandar la boca que se usarían para otro beneficio: poner rectos los dientes torcidos. Los dientes crecen rectos de forma natural si tienen suficiente espacio. Los aparatos de agrandamiento devolvían a la boca la anchura que debería tener, lo cual proporciona un «terreno de juego» mayor para los dientes. El agrandamiento bucal siguió siendo una práctica habitual durante los siguientes veinte años y continuó usándose en toda Europa durante décadas.

Pero el proceso de expandir una boca requería pericia y mantenimiento; los resultados variaban dependiendo de la habilidad del dentista. No ayudaba que aquellos aparatos fueran horribles y estrafalarios de llevar. Para los pacientes con sobremordida, el problema bucal más común, pocos dentistas lograban averiguar cómo mover la mandíbula inferior hacia delante, así que empezaron a encontrar maneras de desplazar hacia atrás la parte superior de la boca.

En los años cuarenta del siglo xx, se había convertido en práctica corriente que los dentistas extrajeran dientes para luego hacer retroceder los dientes superiores restantes con un arco extraoral, aparatos de ortodoncia y otros artilugios. Tener menos dientes facilitaba el trabajo y daba unos resultados más coherentes. En la década de 1950, las extracciones de dientes —dos, cuatro o incluso seis a la vez— y la ortodoncia de retracción se habían vuelto un procedimiento común en los Estados Unidos.[32]

Había un problema clamoroso en este método: quitar dientes y hacer retroceder los dientes restantes no hacía más que empequeñecer una boca ya de por sí demasiado pequeña. Aunque una boca más menuda les costaba menos de manejar a los dentistas, dejaba menos espacio para respirar.

Transcurridos meses o años después de que les comprimieran la boca con aparatos varios, algunos pacientes se quejaban de dificultades respiratorias —como ronquidos, apnea del sueño, fiebre del heno o asma— que no habían tenido nunca. Al morder, sentían un chasquido en la parte posterior de los maxilares, junto a la articulación temporomandibular. Algunos empezaban a tener un aspecto distinto, con la cara más alargada, más plana y menos definida.

Esos pacientes puede que fueran solo un pequeño porcentaje. Pero eran tantos los que presentaban las mismas dificultades respiratorias, problemas de masticación y un crecimiento facial hacia abajo que, a finales de los cincuenta, reparó en ellos el doctor británico John Mew, un dentista y cirujano facial que anteriormente había sido piloto de biplano y que había competido de forma semiprofesional en la Fórmula 1.[33]

Mew empezó a medir la cara y la boca de pacientes jóvenes a quienes les habían extraído dientes y los comparó con pacientes que se habían sometido a tratamientos de agrandamiento bucal.[34] Comparó a hermanos entre ellos, incluso a parejas de gemelos idénticos.[35] Reiteradamente, los niños a quienes les habían quitado dientes y que habían hecho tratamientos de ortodoncia de retracción tenían los mismos problemas de boca y de crecimiento facial. A medida que los niños crecían y el resto de sus cuerpos y cabezas se agrandaban, se forzaba sus bocas a mantener el mismo tamaño. Este desequilibrio creaba un problema en el centro de la cara: les quedaban los ojos caídos, se les hinchaban las mejillas y el mentón les retrocedía. Cuantos más dientes les extraían, más tiempo llevaban ortodoncia y mayor era la obstrucción que parecía desarrollarse en sus vías respiratorias.

Mew calificó este patrón como «una secuela tristemente común del tratamiento de ortodoncia».

En un giro extraño del destino, Mew descubrió que los aparatos inventados para corregir los dientes torcidos —resultado de una boca demasiado pequeña— empequeñecían aún más la boca y dificultaban la respiración.

Mew no estaba solo. Varios dentistas habían llegado a la misma conclusión y habían publicado artículos científicos sobre el asunto.[36] Mew realizó sus propios estudios, en los que tomaba cientos de medidas y fotos de sus pacientes antes y después. Llevaba a cabo incluso análisis bioquímicos de la estructura celular de los labios. Todo ello, afirmaba, demostraba claramente cómo la combinación de las extracciones y la ortodoncia de retracción impedía un crecimiento facial hacia delante y dificultaba la respiración. Fue presidente de la sección de los condados del sur de la Asociación Británica de Dentistas y aprovechó su influencia para solicitar a los administradores que realizaran una investigación exhaustiva.

Nadie hizo nada; a nadie le importaba de verdad. En cambio, Mew se volvió uno de los hombres que causó más división entre los dentistas británicos y fue ridiculizado siendo llamado «matasanos», «estafador» y «vendedor de humo».[37] Fue demandado varias veces para que dejara de practicar el agrandamiento bucal y finalmente le retiraron la licencia. Cuando Mew se acercaba a la décima década de su vida, parecía que iba a seguir la misma trayectoria que Stough, Price y muchos otros pulmonautas: morir en el ostracismo, enterrado con sus investigaciones.

Pero en los últimos años ha ocurrido algo curioso. Cientos de destacados ortodoncistas y dentistas han salido a apoyar la posición de Mew diciendo que, en efecto, la ortodoncia tradicional empeoró la respiración en la mitad de sus pacientes. El apoyo más contundente llegó en abril de 2018, cuando Stanford University Press publicó una monografía de doscientas dieciséis páginas elaborada por el prestigioso biólogo evolutivo Paul R. Ehrlich y la doctora y ortodoncista Sandra Kahn, en la que se detallaban cientos de referencias científicas que respaldaban las investigaciones de Mew.[38] En poco tiempo, las alternativas teorías de Mew empezaron a entrar en la corriente mayoritaria.

«Dentro de diez años nadie usará ortodoncia tradicional —me dijo Gelb—. Al recordar lo que hemos hecho quedaremos horrorizados.» Esto es lo que Mew había estado diciendo durante el último medio siglo. La rebelión dentro de la ortodoncia finalmente condujo a la creación de la organización profesional llamada Academia de Terapia Orofacial Miofuncional.

Este grupo, según descubrí, está más interesado en arreglar el problema de las bocas demasiado pequeñas que en culpar a quienes contribuyeron a provocarlo. Sostienen que hay demasiadas variables y demasiados culpables. Como ocurre con muchas reparaciones de salud con las que me había encontrado, Mew y los demás descubrieron que las herramientas que necesitaban para eliminar la obstrucción respiratoria y restablecer el funcionamiento en aquella boca demasiado pequeña las habían creado mucho tiempo atrás observadores científicos cuyas investigaciones eran aceptadas como la norma y que, por un motivo u otro, cayeron en el olvido.

. . .

Visité a John Mew dos semanas después de mi expedición por las catacumbas de París. Llegué a una estación de tren desértica en East Sussex y una hora más tarde estaba en el asiento del copiloto de un monovolumen Renault. Al volante estaba Mew, conduciendo al doble de la velocidad permitida por una carretera secundaria cubierta de árboles en el barrio pijo de Broad Oak, a unos noventa minutos al este de Londres.

«Me he encontrado con unas resistencias increíbles desde siempre —me contó mientras pasaba rascando la puerta del asiento del acompañante contra un matorral demasiado grande circulando a gran velocidad por una calle de un solo sentido—. Pero la ciencia es clara, los hechos son claros, hay pruebas en todas partes. No hay forma de que puedan seguir parándolo.»

Era un domingo por la tarde y los únicos planes de Mew eran reunirse conmigo y que lo visitaran sus hijos para tomar el té, pero se había vestido con un terno de pata de gallo, una camisa blanca y una corbata de reps de su escuela secundaria, a la que asistió hace setenta y cinco años. Entramos pegando un giro brusco en un camino de gravilla, pasamos por debajo de un puentecito y aparcamos a la sombra de una torrecilla de piedra.

Yo había oído que Mew vivía en un «castillo» y me esperaba algo castillesco, con hormigón pintado y recubrimientos de vinilo. Pero cada detalle de aquel sitio parecía asombrosamente real, desde el techo cubierto de musgo hasta el foso con agua negra. Mew paró el motor, agarró el bastón y me condujo por pasillos oscuros hasta una cocina de armarios de madera negra y ollas de cobre.

Durante varias horas estuvimos sentados junto a un hogar crepitante, donde oí cómo Mew construyó aquel castillo, haciendo buena parte del trabajo él mismo a lo largo de una década cuando ya tenía casi ochenta años.[39] También me habló de sus distintos aparatos para agrandar la boca.

Su invento más conocido era el Biobloc, una versión modificada del monobloc de Pierre Robin. Mew lo usó en cientos de pacientes; y cientos de ortodoncistas siguen utilizándolo hoy en día. Un estudio de 2006 revisado por pares en que se analizó a cincuenta niños demostraba que el Biobloc ampliaba las vías respiratorias hasta un 30 % a lo largo de seis meses de llevarlo.[40]

Fui a verlo porque me interesaba agrandar mi boca demasiado pequeña y abrir mis vías respiratorias demasiado estrechas. Pero Mew me contó que su aparato funciona mejor en niños de entre cinco y nueve años, cuyos huesos y caras aún están en desarrollo y son fácilmente moldeables. Para mí, eso quedaba a una eternidad.

El hijo de Mew, Michael, que también es dentista, se unió a la conversación. Mike tenía la piel bronceada, era alto y espigado, con unos ojos castaños penetrantes, e iba vestido con unos vaqueros de moda y un jersey ajustado. Me explicó que el primer paso para mejorar la obstrucción respiratoria no era la ortodoncia, sino que consistía en mantener una «posición oral» correcta. Esto podía hacerlo cualquiera, y es gratuito.

Consistía sencillamente en juntar los labios, con los dientes tocándose ligeramente y la lengua rozando el paladar. Había que colocar la cabeza perpendicular al cuerpo y no torcer el cuello. Al estar sentados o de pie, la columna vertebral debería adoptar una forma de J: perfectamente recta hasta la cintura, donde se curva de manera natural hacia fuera. Manteniendo esta postura, deberíamos respirar siempre poco a poco por la nariz y llenando el abdomen.

Nuestro cuerpo y nuestras vías respiratorias están diseñados para funcionar al mejor rendimiento en esta postura, coincidieron los dos Mew. Fijaos en cualquier estatua griega o un dibujo de Leonardo da Vinci o un retrato antiguo. Todo el mundo tiene esa forma de J. Pero si nos fijamos en los espacios públicos de hoy en día, es obvio que la mayoría de la gente tiene los hombros encorvados hacia delante, el cuello estirado hacia fuera y una columna vertebral en forma de S.[41] «En una pandilla de tontos, en eso nos hemos convertido», dijo Mike exaltado.[42] Luego imitó esa postura de «tonto», tomó unas cuantas respiraciones cortas, pectorales y con la boca abierta, y puso cara de memo. «¡Esto nos está matando, maldita sea!»

Muchos de nosotros adoptamos esta postura en forma de S no por pereza, sino porque la lengua no nos cabe en la boca, que es demasiado pequeña. Puesto que no tiene otro sitio donde ir, la lengua se repliega hacia la garganta, lo cual provoca asfixia. Por la noche, nos atragantamos y tosemos, intentando hacer entrar y salir aire de esas vías respiratorias taponadas. Esto es, evidentemente, la apnea del sueño, y una cuarta parte de los norteamericanos la padecen.

Durante el día, intentamos inconscientemente abrir las vías respiratorias obstruidas bajando los hombros, estirando el cuello y levantando la barbilla. «Piensa en alguien que está inconsciente y a punto de recibir reanimación cardiopulmonar (RCP)», dijo Mike. Lo primero que hace un médico es inclinar la cabeza hacia atrás para abrir la garganta. Hemos adoptado esa postura todo el tiempo.

Nuestro cuerpo detesta esta postura. El peso de la cabeza echada para atrás tensa los músculos de la espalda, lo que provoca dolor; el retorcimiento del cuello añade presión al tronco encefálico, lo cual causa dolores de cabeza y otros problemas neurológicos; el ángulo inclinado de la cara estira la piel desde los ojos, afina el labio superior y estira carne de encima del hueso nasal hacia abajo. Puesto que «mirada del tonto del pueblo» no suena científico, Mike lo llama *distrofia craneal.*[43] Afirma que afecta a alrededor de un 50 % de la población actual, incluyendo a Mark Zuckerberg, fundador de Facebook.

En enero de 2018, Mike colgó un vídeo en YouTube advirtiendo a Zuckerberg de que moriría diez años antes de lo previsible si no corregía su postura de distrofia craneal. El mensaje tuvo más de nueve mil visualizaciones antes de ser eliminado.

Además de mantener una postura oral correcta, Mike recomienda llevar a cabo una serie de ejercicios de empuje de la lengua, que según él pueden ayudarnos a abandonar la «postura de la muerte» y a respirar con mayor facilidad. La lengua es un músculo potente. Si se dirige su fuerza a los dientes, puede desalinearlos; si se dirige hacia el paladar, Mike creía que podía ayudarnos a ampliarlo y a abrir las vías respiratorias.

El ejercicio, que la multitud de seguidores de Mike en las redes sociales llama *mewing* (algo como «mewear»), ha sido adoptado popularmente y se ha convertido en «una nueva obsesión *healthy*».[44] Tras varios meses, los meweadores afirman que se les ha agrandado la boca, que tienen la mandíbula más definida, que se les ha reducido la apnea del sueño y que respiran con mayor facilidad. El vídeo didáctico de Mike sobre el mewear ha tenido un millón de visualizaciones.[45]

Cuesta transmitir la idea del meweo sin verlo, pero la idea básica es empujar la parte posterior de la lengua contra la parte posterior del paladar y mover el resto de la lengua hacia delante, como una ola, hasta que la punta dé justo detrás de los dientes delanteros. Yo lo intenté unas cuantas veces. Tuve una sensación rara, como si me estuviera aguantando el vómito. Mike me hizo una demostración. Y sí, parecía que se estuviera aguantando el vómito.

Fue entonces —meweando al unísono con otro hombre adulto en un castillo de factura casera y con grumos de huesos humanos aún pegados en los ojales de las botas— cuando me di cuenta de que la expedición para descubrir el arte olvidado de la respiración iba a ser un poco una aventura disparatada y asquerosa.

Pero yo seguí ahí, meweando hasta que salí a una noche sin luna atravesando pasillos arqueados, pensando cuánto más iba a disfrutar de aquella práctica si entendía por qué funcionaba.

. . .

Este es el motivo por el cual terminé en una silla de exploración de una consulta dental a unas cuantas calles de la estación Grand Central Terminal, en Nueva York. El doctor Theodore Belfor estaba inclinado sobre mí, ataviado con una camisa de manga corta, pantalones de vestir y zapatos grises, y con su cabeza rapada brillando bajo las lámparas de exploración. Estaba limpiando un molde de impresión dental en el fregadero y me contaba cómo la evolución humana ya no se basa en la supervivencia de los más aptos, un eco de lo que me diría Marianna Evans.[46] También estaba describiendo por qué a raíz de eso mi boca era un caos absoluto.

Belfor era otro dentista con grandes ideas sobre cómo los humanos perdieron la capacidad de respirar. Y al igual que los Mew y Gelb, tenía también grandes ideas sobre cómo solucionarlo.

«No te muevas —me dijo en un cerrado acento del Bronx mientras me metía sus grandes manos en la boca—. Arco estrecho, mandíbula hacia atrás y amontonamiento de piezas: lo tienes todo. Muy típico.»

En los años sesenta, después de graduarse en el Colegio Universitario de Odontología de Nueva York, Belfor fue enviado a Vietnam, donde sería el único dentista y cirujano bucal para los cuatro mil soldados de la 196ª brigada de infantería ligera. No tenía supervisores y podía improvisar, inventar y diseñar soluciones novedosas a lo que a menudo eran problemas catastróficos. «Realmente aprendí cómo volver a poner caras en su sitio», dijo riendo entre dientes.

Regresó a Nueva York y le ofrecieron trabajar con gente de las artes escénicas. Aquellos cantantes, actores y modelos necesitaban tener los dientes rectos, pero no se les podía ver con ortodoncia. Un compañero de profesión le presentó un viejo aparato parecido a un monobloc. Tras varios meses usándolo, los cantantes de ópera comenzaban a llegar a notas más agudas y los roncadores crónicos dormían tranquilamente por primera vez en años. Todo el mundo tenía los dientes más rectos y afirmaba respirar mejor. Algunos que tenían más de cincuenta o sesenta años se percataban de que los huesos de la boca y de la cara se volvían más anchos y pronunciados cuanto más tiempo llevaban los aparatos.

Los resultados sorprendieron a Belfor. Le habían dicho, como a todo el mundo, que la masa ósea (al igual que el tamaño de los pulmones) no deja de disminuir a partir de los treinta años de edad. Las mujeres sufren una mayor pérdida ósea que los hombres, sobre todo después de la menopausia.[47] Cuando una mujer llega a los sesenta, ha perdido más de un tercio de su masa ósea. Si alcanza los ochenta, habrá perdido tanto hueso como el que tenía a los quince. Comer bien y hacer ejercicio puede contribuir a retrasar el deterioro, pero nada puede frenarlo.

Donde más se ve es en la cara.[48] Piel caída, ojos hundidos y con bolsas y unas mejillas pálidas, todo ello como resultado de que el hueso va desapareciendo y la carne no puede sino ir hacia abajo. A medida que el hueso se degrada en el interior del cráneo, los tejidos blandos de la parte posterior de la boca tienen menos donde colgarse, así que también se caen, lo cual puede obstruir las vías respiratorias.[49] Esta pérdida ósea explica en parte por qué el roncar y la apnea del sueño a menudo empeoran a medida que envejecemos.

Tras décadas realizando experimentos y recopilando casos de estudio, viendo las bocas y caras de sus pacientes rejuvenecer a medida que envejecían, Belfor se convenció de que la idea tradicional sobre la pérdida ósea era, en palabras suyas, «un absoluto disparate».

«Aprieta los dientes», me dijo. Lo hice y sentí en la mandíbula una tensión que se extendió hasta la parte posterior del cráneo. Lo que sentía era la potencia del masetero, músculo de la masticación ubicado debajo de las orejas.[50] Es el músculo más fuerte del cuerpo en relación con su peso y ejerce hasta noventa kilos de presión sobre los dientes posteriores.

Luego Belfor me indicó que me pasara las manos por el cráneo hasta que sentí la red de grietas y pliegues, llamados *suturas.* Las suturas se van separando a lo largo de la vida. Esta separación permite que el hueso craneal se expanda hasta doblar su tamaño desde la niñez hasta la edad adulta. Dentro de estas suturas, el cuerpo crea células madre, elementos amorfos vacíos que cambian de forma y devienen tejidos y huesos dependiendo de lo que nuestro cuerpo necesite. Las células madre, que se usan por todo el cuerpo, también son la argamasa que une las suturas entre sí y que crea hueso nuevo en la boca y en la cara.

A diferencia de otros huesos del cuerpo, el hueso que constituye el centro de la cara, llamado *maxilar,* está hecho de un hueso membranoso muy plástico. El maxilar puede remodelarse y ganar densidad hasta que llegamos a los setenta años y probablemente hasta edades posteriores.[51] «Tú, yo, quien sea: todos podemos ganar hueso a cualquier edad», me contó Belfor. Lo único que necesitamos son células madre. Y la manera en que producimos células madre y les señalamos que fabriquen más hueso maxilar en la cara es poniendo a trabajar el masetero: apretando las muelas posteriores una y otra vez.

Masticar. Cuanto más mastiquemos, más células madre liberaremos, mayor densidad y crecimiento óseos provocaremos, más jóvenes pareceremos y mejor respiraremos.[52]

Esto empieza de muy chicos. La tensión de masticar y chupar

necesaria para la lactancia ejercita el masetero y otros músculos faciales y estimula un mayor crecimiento de células madre, por tanto se desarrollan unos huesos más fuertes y unas vías respiratorias más pronunciadas. Hasta hace algunos cientos de años, las madres daban el pecho a los niños hasta entre los dos y los cuatro años de edad,[53] y a veces hasta la adolescencia. Cuanto más tiempo los críos pasaban masticando y chupando, más se les desarrollaban la cara y las vías respiratorias y mejor respirarían a lo largo de su vida. Decenas de estudios realizados en los últimos veinte años han respaldado esta afirmación. Han revelado una incidencia menor de dientes torcidos, ronquidos y apnea del sueño en bebés que fueron amamantados durante más tiempo frente a los que les dieron biberón.[54]

«Ahora échate para atrás y recuesta la cabeza», dijo Belfor apuntando la cubeta de impresión dental hacia mi boca abierta. El molde que estaba a punto de sacar se utilizaría para hacerme a medida un Homeoblock, un aparato de agrandamiento que Belfor inventó en los noventa. Es una cosa rosa acrílica envuelta en lucientes cables de metal que no parece muy distinto a cualquier otro retenedor. Salvo que el Homeoblock no fue diseñado para enderezar dientes. De la misma forma que los primeros aparatos de ortodoncia funcionales creados por Norman Kingsley y Pierre Robin, su objetivo es agrandar la boca y facilitar la respiración. Además, estimula la presión de la masticación cuando el usuario cierra los dientes,[55] por lo que este no tendrá que pasar entre tres y cuatro horas royendo huesos y corteza como nuestros antepasados.

Los pacientes de Belfor —entre los cuales están el doble de Richard Gere, una ama de casa de mediana edad de Phoenix, un miembro de la alta sociedad neoyorquina de setenta y nueve años, y cientos más— tuvieron todos unos resultados notables. Belfor me enseñó escáneres TAC de pacientes antes y después cuando fui por primera vez a su consulta. En las imágenes se veía que antes tenían la garganta obstruida; seis meses después tenían las vías respiratorias más abiertas y una gran cantidad de hueso de nueva formación. Era como si los pacientes fueran el equivalente dental de Dorian Gray.

«Ahora abre bien la boca y di "aaaah"», dijo Belfor.

. . .

La conexión masticación-vías respiratorias, al igual que muchos otros asuntos relacionados con la respiración, es algo conocido desde hace tiempo. Durante los meses que pasé escarbando por entre un siglo de artículos científicos sobre este tema, tuve la sensación de estar atrapado en un ciclo de centrifugado de investigaciones sobre la respiración. Distintos científicos, distintas décadas; las mismas conclusiones, la misma amnesia colectiva.

James Sim Wallace, un prestigioso médico y dentista escocés, publicó varios libros sobre los efectos perniciosos de los alimentos blandos sobre la boca y la respiración. «Una dieta blanda a una edad temprana impide el desarrollo de las fibras musculares de la lengua —escribió hace más de un siglo—, lo cual da como resultado una lengua más débil, que [no puede] eliminar la dentadura primaria y crear el espacio suficiente en los arcos completamente desarrollados, hecho que provoca un mayor amontonamiento de los dientes permanentes.»[56]

Los contemporáneos de Wallace empezaron a tomar medidas de la boca de pacientes y a compararlos con cráneos de antes de la Revolución Industrial. Los paladares de los cráneos antiguos tenían un tamaño medio de seis centímetros.[57] En el siglo XIX, las bocas habían encogido a los 5,5 centímetros. Nadie discutía aquellas observaciones. «Que la mandíbula humana está empequeñeciéndose gradualmente es un hecho reconocido universalmente», señaló Wallace.[58] Aquello no impidió que sus investigaciones fueran ignoradas durante los siguientes cien años.

En 1974, no obstante, un antropólogo greñudo de veintiséis años que trabajaba en el Museo Nacional de Historia Natural de los Estados Unidos recogió el testigo. Se llamaba Robert Corruccini, y escribiría o participaría en la elaboración de doscientos cincuenta artículos y una docena de libros sobre la materia. Corruccini viajó por el mundo y analizó miles de bocas y dietas, desde los pima nativos americanos hasta poblaciones urbanas de inmigrantes chinos, desde gente del Kentucky rural hasta aborígenes australianos. Llevó a cabo incluso estudios con animales, en los que dio a un grupo de cerdos una dieta de bolitas duras y a otro la misma comida reblandecida con agua.[59] La misma comida, las mismas vitaminas; solo cambiaba la textura.

Personas o cerdos, daba igual: cuando pasaban de comer alimentos más duros a alimentos blandos, las caras se les estrechaban, los dientes se les amontonaban y las mandíbulas les quedaban desalineadas. A menudo surgían problemas respiratorios.

El 50 % de la población humana moderna presenta este tipo de «maloclusión» en la primera generación que cambia de alimentos blandos a comida procesada; en la segunda generación, es de un 70 %; y en la tercera, un 85 %.

Al llegar a la cuarta..., solo tenéis que echar un vistazo a vuestro alrededor. Somos nosotros ahora. Cerca de un 90 % de nosotros presentamos algún grado de maloclusión.[60]

Corruccini presentó sus datos revolucionarios en congresos de odontología en los Estados Unidos y declaró que los dientes torcidos eran una «enfermedad de la civilización». Al principio había mucho interés. «Una acogida muy educada —dijo él—. Pero nada cambió.»

Actualmente, el sitio web oficial de los Institutos Nacionales de Salud de los Estados Unidos atribuye las causas de los dientes torcidos y de otras deformaciones de las vías respiratorias «a razones hereditarias en la mayor parte de los casos». Otras causas incluyen chuparse el pulgar, lesiones o «tumores en la boca y la mandíbula».

No hay ninguna mención a la masticación; ni una sola mención a la comida.

. . .

Belfor recopiló su propia biblioteca de datos a lo largo de dos décadas. Tenía estudios de casos, tablas y gráficos que mostraban que sus pacientes recuperaban hueso y abrían las vías respiratorias. Pero él también fue universalmente ignorado y a menudo ridiculizado. Después de una conferencia en su *alma mater,* varios compañeros de profesión afirmaron que había falsificado los datos y había retocado las radiografías. «No se puede crear hueso pasados los treinta», lo reprendían una y otra vez.

Belfor y Corruccini aún están esperando su momento Mew, cuando el *establishment* empieza a acercársete. Mientras, yo me he acercado a ellos.

Exactamente un año después de la semana en que empecé a llevar el retenedor de Belfor, visité una clínica privada de radiología en el centro de San Francisco donde volvieron a escanearme las vías respiratorias, los senos y la boca. Belfor mandó los resultados para que los examinara el programa Analyze-Direct, de la Clínica Mayo, para ver qué les había ocurrido a mi cara y a mis vías respiratorias.

Los resultados fueron asombrosos. Había ganado 1.658 milímetros cúbicos de hueso nuevo en las mejillas y en la cuenca del ojo derecho, el volumen equivalente a cinco centavos. También había ganado ciento dieciocho milímetros cúbicos de hueso en la nariz y ciento setenta y ocho en el maxilar superior. La posición de mi mandíbula tenía mejor alineación y equilibrio. Mis vías respiratorias se habían ensanchado y habían ganado firmeza. El depósito de pus y granulación que se había acumulado en mis senos maxilares, probablemente debido a una leve obstrucción crónica, había desaparecido por completo.

Ciertamente, tardé semanas en acostumbrarme a tener un pedazo de plástico metido en la boca por la noche. Secretaba saliva, me apretaba la garganta y me dolían los dientes. Pero, como la mayoría de las incomodidades de la vida, a medida que lo llevaba cada vez era más fácil y menos molesto.

En el momento de escribir esto, gracias a la masticación y a cierto ensanchamiento del paladar, respiro con mayor facilidad y libertad que nunca. Aparte de la semana y media en que me taponé adrede la nariz por el experimento de Stanford, solo he tenido congestión nasal una vez este año, cuando pillé un resfriado. Aun con mi boca y cara estropeadas de hombre de mediana edad, había conseguido hacer verdaderos progresos.*

«La naturaleza busca la homeostasis y el equilibrio —me contó Belfor por teléfono en una de nuestras decenas de conversaciones desde que nos conocimos—. Tú tenías un desequilibrio. Fíjate en las radiografías. La naturaleza te ha corregido añadiendo una cantidad enorme de hueso en la cara: ahí está la prueba.»

Esto es lo que aprendí al final de mi largo y estrafalario viaje a través de las causas y curas de la obstrucción de las vías respiratorias. Que nuestra nariz y nuestra boca no están predeterminadas al nacer, en la infancia o en la edad adulta. Podemos invertir el reloj en gran parte del daño que nos hemos provocado en los últimos cientos de años a base de fuerza de voluntad, con nada más que una postura adecuada, masticando fuerte y tal vez meweando un poco.

Y una vez resuelta la obstrucción, finalmente podemos volver a la respiración.

* Nadie necesita el Homeoblock o un aparato de contención para conseguir los beneficios de la formación de hueso y la expansión de las vías respiratorias derivados de masticar. Comer alimentos duros y naturales y mascar chicle probablemente tienen la misma efectividad. Marianna Evans recomienda a sus pacientes que mastiquen chicle durante un par de horas al día. Yo seguí también este consejo y algunos días mascaba un tipo extremadamente duro de chicle turco de la marca Falim, que viene en sabores como carbonato o menta. El producto tenía un sabor no muy sofisticado, pero permitía hacer ejercicio y dio resultado.

Parte tres

RESPIRACIÓN+

Ocho

MÁS, DE VEZ EN CUANDO

A la mañana siguiente a nuestra «última» cena de celebración, Olsson y yo volvemos a subirnos a mi coche y bajamos hasta Stanford para nuestra última visita con el doctor Nayak. Vuelven a escanearnos, pincharnos, tocarnos y abrumarnos con preguntas. Las mismas pruebas a las que nos sometimos hace diez días y hace veinte. Los datos de ambas fases del experimento, nos dicen, estarán disponibles este mismo mes. Ahora somos libres para respirar y para irnos.

Para Olsson esto significa regresar a Suecia. Para mí significa seguir explorando los límites más remotos de la respiración.

. . .

Las técnicas que llevaré a cabo de ahora en adelante no se ceñirán al estilo lento y constante. No son accesibles para todo el mundo ni para efectuarlas en cualquier parte. No las podéis practicar mientras paséis las páginas de este libro. Algunas de ellas requieren mucho tiempo de aprendizaje, un esfuerzo de coordinación y pueden ser incómodas.

La neumología tiene muchos nombres escalofriantes para lo que estas técnicas extremas pueden provocar en el cuerpo y en la mente: acidosis respiratoria, alcalosis, hipocapnia, sobrecarga del sistema nervioso simpático o apnea extrema. En circunstancias normales, estas afecciones se consideran perjudiciales y requerirían tratamiento médico.

Pero ocurre algo distinto cuando las practicamos *a propósito,* cuando conscientemente forzamos nuestros cuerpos a entrar en esos estados durante unos minutos o unas horas al día. En algunos casos, pueden transformar radicalmente nuestra vida.

Colectivamente, llamo a estas potentes técnicas Respiración+, porque se basan en los cimientos de las prácticas que he descrito anteriormente en este libro, y porque muchas requieren una concentración extra y ofrecen unas recompensas extras. Algunas de ellas implican respirar muy deprisa durante mucho rato; otras requieren respirar muy lentamente durante incluso más tiempo. Unas cuantas consisten en no respirar en absoluto durante unos minutos. Estos métodos también se remontan a miles de años atrás, luego desaparecieron y más tarde fueron redescubiertos en otra época y en una cultura distinta, donde les dieron otro nombre y volvieron a utilizarlos.

En el mejor de los casos, la Respiración+ puede permitirnos entender mejor los secretos de nuestra función biológica más básica. En el peor de los casos, respirar de esa forma puede provocar sudores intensos, náuseas y extenuación. Todo esto, como yo acabé aprendiendo, forma parte del proceso. Es el trance necesario para llegar a la otra orilla.

. . .

Por improbable que parezca, es en los campos de batalla de la guerra civil norteamericana donde empieza la primera técnica de Respiración+.

Corría el año 1862 y Jacob Mendez Da Costa acababa de llegar al Turner's Lane Hospital, en Filadelfia. El Ejército de la Unión había sufrido una humillante derrota en Fredericksburg, en Virginia, donde habían muerto mil doscientos hombres y más de nueve mil habían resultado heridos.[1] Los soldados estaban tumbados por los pasillos, magullados y sangrando en hileras de camas de campaña, habiendo perdido orejas, dedos, brazos y piernas.

Incluso estaban destrozados aquellos que no habían visto acciones militares. Llegaban al hospital en tropel, quejándose de ansiedad y paranoia, dolores de cabeza, diarrea, mareos y un dolor punzante en el pecho. Suspiraban mucho. Cuando los hombres intentaban respirar, jadeaban, pero nunca sentían que pudieran recobrar el aliento. Aquellos hombres no presentaban señales de lesiones físicas; habían pasado semanas o meses preparándose para la batalla, pero no presenciaron ninguna acción. No les había ocurrido nada. Y aun así, estaban todos incapacitados, renqueando detrás de las paredes encaladas del hospital, junto a hileras de amputados gritando y sufriendo, intentando abrirse paso hasta la consulta de Da Costa.

Da Costa era un hombre calvo y de aspecto sombrío, con patillas y unos ojos portugueses y cansados. Había nacido en la isla de Saint Thomas y pasó años estudiando medicina en Europa con destacados cirujanos. Se había vuelto un prestigioso experto en las enfermedades del corazón y había tratado a muchos hombres con multitud de dolencias. Pero nunca había visto nada como los soldados del Turner's Lane.

Empezaba los exámenes médicos levantando la camisa de los hombres y colocándoles un estetoscopio sobre el pecho. Los latidos de los soldados eran frenéticos, sus corazones iban a hasta doscientos latidos por minuto, aunque estuvieran sentados tranquilamente. Algunos respiraban treinta veces o más por minuto, el doble del ritmo normal.[2]

Un paciente típico era William C., un granjero de veintiún años que, tras ser movilizado, desarrolló una diarrea atroz y una tonalidad azulada en las manos. Se quejaba de falta de aliento. Henry H. tenía unos síntomas idénticos y compartía con William C. la constitución enjuta, con el pecho estrecho y la columna vertebral encorvada. Él también se había alistado con buena salud y luego fue desmovilizado sin justificación. «El hombre no parecía enfermo», escribió Da Costa. Pero su frecuencia cardíaca tenía «un ritmo irregular, es decir, algunos latidos se sucedían rápidamente».

Cientos de hombres acudirían a la consulta de Da Costa durante los siguientes años con el mismo cuadro de síntomas, el mismo trasfondo. Da Costa llamaría a la enfermedad *síndrome del corazón irritable.*

El síndrome era desconcertante en otro aspecto: los síntomas aparecían y desaparecían. Tras días, semanas o meses de reposo y relajación, los latidos se suavizaban y los problemas digestivos remitían. Los hombres volvían a la normalidad y nuevamente respiraban de la forma habitual. A la mayoría los mandaban de vuelta a la guerra. A los pocos que aún sufrían la enfermedad se los reubicaba en el «cuerpo de inválidos» o se los enviaba a su casa para que lidiaran con el síndrome durante el resto de sus vidas.

Da Costa recopiló montones de datos sobre aquellos hombres y publicó un estudio clínico formal en 1871, el cual se convertiría en un hito en la historia de las enfermedades cardiovasculares.

Pero el síndrome del corazón irritable no se limitó solamente a la guerra civil norteamericana. Los mismos síntomas[3] aparecerían de nuevo medio siglo más tarde en un 20 % de los soldados que lucharon en la Primera Guerra Mundial, en un millón de soldados de la Segunda Guerra Mundial y en cientos de miles más en Vietnam y en las guerras de Irak y Afganistán.[4] Los médicos inventaron nombres nuevos para esos problemas creyendo que habían descubierto una enfermedad nueva. Les dijeron a los soldados que sufrían neurosis de guerra, corazón del soldado, síndrome pos-Vietnam o trastorno de estrés postraumático. Consideraban que las dolencias eran psicológicas, alguna alteración en el cerebro causada por los combates. A menudo los soldados echaban la culpa a sustancias químicas o a vacunas, aunque nadie lo sabía realmente a ciencia cierta.

Da Costa tenía sus propias teorías. En el Turner's Hospital sospechó que estaba lidiando, en palabras suyas, con «un trastorno del sistema nervioso simpático».

Es el mismo trastorno que sufro yo ahora mismo.

. . .

Son las últimas horas de la mañana y estoy despatarrado en una alfombra de yoga en una zona de césped reseco de un parque público al lado de una carretera a los pies de las montañas de Sierra Nevada, en California. Hay una mesa de pícnic llena de técnicos de emergencias médicas comiendo a mi derecha y un señor mayor bebiendo una lata de medio litro de cerveza envuelta en una bolsa de papel en un banco a mi izquierda. Arriba, el sol de otoño es tan claro y reluciente que te deja ciego aunque lo mires con ojos entrecerrados. Hago una respiración enorme y pesada que me entra hasta el abdomen y expulso el aire. Llevo haciendo esto durante los últimos minutos y noto que me salen gotitas de sudor en la frente y en la cara. Tengo por delante media hora más respirando así.

«¡Veinte más!», grita el hombre que me supervisa. Apenas puedo oírlo entre el estruendo de grandes camiones acelerando en la autovía que tenemos detrás. El hombre se llama Chuck McGee III, y es un tipo corpulento y rubio con corte de tazón, gafas de sol con cristales del arcoíris y unos pantalones cortos que cuelgan solo a unos pocos centímetros por encima de unos calcetines blancos y unas deportivas con pedacitos de barro. Lo he contratado para que durante el día de hoy me ayude a poner al límite mi sistema nervioso simpático hiperventilando.

De momento está funcionando. El corazón me late con violencia. Es como si tuviera un roedor suelto en mi pecho. Siento angustia y paranoia, sudor y claustrofobia.

Esto debe de ser la sobrecarga simpática. Supongo que es la llegada del síndrome del corazón irritable.

En realidad, respirar es más que un acto meramente bioquímico o físico; es algo más que solamente mover el diafragma hacia abajo y aspirar aire para alimentar células hambrientas y expulsar desechos. Las decenas de miles de millones de moléculas que nos metemos en el cuerpo con cada bocanada también desempeñan un papel más sutil pero igualmente importante. Influyen en casi todos nuestros órganos internos diciéndoles cuándo encenderse y apagarse. Afectan a la frecuencia cardíaca, la digestión, el estado de ánimo y las actitudes; determinan cuándo estamos excitados y cuándo estamos mareados. Respirar es un interruptor de una amplia red llamada *sistema nervioso autónomo.*

Este sistema tiene dos secciones, las cuales desarrollan funciones opuestas. Ambas son esenciales para nuestro bienestar.

La primera, llamada *sistema nervioso parasimpático,* estimula la relajación y la recuperación. El tenue murmullo que sentimos durante un largo masaje o la somnolencia que sentimos después de una comida copiosa ocurren porque el sistema nervioso parasimpático manda señales a nuestro estómago para que digiera y al cerebro para que bombee hormonas agradables como la serotonina y la oxitocina en nuestro torrente sanguíneo. La estimulación parasimpática abre las compuertas de nuestros ojos y hace que se viertan lágrimas en las bodas. Induce la salivación antes de las comidas, relaja los intestinos para eliminar residuos y estimula los genitales antes del sexo. Por todo ello, a veces se le llama *sistema de alimentación y procreación.*

Los pulmones están cubiertos por unos nervios que se extienden a ambos lados del sistema nervioso autónomo, y muchos de los nervios que se conectan con el sistema nervioso parasimpático están situados en los lóbulos inferiores, por eso las respiraciones largas y lentas son tan relajantes.[5] A medida que las moléculas de aire descienden a mayor profundidad, estimulan nervios parasimpáticos, los cuales mandan más mensajes a los órganos para que descansen y digieran. A medida que el aire asciende por los pulmones durante la exhalación, las moléculas estimulan una respuesta parasimpática aún más poderosa. Cuanto más hondo y suavemente inspiramos, y cuanto más larga es la espiración, más lento late el corazón y más nos tranquilizamos. Las personas han evolucionado para pasar la mayor parte de las horas en que estamos despiertos —y todas las horas en que dormimos— en ese estado de recuperación y relajación. El relax contribuyó a hacernos humanos.

La otra mitad del sistema nervioso autónomo —el simpático— desempeña el rol opuesto.[6] Manda señales de estimulación a nuestros órganos para que se preparen para la acción. Un gran número de los nervios vinculados a este sistema están repartidos por la parte superior de los pulmones. Cuando hacemos respiraciones cortas y apresuradas, las moléculas de aire ponen en marcha los nervios simpáticos. Actúan como una llamada a un número de emergencia. Cuantos más mensajes recibe el sistema, mayor es la emergencia.

La energía negativa que sentimos cuando alguien nos corta el paso yendo en coche o cuando alguien nos molesta en el trabajo es producto del sistema simpático. En esos estados, el cuerpo redirige flujo sanguíneo de órganos menos vitales, como el estómago o la vejiga, y lo manda a los músculos y al cerebro. Aumenta la frecuencia cardíaca,[7] se empieza a notar el efecto de la adrenalina, se estrechan los vasos sanguíneos, se dilatan las pupilas,[8] sudan las palmas de las manos y la mente se aguza. Los estados simpáticos ayudan a aliviar el dolor y a impedir que nos desangremos si nos hacemos una herida. Nos hacen más maliciosos y delgados para que podamos luchar con más dureza o correr más deprisa si nos encontramos ante un peligro.

Pero nuestro cuerpo está diseñado para permanecer en un estado de elevada alerta simpática únicamente durante brotes cortos, y solo de vez en cuando.[9] Aunque la tensión simpática solo tarda un segundo en activarse, desactivarla y volver a un estado de relajación y recuperación puede durar una hora o más.[10] Esto es lo que hace que sea difícil digerir tras un accidente, que a los hombres les cueste tener erecciones y que las mujeres a menudo no puedan tener orgasmos cuando están enfadadas.*

* La excitación sexual está controlada por el sistema parasimpático y habitualmente está acompañada —o puede inducirse— por respiraciones suaves y cómodas. A su vez, los orgasmos son una respuesta simpática, y a menudo llegan precedidos de respiraciones rápidas, cortas e intensas. Nos sentimos atraídos por los ojos de parejas que tienen las pupilas grandes en parte porque las pupilas se dilatan —una respuesta simpática— durante el orgasmo.

Por todos esos motivos, parece raro y contradictorio ponerse voluntariamente en un estado prolongado de extrema tensión simpática, y hacerlo todos los días. ¿Por qué provocarse aturdimiento, ansiedad y flacidez? Y aun así, durante siglos los antiguos desarrollaron y practicaron técnicas de respiración que hacían exactamente eso.

. . .

La técnica de respiración para provocar estrés que me trajo a este parque público se llama Meditación del Fuego Interior y ha sido practicada por los budistas tibetanos y sus discípulos durante los últimos mil años. Su historia empieza en torno al siglo x después de Cristo, cuando un hombre indio de veintiocho años llamado Naropa se aburrió de la vida doméstica.[11] Se divorció de su esposa, hizo las maletas y caminó hacia el noreste hasta estar rodeado de torres de piedra, pabellones, templos y lotos azules. Aquel sitio deslumbrante era la Escuela Budista de Nalanda, y miles de eruditos de todo Oriente se congregaban allí para estudiar astronomía, astrología y medicina holística. Unos cuantos perseguían la iluminación.

Naropa sobresalió en los cursos y llegó a dominar las enseñanzas de los sutras y las técnicas secretas del tantra, que se han transmitido de un maestro a otro a lo largo de milenios. Partió hacia el Himalaya para poner en práctica todo lo que había aprendido viviendo en una cueva a orillas del río Bagmati en lo que actualmente es Katmandú, en Nepal. La cueva era fría. Naropa aprovechó el poder de la respiración para no morir congelado. Aquella práctica se popularizó como *tummo,* una palabra tibetana que significa «fuego interior».

El tummo era peligroso. Usado incorrectamente, podía provocar intensos picos de energía, hecho que podía entrañar lesiones mentales graves. Por ese motivo, se reservaba solo a los monjes avanzados y permaneció en el Himalaya, encerrado en los monasterios tibetanos durante los siguientes mil años.

Hasta que, dando un salto hasta principios del siglo xx, una anarquista francobelga y excantante de ópera se puso en camino del Tíbet con hollín en la cara, pelaje de yak entrelazado en el pelo y una faja roja atada a la cabeza. Su nombre era Alexandra David-Néel, y con unos cuarenta y cinco años estaba viajando sola por India: algo inaudito en aquel entonces para una mujer occidental.

David-Néel había pasado la mayor parte de su vida explorando distintas filosofías y religiones. De adolescente, se había relacionado con místicos, había ayunado, se había flagelado y había seguido dietas de santos ascéticos. Le gustaban la masonería, el feminismo y el amor libre. Pero era el budismo lo que realmente la fascinaba. Aprendió sánscrito por su cuenta y emprendió un peregrinaje espiritual por India y el Tíbet que duró catorce años. Por el camino, terminó en una cueva en lo alto del Himalaya, al igual que Naropa. Fue allí donde un religioso tibetano le transmitió las instrucciones del superpoder calentador del tummo.

«[El tummo no era] más que una manera diseñada por los eremitas tibetanos para poder vivir sin poner en peligro su salud estando en las altas montañas —escribió David-Néel—.[12] No tiene nada que ver con la religión, así que puede usarse para propósitos ordinarios sin que sea una falta de respeto.» David-Néel recurrió a dicha práctica repetidamente para mantener la felicidad, la salud y el calor corporal mientras caminaba por senderos diecinueve horas al día bajo temperaturas gélidas sin comida ni agua, a alturas de más de cinco mil metros.

«Dos más, hazlas bien», me dice McGee. No puedo verlo —tengo los ojos aún entrecerrados—, pero lo oigo respirando intensamente conmigo y alentándome. Tomo otra inhalación enorme, luego hago subir el aire hasta el pecho y exhalo, como una ola. Llevo haciendo esto durante unos cinco minutos. Tengo un hormigueo en las manos y siento que los intestinos están desenroscándose poco a poco. Suelto un gemido incontrolado.

«¡Sí! —vitorea McGee—. ¡La expresión es lo contrario de la depresión! ¡Dale!»

Gimo un poco más fuerte, me contoneo y respiro con un poco más de intensidad. Por un momento, me siento cohibido pensando en los técnicos de emergencias médicas y el borracho de rostro rubicundo de ahí cerca, quienes sin duda están contemplando el espectáculo: dos urbanitas de mediana edad hiperventilando encima de una alfombra de yoga violeta sin BPA, ambos emitiendo sonidos como dos entregados pervertidos.

Esta autoexpresión es una parte importante del tummo, dijo McGee antes de empezar. Me recuerda que la tensión que estoy creando es distinta del estrés de, por ejemplo, llegar tarde a una reunión importante. Es un estrés consciente. «¡Esto es algo que te estás haciendo a ti mismo, no algo que te está pasando!», sigue gritando McGee.

La tensión que experimentaban los soldados de Da Costa era inconsciente. Los hombres habían crecido en entornos rurales, lejos del ruido y la muchedumbre de la ciudad. Cuantas más matanzas veían, más respuestas simpáticas inconscientes les sobrevenían sin posibilidad de liberarlas. Finalmente, su sistema nervioso quedaba tan sobrecargado que sufría un cortocircuito y se desmoronaba.

Yo no quiero tener un cortocircuito. Quiero habituarme a esta sensación para poder ser flexible ante las presiones constantes de la vida moderna.

«Sigue, sigue —dice McGee—. ¡Sácalo todo!»

Surfistas profesionales, luchadores de artes marciales mixtas y Navy SEAL usan la respiración al estilo tummo para ponerse en situación antes de una competición o una misión secreta.[13] También es especialmente útil para personas de mediana edad que sufren niveles bajos de estrés, dolores, y tienen un metabolismo lento. Para ellos —para mí— el tummo puede ser una terapia preventiva, una forma de conseguir que un sistema nervioso deteriorado recupere el rumbo y lo mantenga.

Los métodos más sencillos y menos intensos de respirar lentamente, menos y por la nariz, con una gran exhalación también pueden reducir el estrés y restablecer el equilibrio. Esas técnicas pueden cambiarte la vida, y yo había visto a decenas de personas que habían experimentado un cambio. Pero también pueden tardar en hacer efecto, sobre todo en el caso de quienes padecen afecciones crónicas desde hace tiempo.

Algunas veces el cuerpo necesita algo más que un empujoncito para realinearse. A veces requiere una sacudida violenta. Esto es lo que hace el tummo.

. . .

Esta sacudida sigue dejando perplejos a los pocos científicos que prestan atención a tales fenómenos. Ellos se preguntan: ¿cómo exactamente puede uno infiltrarse en el sistema nervioso autónomo mediante una respiración extrema y consciente?

El doctor Stephen Porges, científico y profesor de Psiquiatría en la Universidad de Carolina del Norte, lleva estudiando el sistema nervioso y su respuesta al estrés durante los últimos treinta años. Su principal interés es el nervio vago,[14] una sinuosa red dentro del sistema que se conecta con todos los órganos internos de mayor importancia. El nervio vago es el interruptor, es lo que enciende y apaga los órganos en respuesta al estrés.

Cuando el nivel de estrés percibido es muy alto, el nervio vago ralentiza la frecuencia cardíaca, la circulación y las funciones de los órganos. De esa forma nuestros ancestros reptilianos y mamíferos desarrollaron la capacidad de «hacerse el muerto» hace cientos de millones de años, para conservar la energía y evitar la agresión al verse atacados por depredadores. Los reptiles aún pueden acceder a esta capacidad, al igual que muchos mamíferos. (Imaginad el cuerpo flácido de un ratón entre los dientes de un gato casero.)

Los humanos también «nos hacemos el muerto», porque compartimos los mismos mecanismos en la parte primitiva de nuestro tronco encefálico. Lo llamamos *desmayarse.*[15] Nuestra tendencia a desmayarnos está controlada por el sistema del nervio vago, depende específicamente de lo sensibles que seamos al peligro percibido. Algunas personas son tan ansiosas y ultrasensibles que su nervio vago las hará desmayar ante cualquier menudencia, como al ver una araña, al oír malas noticias o al ver sangre.

La mayoría de nosotros no somos tan sensibles. Es mucho más común, sobre todo en el mundo moderno, no experimentar nunca una tensión total que suponga una amenaza para la vida, pero tampoco nos relajamos nunca del todo. Pasamos los días medio dormidos y las noches medio despiertos, arrastrándonos por una zona gris de media ansiedad. Cuando tenemos ansiedad, el nervio vago se queda medio estimulado.

Durante esos momentos, los órganos del cuerpo no «se apagan», sino que están medio sostenidos en un estado de animación en suspenso: el torrente sanguíneo decrece y la comunicación entre los órganos y el cerebro se vuelve entrecortada, como una conversación por una línea de teléfono con interferencias. Nuestro cuerpo puede seguir así durante cierto tiempo; puede mantenerse en vida, pero no puede mantener la salud.

Porges descubrió que a los pacientes que sufren enfermedades como las que analizó Da Costa —como hormigueo en los dedos, diarrea crónica, pulso acelerado, diabetes y disfunción eréctil— se les tratan, a menudo, cada uno de los síntomas centrándose en órganos concretos. Pero no les pasa nada a sus estómagos, corazones o genitales. Lo que con frecuencia les ocurre son problemas de comunicación a lo largo de la red del sistema nervioso autónomo y del nervio vago provocados por el estrés. Para algunos investigadores, no es casualidad que ocho de los diez cánceres más comunes afecten a órganos en los que se interrumpe el riego sanguíneo normal durante periodos largos de estrés.[16]

Reparar el sistema nervioso autónomo puede curar o mitigar estos síntomas de forma efectiva.[17] En la década anterior, los cirujanos implantaron nodos eléctricos en pacientes que funcionan como un nervio vago artificial con tal de reactivar el riego sanguíneo y la comunicación entre órganos. El procedimiento se llama *estimulación del nervio vago* y es muy efectivo para pacientes que sufren ansiedad, depresión y enfermedades autoinmunes.

Pero hay otra forma, menos invasiva, que Porges encontró para estimular el nervio vago: la respiración.[18]

Respirar es una función autónoma que podemos controlar conscientemente. Mientras que no podemos decidir cuándo ralentizar o acelerar el corazón o la digestión,[19] o cuándo llevar sangre de un órgano a otro, sí podemos escoger cómo y cuándo respirar.[20] Forzándonos a respirar lento podemos abrir la comunicación a lo largo de la red del nervio vago y relajarnos para entrar en un estado parasimpático.[21]

Respirar muy deprisa y con mucha intensidad adrede desata una respuesta del nervio vago en el sentido opuesto que nos sitúa en un estado de tensión. Respirar nos enseña a acceder conscientemente a nuestro sistema nervioso autónomo y a controlarlo,[22] a encender una tensión intensa de forma concreta para que podamos apagarla y pasar el resto del día y de la noche relajados y recuperándonos, alimentándonos y procreando.[23]

«Tú no eres el pasajero —sigue gritándome McGee—. ¡Eres el piloto!»

Se suponía que esto era biológicamente imposible.[24] El sistema nervioso autónomo, por definición, se presumía que era autónomo, es decir, automático, que estaba fuera de nuestro control. Y durante los últimos cien años, más o menos, esta idea permaneció intacta. En gran parte de la medicina sigue estando vigente hoy en día.

Cuando Alexandra David-Néel regresó finalmente a París y escribió acerca del tummo y otras técnicas de respiración y meditaciones budistas en su libro de 1927 *Viaje a Lhasa,* pocos médicos e investigadores en medicina dieron crédito a sus historias. Pocos podían aceptar que solo respirando pudiera mantenerse la calidez de un cuerpo bajo temperaturas heladas. Pocos creían que de este modo pudiera controlarse la función inmune y se pudieran curar enfermedades.

A lo largo del siglo XX creció el interés por el tummo, y una oleada de antropólogos, investigadores y buscadores viajaron al Himalaya y volvieron contando las mismas hazañas de las que había hablado David-Néel. Contaban historias de monjes que no llevaban más que una capa de ropa durante el invierno, se calentaban en gélidos monasterios de piedra durante el día y derretían círculos en la nieve alrededor de sus cuerpos desnudos por la noche. Finalmente, un investigador de la Harvard Medical School llamado Herbert Benson pensó que ya era hora de poner a prueba el tummo.

Benson viajó al Himalaya en 1981, reclutó a tres monjes, les enganchó sensores que medían la temperatura de los dedos de manos y pies y luego les pidió que practicaran el método tummo. Durante la práctica, la temperatura de las extremidades de los monjes subió hasta unos ocho grados centígrados y permaneció a este nivel.[25] Los resultados se publicaron al año siguiente en la prestigiosa revista científica *Nature*.[26]

En los vídeos y fotografías obtenidos durante los experimentos de Harvard se veía a unos hombres bajitos con carteras colgando de cinturas flácidas, con la piel cubierta de una densa capa de sudor y con los ojos medio cerrados y perdidos en una mirada kilométrica. Los experimentos añadieron credibilidad a lo que habían descrito David-Néel y Naropa, y aun así los monjes de Benson parecían incluso más extraños que una cantante de ópera anarquista o un místico antiguo. Todo aquello parecía absolutamente inaccesible para los occidentales.

Esto cambiaría a principios del año 2000, cuando un hombre neerlandés llamado Wim Hof corrió un medio maratón a través de la nieve más arriba del círculo polar ártico sin camiseta y descalzo.[27] Era un occidental que llevaba barba, tenía el pelo plomizo y ralo y una cara sacada de un cuadro de Brueghel. En resumen, tenía el mismo aspecto que cualquier otro hombre de mediana edad del norte de Europa. Hof no había crecido en una cueva en India ni había estado en un hospital por tuberculosis. Había trabajado de cartero y tenía cuatro hijos.

Años antes, la mujer de Hof se había quitado la vida tras años de depresión. Él había aliviado el dolor ahondando en la práctica del yoga, la meditación y las prácticas respiratorias.[28] Desenterró la antigua técnica del tummo, la perfeccionó, la simplificó, la convirtió en un producto para el consumo de masas y empezó a publicitar sus poderes mediante una retahíla de temerarias acciones de riesgo que nadie hubiera creído de no haber estado allí la prensa para verificarlo.

Hof se sumergió en una bañera llena de hielo durante una hora y cincuenta y dos minutos y no sufrió hipotermia ni congelación. Luego corrió un maratón entero en el desierto del Namib bajo temperaturas que alcanzaban los cuarenta grados centígrados sin beber una sola gota de agua.

A lo largo de una década, Hof batió veintiséis récords mundiales, a cuál más desconcertante. Aquellas escenas de riesgo le reportaron fama internacional, y su rostro sonriente y cubierto de escarcha pronto apareció en decenas de portadas de revistas, en llamativos documentales y en un puñado de libros.

«Wim violaba las normas expuestas en los manuales de medicina tan drásticamente que los científicos tuvieron que prestarle atención», dijo Andrew Huberman, profesor de neurobiología en la Universidad de Stanford.[29] Y los científicos se la prestaron.

En 2011, investigadores del Centro Médico de la Universidad Radboud, en los Países Bajos, llevaron a Hof a un laboratorio y empezaron a pincharle tratando de descubrir cómo hacía lo que hacía. En un momento dado le inyectaron en el brazo una endotoxina, un componente de la bacteria *E. coli*. Habitualmente, la exposición a esta bacteria produce vómitos, dolores de cabeza, fiebre y otros síntomas parecidos a la gripe. A Hof le entró la *E. coli* en las venas y seguidamente hizo varias decenas de respiraciones a lo tummo para forzar el cuerpo a que la combatiera. No presentó señales de fiebre ni náuseas. Pasados unos minutos, se levantó de la silla y se tomó una taza de café.

Hof insistió en que no era especial; ni lo eran tampoco David-Néel ni los monjes tibetanos. Casi cualquier persona podía hacer lo que él hacía. Como lo expresó Hof, solo hay que «¡respirar, capullo!».

Demostró su teoría tres años después, cuando investigadores de la Universidad Radboud reunieron a dos docenas de hombres sanos voluntarios y los dividieron aleatoriamente en dos grupos.[30] La mitad de ellos pasaron los siguientes diez días aprendiendo la versión de Hof del tummo al tiempo que se exponían al frío, por ejemplo jugando al fútbol sin camiseta en la nieve. El grupo de control no recibió ningún entrenamiento. Pasados los días, los dos grupos regresaron al laboratorio. Cada sujeto fue conectado a sensores de control y luego les inyectaron la endotoxina *E. coli*.

El grupo entrenado por Hof fue capaz de controlar la frecuencia cardíaca, la temperatura y la respuesta inmune y pudo estimular el sistema simpático. Se halló posteriormente que la práctica de respirar con intensidad junto con la exposición regular al frío liberaba las hormonas del estrés adrenalina, cortisol y noradrenalina. El chute de adrenalina daba energía a quienes respiraban intensamente y liberaba una batería de células inmunes programadas para sanar heridas, combatir patógenos e infecciones.[31] La fuerte subida de cortisol contribuía a reducir las respuestas inflamatorias inmunes a corto plazo, mientras que el chorro de noradrenalina redirigía flujo sanguíneo de la piel, el estómago y los órganos reproductivos a los músculos, el cerebro y otras áreas cruciales en situaciones estresantes.

El tummo calentaba el cuerpo y abría la farmacia del cerebro, así inundaba el torrente sanguíneo de opioides de fabricación propia, de dopamina y serotonina.[32] Todo ello con solo unos cuantos centenares de respiraciones cortas e intensas.

. . .

«Otra más —dice McGee—. Luego suelta todo el aire y aguanta.»

Hago lo que me dice y escucho cómo la ráfaga de aire que estaba fluyendo por mis pulmones se detiene de repente y es sustituida por un silencio absoluto, la suerte de quietud estremecedora que siente un paracaidista cuando se abre el paracaídas. Pero esta tranquilidad viene de dentro. A medida que voy aguantando la respiración, siento un calor reconfortante que se extiende por mi cuerpo y por mi cara. Me centro en el corazón, me balanceo con sus vibraciones. Cada latido suena y parece el bombo de los primeros compases de «Iron Man» de Black Sabbath.

«Haz que el silencio entre latidos dure una eternidad», dice McGee con una voz tranquilizadora.

Tras aproximadamente un minuto, McGee me indica que haga una inhalación enorme y que aguante de nuevo quince segundos, moviendo el aire suavemente por el pecho. Al darme la orden, exhalo y el ciclo empieza nuevamente. «Tres series más —dice McGee levantando la voz—. ¡Sé tu propio superpoder!»

Cuando vuelvo a jadear, me viene a la cabeza McGee, mi animador. Antes me había contado cómo de repente, seis años antes, le diagnosticaron diabetes de tipo uno, a los treinta y tres. Su páncreas se apagó y dejó de producir insulina. Luego sufrió dolor de espalda crónico, lo cual le provocó ansiedad y depresión grave. La presión arterial se le disparó.

El médico de McGee le recetó inyecciones de insulina para ayudarle a estabilizar el azúcar en sangre, enalapril para bajar la presión arterial y Valium para aliviar el dolor. «También tomaba cuatro o cinco ibuprofenos al día», me dijo. Pero nada lo ayudó realmente. Solo enfermó más.

McGee era como el 15 % de la población norteamericana —más de cincuenta millones de personas— que padece algún trastorno autoinmune.[33] Dicho en palabras sencillas, estas enfermedades se deben a que el sistema inmunitario empieza a funcionar mal y ataca tejidos sanos. Se inflaman las articulaciones, se atrofian los músculos y los nervios y aparecen erupciones cutáneas. Estas dolencias tienen muchos nombres: artritis reumatoide, esclerosis múltiple, enfermedad de Hashimoto o diabetes de tipo uno.[34]

Los tratamientos farmacéuticos, como los inmunosupresores, actúan aliviando los síntomas y haciendo sentir más cómodo al paciente, pero no hacen nada para atajar el origen de ese mal funcionamiento del cuerpo. No existen curas para las enfermedades autoinmunes e incluso sus causas son objeto de debate. Cada vez más estudios demuestran que muchas están vinculadas a una disfunción del sistema nervioso autónomo.

McGee supo que había tratamientos alternativos cuando un amigo mencionó una breve película sobre alguien llamado el Hombre de Hielo en Vice TV, la red de noticias y cultura. Esa noche McGee probó la técnica de Wim Hof. «Por primera vez en mucho tiempo dormí en paz», me dijo. Se inscribió a un curso en vídeo de Hof que duraba diez semanas y, pasado cierto tiempo, vio que se normalizaban los niveles de insulina, el dolor remitía y disminuía la presión arterial. Dejó de tomar enalapril y redujo la toma de insulina aproximadamente un 80 %. Siguió tomando ibuprofeno, pero solo un par de pastillas por semana.

McGee estaba enganchado. Viajó a Polonia para asistir a un receso de instructores con Hof, donde él y una docena de alumnos más pasaron dos semanas caminando por montañas nevadas y nadando en lagos de aguas gélidas. Respiraron un montón. Nunca lo vieron como una competición, me dijo McGee, o como un régimen extremo de ejercicio físico. «Combátelo. Si no hay dolor, no hay beneficio. Todo eso son tonterías. Así es como te haces daño», me explicó McGee. El objetivo era reequilibrar el cuerpo para que pudiera hacer lo que está adaptado a hacer de manera natural.

Yo había oído decenas de historias como estas.[35] Hombres, principalmente veinteañeros, a quienes les habían diagnosticado repentinamente artritis o psoriasis o depresión, y que semanas después de practicar la respiración intensa dejaban de sufrir los síntomas. Veinte mil miembros más de la comunidad de Hof intercambian datos de análisis de sangre y otros indicadores de sus transformaciones por internet. Los resultados de antes y después confirman sus afirmaciones. Algunas de esas personas reducen los marcadores de inflamación (proteína C reactiva) cuarenta veces en unas pocas semanas.[36]

«Los médicos dicen que esto es más pseudociencia que ciencia, que es imposible que pueda ser cierto», me dijo McGee. Y aun así, McGee y miles de otras personas que respiran intensamente siguen presentando profundas mejoras. Siguen dejando medicaciones que llevaban años tomando. Siguen calentando su cuerpo y sanándose.

«No puedes patentar la respiración, ahí está parte de la gracia; y no puedes criticar a alguien por la manera en que ha aprendido —dijo McGee—. Lo único que puedes hacer es darle información.»

. . .

He aquí la información: para practicar el método de respiración de Wim Hof, primero buscad un sitio tranquilo y tumbaos con un cojín debajo de la cabeza. Relajad los hombros, el pecho y las piernas. Haced una respiración muy profunda llenando la barriga y expulsad el aire a la misma velocidad. Seguid respirando de esta forma durante treinta ciclos. Si es posible, respirad por la nariz; si notáis la nariz taponada, probad con los labios fruncidos. Cada respiración debería ser como una ola, la inhalación debería inflar el estómago y luego el pecho. Deberíais expulsar todo el aire en el mismo orden.

Al término de las treinta respiraciones, exhalad para terminar de manera natural, pero dejad cerca de una cuarta parte del aire en los pulmones, luego aguantad la respiración el mayor tiempo posible. Una vez que hayáis alcanzado el límite, tomad una inhalación enorme y aguantad otros quince segundos. Muy suavemente, moved ese aire por el pecho y hacia los hombros, luego expulsadlo y comenzad de nuevo los ciclos de respiración intensa. Repetid el patrón entero tres o cuatro rondas y añadid un poco de exposición al frío (una ducha fría, un baño con hielo o tumbaos desnudos sobre la nieve y moved las extremidades) varias veces por semana.

Estas variaciones —respirar con todo, luego no del todo, enfriar mucho el cuerpo y luego calentarlo— son la clave de la magia del tummo. Se fuerza el cuerpo a entrar en un estado de estrés un minuto y en un estado de relajación extrema al siguiente. Los niveles de dióxido de carbono en sangre se precipitan y luego vuelven a recuperarse. Los tejidos sufren un déficit de oxígeno y luego se irrigan de nuevo. El cuerpo se vuelve más adaptable y flexible y aprende que todas estas respuestas fisiológicas pueden controlarse. La respiración intensa a conciencia, me dijo McGee, nos permite doblarnos para no rompernos nunca.

. . .

De vuelta al césped del parque, se acabaron los jadeos y se acabó el corazón irritable. El viaje hasta el estrés simpático autoinfligido ha terminado. Fuera, el mundo parece despertar con un bostezo como si se tratara de un montaje de Disney: el chasquido de las pinochas debajo de los pies de una ardilla, el roce del aire entre las ramas, el graznido de un halcón en la distancia, todo ello emitido en alta fidelidad.

Llegar aquí costó cierto esfuerzo, y si no estuviera tumbado en una alfombra en un parque, respirar con esa intensidad durante tanto tiempo podría ser peligroso. McGee me contó reiteradamente, como les decía a todos sus alumnos, que nunca practicaran el tummo mientras estuvieran conduciendo, caminando o en «cualquier otro entorno en el que pudieran hacerse daño en caso de perder el conocimiento». Y que nunca lo practicaran tampoco si pudieran tener una enfermedad cardíaca o, en el caso de las mujeres, estar embarazadas.

Nadie sabe cómo puede afectar a largo plazo al sistema inmunitario y al sistema nervioso provocar una tensión tan extrema. Algunos pulmonautas, como Anders Olsson y otros defensores de respirar lento y menos, sostienen que esta forma de hiperventilación forzada en realidad podría ser más dañina que beneficiosa «dada la sociedad adrenalínica en la que vivimos», me dijo Olsson.

Yo no estoy tan seguro. Alexandra David-Néel llevó a cabo el tummo y otras prácticas antiguas de respiración y meditación hasta su muerte, en 1969, a los cien años.[37] Uno de sus discípulos, un hombre llamado Maurice Daubard, aún está vivo.[38] Daubard se había pasado la adolescencia postrado en una cama de hospital de pueblo con tuberculosis, inflamación pulmonar crónica y otras enfermedades. A los veinte años los médicos se rindieron. Daubard decidió curarse a sí mismo. Leyó libros y aprendió yoga y tummo. No solo sanó su cuerpo por completo, sino que además desarrolló una fuerza sobrehumana.

En sus horas libres, cuando no tenía que ir a la peluquería donde trabajaba, se quitaba la ropa salvo los calzoncillos y corría descalzo por bosques nevados. Décadas antes que Wim Hof, se sumergió en hielo hasta el cuello y se quedó allí inmóvil durante cincuenta y cinco minutos. Más adelante, corrió doscientos cuarenta kilómetros bajo el sol abrasador del desierto del Sáhara. A los setenta y un años, hizo un *tour* por el Himalaya en bicicleta a una altitud de cinco mil metros.

Pero su mayor hazaña, decía Daubard, era ayudar a miles de otras personas enfermas a aprender el poder del tummo para curarse a sí mismos, igual que había hecho él.

«El ser humano no solo es un organismo [...], también es una mente cuya fuerza, usada sabiamente, puede posibilitarnos reparar el cuerpo cuando este se trastabilla», escribió Daubard. En el momento de escribir este libro, Daubard acaba de cumplir ochenta y nueve años. Sigue tocando el arpa, leyendo sin gafas y dirigiendo recesos para practicar el tummo en los Alpes italianos, cerca del valle de Aosta, donde los alumnos se lo quitan todo salvo la ropa interior y se sientan junto a él en la nieve durante una hora, luego hacen senderismo medio desnudos por los montes y terminan con una zambullida en un lago alpino cubierto de hielo.

«[El tummo] sirve para la reconstitución del sistema inmunitario del hombre —proclamó Daubard—. Es una vía fabulosa para el futuro de la salud humana.»

El tummo no es la única técnica de respiración intensa que recientemente ha vivido un resurgir en Occidente.

Hace unos cuantos años, cuando estaba en los comienzos de mis investigaciones, había oído hablar de una práctica llamada Respiración Holotrópica, creada por el psiquiatra checo Stanislav Grof.[39] Su objetivo principal no era reiniciar el sistema nervioso autónomo o sanar el cuerpo; era reconfigurar la mente. Se calcula que un millón de personas lo habían probado, y hoy en día más de mil facilitadores formados realizan talleres en todo el mundo.

Visité a Grof, cuya casa estaba a tan solo media hora al norte de la mía en el condado de Marin. Conduje a lo largo de una calle arbolada donde unas raíces de roble del tamaño de un muslo humano combaban las estrechas aceras y me detuve frente a la entrada de una casa de estilo de mediados de siglo, agarré la mochila y me acerqué a la puerta principal.

Grof me saludó vestido con una camisa azul, unos pantalones color caqui y zuecos. Me condujo hasta el salón, pasando por el lado de figuras budistas, dioses hindúes, máscaras indonesias y pilas de los veinte libros que ha escrito a lo largo de los años. Dos puertas correderas de cristal me ofrecían una panorámica de cerros salpicados de azoteas de ladrillo rojo de estilo español. Nos sentamos a una mesa de jardín de madera de secuoya y Grof me contó cómo empezó todo.

Era noviembre de 1956 y Grof era estudiante de la Academia Checoslovaca de las Ciencias en Praga.[40] El Departamento de Psicología de la universidad recibió una muestra de un nuevo fármaco de Sandoz, una empresa farmacéutica suiza. El medicamento había sido creado originariamente para tratar el dolor menstrual y el dolor de cabeza, pero Sandoz vio que los efectos secundarios, que incluían alucinaciones, eran demasiado graves para comercializarlo. Sandoz pensó que los psiquiatras podrían usarlo para entender mejor a sus pacientes de esquizofrenia y comunicarse con ellos.

Grof se ofreció voluntario para probarlo. Un ayudante lo ató a una silla y le inyectó cien microgramos. «Vi una luz como nunca la había visto. No podía creer que aquello existiera —recordaría Grof más tarde—. Mi primer pensamiento fue que estaba mirando a Hiroshima. Después me vi a mí mismo por encima de la clínica, por encima de Praga, por encima del planeta. Mi conciencia no tenía límites, yo estaba más allá del planeta. Tenía una conciencia cósmica.»

Grof fue uno de los primerísimos sujetos que se sometieron a un test con dietilamida-25 de ácido lisérgico, una sustancia más conocida como LSD.

Aquella experiencia guiaría las investigaciones de Grof en la Academia Checoslovaca de las Ciencias y posteriormente en la Universidad Johns Hopkins, donde investigaría tratamientos psicoterapéuticos con pacientes.[41] En 1968 el Gobierno norteamericano ya había prohibido el consumo de LSD, así que Grof y su esposa, Christina, buscaron una terapia con los mismos efectos alucinatorios y curativos que no los llevara a la cárcel.[42] Así descubrieron la respiración intensa.

La técnica de los Grof era, en esencia, el tummo elevado a una gran potencia. Consistía en tumbarse en el suelo en una habitación a oscuras con música sonando a todo volumen y respirar con la mayor intensidad y velocidad que fuera posible a lo largo de hasta tres horas. Se dieron cuenta de que respirar deliberadamente hasta la extenuación podía hacer entrar a los pacientes en un estado en el que podían acceder a pensamientos subconscientes e inconscientes. Básicamente, la terapia ayudaba a la gente a montar en cólera mentalmente para poder retornar a un estado de maravillosa tranquilidad.

Los Grof lo denominaron *Respiración Holotrópica,* del griego *holos,* que significa «todo», y *trepein,* que puede traducirse como «avanzar hacia algo». La Respiración Holotrópica descomponía la mente y la hacía avanzar hacia la totalidad.

Requería un poco de esfuerzo. La Respiración Holotrópica a menudo conllevaba hacer un viaje por «la oscura noche del alma», donde los pacientes experimentaban una «confrontación dolorosa» consigo mismos. A veces los pacientes vomitaban o sufrían crisis nerviosas. Si superaban todo eso, podían experimentar visiones místicas, despertares espirituales, avances psicológicos, experiencias extracorporales y, en algunas ocasiones, lo que Grof denominó un *minirrenacimiento*. Era algo tan potente que los pacientes decían haber visto pasar por delante de sus ojos, como un destello, su vida entera. Aquello rápidamente ganó popularidad entre los psiquiatras.

«Nos centramos en personas psicóticas, personas a las que nadie más quería tratar, personas en quienes no funcionaba ningún medicamento», dijo el doctor James Eyerman, un psiquiatra que lleva treinta años usando la terapia en su consulta.

Entre 1989 y 2001, Eyerman acompañó a más de once mil pacientes del Saint Anthony's Medical Center de San Luis por el proceso de la Respiración Holotrópica.[43] Documentó las experiencias de cuatrocientos ochenta y dos maníaco-depresivos, esquizofrénicos y otros enfermos, y descubrió que la terapia reportaba unos beneficios significativos y duraderos. Un paciente de catorce años que había intentado rajarse el cuello hizo unas cuantas respiraciones holotrópicas y zarpó hasta alcanzar un estado alterado de «conciencia pura». Una mujer de treinta y un años adicta a varias drogas tuvo una experiencia extracorporal y, posteriormente, se desintoxicó y terminó dirigiendo un programa de doce pasos para superar adicciones. Eyerman vio miles de transformaciones parecidas y no reseñó reacciones adversas ni efectos secundarios. «Los pacientes vivían una experiencia bastante tormentosa, pero la terapia les funcionaba —me contó—. Funcionaba increíblemente bien. Y el personal del hospital no lograba entender por qué.»[44]

A continuación, se realizaron unos cuantos estudios, más reducidos,[45] que atestiguaron resultados positivos en personas con ansiedades, baja autoestima, asma y «problemas interpersonales». Pero durante la mayor parte de sus cincuenta años de historia, la Respiración Holotrópica se ha estudiado escasamente, y los estudios que existen evalúan la experiencia subjetiva, es decir, cómo la gente dice que se siente antes y después.

Yo quería experimentarlo personalmente, así que me inscribí en una sesión.

. . .

Un día fresco de otoño conduje unas cuantas horas al norte de la casa de Grof hasta un resort termal escondido detrás de las sombras de viejas secuoyas. Había yurtas polvorientas, hombres con barba larga en zapatillas en las que se enfundaba cada dedo, mujeres con trenzas vestidas de color turquesa y granola casera en tarros de cristal. Era exactamente el tipo de escena que esperaba. Lo que no esperaba eran los abogados corporativos, los arquitectos en polos ajustados y los hombres musculosos con corte de pelo militar que también estaban allí congregados.

Una docena de personas entramos en una sala de una residencia. La mitad del grupo se tumbó en el suelo y se preparó para respirar mientras la otra, los vigilantes, les echaban un ojo. Yo me ofrecí voluntario para ser el vigilante de un hombre llamado Kerry, que llevaba unas gafas Armani y que me pidió que no lo tocara durante la sesión porque le daba miedo que cualquier contacto pudiera quemarle la piel.

Empezó a sonar la música, una mezcla previsible de tecno potente y repetitivo con unos laúdes que reverberaban y unos cantos árabes al estilo maqam. Lo que ocurrió a continuación también era previsible. La gente del mundo de los negocios respiró con intensidad y se revolvió en sus alfombras, pero por lo general mantuvieron la calma y tuvieron una actitud reservada. Mientras tanto, los adeptos a la sanación natural del grupo enloquecieron.

Tras haber respirado solo unos minutos, un hombre corpulento llamado Ben, que vivía apartado en una cabaña subiendo varios kilómetros por la ladera de una montaña, se enderezó y se miró fijamente las palmas de las manos como si tuviera una piedra mágica de los hobbits. Al cabo de algunas respiraciones más, Ben empezó a resoplar y a rascarse la entrepierna. Gruñó y aulló como un lobo, y luego se puso a dar vueltas por la sala a cuatro patas. Los terapeutas que dirigían la sesión lo siguieron a hurtadillas y lo tumbaron en el suelo a la fuerza. Se sentaron encima de él hasta que se metamorfoseó en un ser humano de nuevo.

Detrás de Ben, una mujer llamada Mary se golpeó los ojos con los nudillos y se puso a gritar llamando a su madre. «Quiero a mi mamá. *Te odio, mamá*. Quiero a mi mamá. *Te odio, mamá*», iba sollozando y alternaba voz de niña y voz de diablo. Se arrastró como un gusano hasta un rincón y se acurrucó como un perro maltratado. Aquello duró dos horas.

No pude evitar fijarme en que ni Mary ni Ben respiraban ni más deprisa ni con mayor profundidad que ninguna otra persona; no respiraban más deprisa que yo, que estaba sentado tranquilamente observando el desarrollo de la escena.

Por la tarde nos turnamos y me llegó la hora de transitar por la oscura noche del alma. Debo admitir que en ese momento tenía muchas dudas, pero lo di todo, respirando con tanta intensidad como pude el mayor tiempo que pude. Sentí mucho calor y sudé mucho, luego sentí mucho frío y sudé mucho. Se me entumecieron las piernas y los dedos se me doblaron incontrolablemente como zarpas, un efecto secundario habitual de la hiperventilación llamado *tetania,* en el cual se contraen los músculos. Mi mente divagaba, y estaba convencido de que había entrado en algún tipo de estado en que soñaba despierto, donde los sonidos, la música y las sensaciones de mi alrededor se mezclaban libremente con los pensamientos e imágenes del subconsciente.

Al cabo de un rato, los tambores eléctricos ahuecados, los falsos estrépitos de címbalos y los laúdes de teclado volvieron a desvanecerse en mi conciencia y se terminó la sesión. Invitaron al grupo a sentarse en torno a una mesa y a dibujar mandalas con lápices de colores sobre la base de lo que acababan de experimentar. Yo salí para sorber el aire perfumado de la noche y me bebí una cerveza tibia en el asiento del copiloto de mi coche.

Por un lado, la Respiración Holotrópica fue transformadora para Ben y Mary, y para cientos de miles de personas que lo habían experimentado. Por el otro, había obviamente algún grado de influencia psicosomática. No podía dejar de preguntarme cuántos de sus efectos curativos eran consecuencia del ambiente, del «escenario y la situación», y qué parte podía ser una respuesta física mensurable ante el hecho de respirar tan intensamente durante tanto tiempo.

Grof creía que por lo menos algunas experiencias visuales e introspectivas sí eran desencadenadas por el hecho de tener menos oxígeno en el cerebro.[46]

En reposo, cada minuto fluyen por el cerebro unos setecientos cincuenta mililitros de sangre: cantidad suficiente para llenar una botella de vino.[47] La irrigación sanguínea puede incrementarse un poco al hacer ejercicio,[48] al igual que lo hace en otras partes del cuerpo, pero en general se mantendrá uniforme.

Esto cambia cuando respiramos intensamente. Cuando se fuerza el cuerpo a tomar más aire del que necesita, exhalamos demasiado dióxido de carbono, lo cual estrecha los vasos sanguíneos y hace disminuir la circulación, especialmente en el cerebro. En cuestión de minutos —o quizá segundos— de hiperventilación, el flujo sanguíneo en el cerebro puede reducirse un 40 %, una cantidad increíble.[49]

Las áreas más afectadas por este fenómeno son el hipocampo cerebral y las cortezas frontal, occipital y parietooccipital,[50] que, juntas, gobiernan funciones como el procesamiento visual, la información sensorial del cuerpo, la memoria, la experiencia temporal y la percepción del yo. Las alteraciones en estas áreas pueden provocar potentes alucinaciones, que incluyen experiencias extracorporales y un estado de hipnagogia. Si seguimos respirando un poco más deprisa y con mayor profundidad, drenaremos más sangre del cerebro y las alucinaciones visuales y auditivas serán más intensas.

Además, el desequilibrio sostenido del pH en la sangre envía señales de alteración por todo el cuerpo,[51] concretamente al sistema límbico, que controla las emociones, la excitación y otros instintos. Mantener conscientemente estas señales de estrés durante el tiempo suficiente puede engañar al sistema límbico, más primitivo, para hacerle creer que el cuerpo está muriendo. Esto explicaría por qué tantas personas experimentan sensaciones de muerte y renacimiento durante la Respiración Holotrópica. Han llevado conscientemente sus cuerpos a un estado que estos perciben como potencialmente letal y luego lo devolvieron a la calma mediante una respiración consciente.

Grof admitió que los investigadores estaban muy lejos de entender de verdad el panorama global. Y a él le parecía bien. Él sabía únicamente que la Respiración Holotrópica daba la fuerte sacudida que tantos pacientes necesitaban, pero que no conseguían con otras terapias. El mero hecho de respirar con intensidad les aportaba lo que ninguna otra cosa lograba aportarles.

Nueve

AGUANTARLA

En 1968 el doctor Arthur Kling salió de su despacho en la Facultad de Medicina de la Universidad de Illinois y se subió a un avión que lo llevó hasta Cayo Santiago, una isla silvestre y deshabitada cerca de la costa sudeste de Puerto Rico. Agarró algunas trampas, capturó a un grupo de monos salvajes y se llevó a los animales de vuelta al laboratorio para realizar un extraño y cruel experimento. Kling empezó abriendo los cráneos de los monos y les extirpó una porción del cerebro de cada hemisferio. Dejó que los monos se recuperaran y volvió a soltarlos en la jungla.

Aparte de algunas cicatrices en la cabeza, los monos parecían normales, pero en el interior de su cerebro algo no funcionaba bien. Tenían problemas para orientarse en el mundo. Algunos murieron de hambre. Otros se ahogaron. Unos cuantos fueron devorados rápidamente por otros animales. En dos semanas, todos los monos de Kling estaban muertos.

Al cabo de un par de años, Kling viajó a Zambia, aguas arriba de las cataratas Victoria, y repitió el experimento.[1] A las siete horas de haber soltado a los monos alterados de vuelta a la selva, todos habían desaparecido.

Todos los monos murieron porque no sabían reconocer qué animales eran presas y cuáles eran depredadores. No comprendían el peligro de cruzar un río caudaloso, de colgarse de una rama fina o de acercarse a un grupo rival. Los animales no tenían sentido del miedo porque Kling se lo había extirpado del cerebro.

Concretamente, Kling les había extraído las amígdalas, dos

nódulos del tamaño de una almendra situados en el centro de los lóbulos temporales. Las amígdalas ayudan a monos, humanos y otros vertebrados complejos a recordar, tomar decisiones y procesar emociones. También se cree que estos nódulos son la alarma del miedo, pues señalan amenazas e inician una reacción de lucha o huida.[2] Sin las amígdalas, escribió Kling, todos los monos «parecían tener un retraso en su capacidad de prever y evitar confrontaciones peligrosas». Sin el miedo, la supervivencia era imposible o, por lo menos, extremadamente precaria.

De nuevo en los Estados Unidos, una chica a quien los psicólogos llamarían S. M. nació por ese entonces con una rara enfermedad genética denominada *síndrome de Urbach-Wiethe.* La afección provocaba mutaciones celulares y una acumulación de materia grasa por todo el cuerpo, lo cual daba a la piel de la muchacha un aspecto grumoso e hinchado y le hacía tener una voz ronca. Cuando S. M. tenía diez años, los depósitos se le habían extendido al cerebro. Por razones que nadie entiende, la enfermedad dejó la mayor parte de las regiones intactas, pero le destruyó la amígdala.

S. M. podía ver, sentir, oler, pensar y saborear como cualquier otra persona. Su cociente intelectual, su memoria y su percepción eran normales. Pero a medida que S. M. entró en la adolescencia, su percepción del miedo menguó. Se acercaba a completos desconocidos y se detenía a pocos centímetros de su cara, o desvelaba sus secretos sexuales más íntimos sin tener nunca miedo a pasar vergüenza o a ser rechazada. Salía de su casa en medio de una violenta tormenta para hablar con un vecino sin estar nunca preocupada por que le cayeran escombros encima. Comía si tenía algo en casa, pero no se tomaba la molestia de comprar alimentos si los armarios estaban vacíos. S. M. no tenía miedo a pasar hambre.

Perdió incluso la capacidad de reconocer el miedo en los rostros de los demás. S. M. podía registrar fácilmente la felicidad, la confusión o la tristeza de sus amigos y familiares, pero no sabía identificar cuándo alguien estaba asustado o se sentía amenazado. Las preocupaciones, el estrés y la ansiedad se evanecieron junto con la destrucción de las amígdalas.

Un día, cuando S. M. tenía más de cuarenta años, un hombre que conducía una camioneta se detuvo y le pidió si quería tener una cita con él. Ella se subió al coche y el hombre la llevó a una granja abandonada, la tiró al suelo y le quitó violentamente la ropa. De repente, un perro entró en la granja y el hombre se puso nervioso porque podía haber alguien cerca. Se abrochó el pantalón y se limpió el polvo. S. M. se levantó con indiferencia y siguió al hombre hasta el coche. Le pidió que la llevara a casa.

El doctor Justin Feinstein conoció a S. M. en 2006 mientras elaboraba su doctorado en neuropsicología clínica en la Universidad de Iowa. Feinstein se había especializado en la ansiedad, concretamente en cómo superarla. Sabía que el miedo era el núcleo de todas las ansiedades: el miedo a ganar peso llevaba a la anorexia; el miedo a las multitudes provocaba agorafobia; el miedo a perder el control desembocaba en ataques de pánico. Las ansiedades eran una hipersensibilidad al miedo percibido, ya fueran las arañas, el sexo opuesto, los espacios cerrados, o lo que fuera. A nivel neuronal, las ansiedades y las fobias eran debidas a una reacción excesiva de las amígdalas.

Los investigadores habían pasado dos décadas estudiando a S. M. intentando entender su enfermedad y tratando de asustarla. Le hicieron ver películas de humanos comiendo excrementos, la llevaron a casas encantadas de parques temáticos y le pusieron serpientes culebreando encima de los brazos. Nada funcionó.

Con determinación, Feinstein escarbó más a fondo y encontró un estudio en el que a unos sujetos humanos les administraban una sola bocanada de dióxido de carbono. Aun con una pequeña cantidad, los pacientes declaraban tener sensaciones de asfixia, como si los hubieran forzado a aguantar la respiración durante varios minutos. Sus niveles de oxígeno no variaban y los sujetos sabían que en ningún momento iban a estar en peligro, pero muchos sufrían igualmente debilitantes ataques de pánico que duraban varios minutos. Aquello no era una reacción a un miedo percibido o a una amenaza externa; no era algo psicológico. El gas desencadenaba físicamente algún otro mecanismo en su cerebro y su cuerpo.

Feinstein y un grupo de neurocirujanos, psicólogos y auxiliares de investigación organizaron un experimento en un laboratorio del hospital de la Universidad de Iowa. Trajeron a S. M. y la hicieron sentar delante de una mesa, le colocaron una mascarilla en la cara, la conectaron a una bolsa que contenía algunas bocanadas con un 35 % de dióxido de carbono y el resto de aire del ambiente. Le explicaron a S. M. que el dióxido de carbono no le provocaría daños en el cuerpo, que sus tejidos y su cerebro tendrían mucho oxígeno. Que en ningún momento iba a estar en peligro. Al oír eso, S. M. seguía con el mismo aspecto de siempre: aburrida.

«No esperábamos que ocurriera nada —me contó Feinstein—. Nadie lo esperaba.» Pasados unos instantes, Feinstein abrió el grifo de la mezcla de dióxido de carbono y S. M. inhaló.

Inmediatamente, sus ojos caídos se ensancharon. Se le tensaron los músculos de los hombros y la respiración se le hizo más trabajosa. Se aferró a la mesa. «¡Ayúdenme!», gritó a través de la mascarilla. S. M. levantó un brazo e hizo un gesto como si estuviera ahogándose. «¡No puedo! —chilló—. ¡No puedo respirar!» Un investigador le arrancó la mascarilla, pero no fue suficiente. S. M. se sacudía con vehemencia y jadeaba. Al cabo de aproximadamente un minuto, bajó los brazos y volvió a respirar lentamente y con calma.

Un único sorbo de dióxido de carbono desató en S. M. lo que no habían conseguido serpientes, películas de terror ni tormentas. Por primera vez en treinta años, había sentido miedo, un ataque de pánico en toda regla. No le habían vuelto a crecer las amígdalas. Su cerebro era el mismo de siempre. Pero de repente se había encendido algún interruptor que tenía apagado.

S. M. se negó a inhalar dióxido de carbono de nuevo. Años después, se estresaba con solo pensarlo. Entonces Feinstein y su equipo confirmaron los resultados con dos hermanas gemelas alemanas que también padecían la enfermedad de Urbach-Wiethe. Las gemelas habían perdido las amígdalas y las dos llevaban una década sin sentir miedo. Una sola inhalación de dióxido de carbono de pronto cambió aquello, pues ambas sufrieron la misma ansiedad, el mismo pánico y el mismo miedo abrumador que S. M.

Los manuales estaban equivocados. Las amígdalas no eran la única «alarma del miedo». Había otra alarma, más profunda, en nuestro cuerpo que generaba tal vez una sensación más potente de peligro que cualquier cosa que pudieran desatar las amígdalas. No solo la compartían S. M., las gemelas alemanas y las pocas decenas de afectados por la enfermedad de Urbach-Wiethe, sino que la tenía todo el mundo y casi cualquier ser vivo: todos los humanos, los animales, e incluso los insectos y las bacterias.

Era el profundo miedo y la abrumadora ansiedad debidos a la sensación de no poder tomar otra bocanada de aire.

. . .

Tomad un poco de aire por la nariz o por la boca. Para este ejercicio no importa. Ahora aguantad la respiración. Dentro de unos segundos, sentiréis una leve ansia de ingerir más. A medida que aumente el ansia, la mente se acelerará y los pulmones os dolerán. Os pondréis nerviosos, paranoicos e irritables. Empezaréis a entrar en pánico. Todos los sentidos se centrarán en esa sensación terrible y asfixiante, y vuestro único deseo será tomar más aire.

La imperiosa necesidad de respirar es activada por un conjunto de neuronas llamadas *quimiorreceptores centrales* situado en la base del tronco encefálico.[3] Cuando respiramos demasiado lento y los niveles de dióxido de carbono aumentan, los quimiorreceptores centrales monitorizan estos cambios y mandan señales de alarma al cerebro, que avisa a los pulmones para que respiren más deprisa y más hondo. Cuando respiramos demasiado rápido, los quimiorreceptores indican al cuerpo que respire más lento para aumentar los niveles de dióxido de carbono. Así es como nuestros cuerpos determinan la rapidez y la frecuencia con que respiramos, no a partir de la cantidad de oxígeno, sino del nivel de dióxido de carbono.

La quimiorrecepción es una de las funciones más elementales de la vida. Cuando las primeras formas de vida aeróbica evolucionaron hace dos mil quinientos millones de años, tenían que detectar el dióxido de carbono para evitarlo. La quimiorrecepción que se desarrolló pasó de las bacterias hasta formas de vida más complejas. Es lo que provoca la sensación de asfixia que habéis notado al aguantar la respiración.

A medida que los humanos evolucionamos, nuestra quimiorrecepción se volvió más plástica, es decir, podía adaptarse a los cambios del entorno.[4] Es esta capacidad de adaptarse a niveles distintos de dióxido de carbono y oxígeno lo que ayudó a los humanos a colonizar altitudes por debajo de los doscientos cuarenta metros y por encima de los cuatro mil ochocientos metros sobre el nivel del mar.[5]

Hoy en día, la flexibilidad de la quimiorrecepción forma parte de lo que distingue a los buenos atletas de los magníficos. Es el motivo por el cual algunos alpinistas de élite pueden coronar el Everest sin oxígeno suplementario y la razón por la que algunos buceadores a pulmón libre pueden aguantar la respiración bajo el agua durante diez minutos.[6] Todas estas personas han entrenado sus quimiorreceptores para que resistan fluctuaciones extremas de dióxido de carbono sin que entremos en pánico.

Los límites físicos son solo la mitad del asunto. Nuestra salud mental depende también de la flexibilidad de la quimiorrecepción. S. M. y las gemelas alemanas no sufrieron un debilitante ataque de pánico ni las invadió la ansiedad por que tuvieran trastornos mentales. Sus síntomas se debieron a una interrupción en la línea de comunicación entre sus quimiorreceptores y el resto del cerebro.

Esto puede parecer algo muy básico: por supuesto que estamos programados para entrar en pánico cuando no podemos respirar o cuando pensamos que no vamos a poder. Pero la razón científica de este pánico —que puede ser generado por los quimiorreceptores y por la respiración en lugar de con amenazas psicológicas externas procesadas por las amígdalas— tiene su calado.

Todo esto hace pensar que durante los últimos cien años los psicólogos quizá hayan tratado los miedos crónicos y todas las ansiedades que llevan aparejadas de una forma incorrecta. Los miedos no son solo un problema mental, y no pueden tratarse sencillamente consiguiendo que los pacientes piensen de una forma distinta. Los miedos y la ansiedad tienen también una manifestación física. Pueden generarse desde fuera de las amígdalas, desde dentro de una parte más primitiva del cerebro reptiliano.

Un 18 % de los norteamericanos sufren alguna forma de ansiedad o pánico, y las cifras no dejan de subir año tras año.[7] Quizá la mejor manera de tratarlos y de tratar a los millones de personas con ansiedad que hay en todo el mundo sería programar primero los quimiorreceptores centrales y el resto del cerebro para que fueran más flexibles ante los niveles de dióxido de carbono. Enseñando a la gente con ansiedad el arte de aguantar la respiración.

Allá por el primer siglo antes de Cristo, los habitantes de lo que actualmente es India describieron un sistema de apnea consciente que, según afirmaban, restituía la salud y aseguraba larga vida. El *Bhagavad gita*, un texto espiritual hindú escrito hace unos dos mil años, traducía la práctica respiratoria del pranayama como un «trance inducido interrumpiendo toda respiración». Algunos siglos más tarde, unos eruditos chinos escribieron varios volúmenes detallando el arte de contener la respiración. Un texto, *A Book on Breath by the Master Great Nothing of Sung-Shan* ['Un libro sobre la respiración del Gran Maestro Nada de Sung-Shan'], daba este consejo:[8]

Tumbaos todos los días, pacificad vuestra mente, cortad los pensamientos y bloquead la respiración. Cerrad los puños, inhalad por la nariz y exhalad por la boca. No dejéis que se oiga la respiración. Que sea sutil y fina. Cuando la respiración esté completa, bloqueadla. El bloqueo (de la respiración) hará que os transpiren las plantas de los pies. Contad cien veces «uno y dos». Después de bloquear la respiración hasta el extremo, exhalad suavemente. Inhalad un poco más y bloquead (el aire) de nuevo. Si (tenéis) calor, exhalad diciendo «ho». Si (tenéis) frío, expulsad el aire y exhalad con (el sonido) «ch'ui». Si podéis respirar (así) y contar hasta mil (al bloquear), entonces no necesitaréis ni cereales ni medicinas.

Actualmente, aguantar la respiración se asocia casi por completo con estar enfermo. «Don't hold your breath» («Espera sentado», pero literalmente «No aguantes la respiración»), dice el dicho en inglés. Negar a nuestros cuerpos un flujo regular de oxígeno es malo, según se nos ha dicho. Y en buena medida, es un consejo sensato.

La apnea del sueño, una forma crónica de contención inconsciente de la respiración, es terriblemente dañina,[9] como ya sabemos la mayoría de nosotros, ya que provoca —entre otras afecciones— hipertensión, trastornos neurológicos, enfermedades autoinmunes, o contribuye a desarrollar estas dolencias. Aguantar la respiración mientras estamos despiertos también es nocivo, y esto está más extendido.

Hasta un 80 % de los empleados de oficinas (según una estimación) padecen algo llamado *atención parcial continua.*[10] Chequeamos el correo, anotamos algo, miramos Twitter y volvemos a empezar sin concentrarnos realmente en ninguna tarea concreta. En ese estado de distracción permanente, la respiración se vuelve superficial y errática. A veces no respiramos en absoluto durante medio minuto o más. El problema es tan grave que los Institutos Nacionales de Salud han encargado a varios investigadores, entre ellos al doctor David Anderson y a la doctora Margaret Chesney, que estudien sus efectos durante las últimas décadas. Chesney me dijo que este hábito, también conocido como *apnea del email,* puede ser un factor que contribuya a desarrollar las mismas enfermedades que la apnea del sueño.

¿Cómo puede ser que la ciencia moderna y las prácticas de la antigüedad estén tan en desacuerdo?

Una vez más, todo depende de la voluntad. La contención de la respiración que se produce al dormir y la atención parcial constante son *inconscientes:* son algo que le sucede a nuestro cuerpo, algo que no podemos controlar.[11] La retención respiratoria practicada por los antiguos y por quienes recuperan dichas técnicas es *consciente.* Es decir, son prácticas que nos forzamos a hacer.

Y, según me habían contado, hacerlas correctamente podía obrar milagros.

. . .

Es un miércoles húmedo por la mañana y estoy sentado en un sofá arrugado en el despacho de Justin Feinstein en el Laureate Institute for Brain Research en el centro de Tulsa, en Oklahoma. Delante de mí hay una ventana con vistas a un cielo de color cartón y un paisaje estampado de hojas rojas y naranjas. Feinstein está sentado debajo de esta ventana hojeando un montón de artículos científicos que están encima de un escritorio el doble de ancho de lo habitual en el que no cabe ni una aguja. Lleva una camisa de vestir por fuera del pantalón con los puños arremangados, chanclas y unos pantalones de vestir holgados con manchas de lápices de colores, cumplidos de su hija de tres años. Tiene el aspecto que uno asociaría con un neuropsicólogo: inteligente, pero con un toque *funky.*

A Feinstein le acaban de conceder una beca quinquenal de los NIH para que analice el uso del dióxido de carbono inhalado en pacientes con trastornos de pánico y de ansiedad. Tras su experiencia administrando el gas a S. M. y a las gemelas alemanas con el síndrome de Urbach-Wiethe, se convenció de que el dióxido de carbono no solo podía provocar pánico y ansiedad, sino que también podía ayudar a curar estas dolencias. Creía que respirar altas dosis de dióxido de carbono podía reportar los mismos beneficios físicos y psicológicos que las técnicas de retención de la respiración con mil años de antigüedad.

Pero su terapia no requería que los pacientes aguantaran realmente la respiración o bloquearan la garganta y contaran hasta cien apretando los puños como los chinos de la antigüedad. Sus pacientes tenían demasiada ansiedad e impaciencia para practicar una técnica tan intensa. El dióxido de carbono les hacía el trabajo. Llegaban, pensaban en lo que les viniera en gana, ingerían un poco de gas, devolvían sus quimiorreceptores a la normalidad y se iban. Era el antiguo arte de aguantar la respiración adaptado a quienes estaban demasiado ansiosos para aguantarla.

Los trucos de aguantar la respiración —o, como los llamaría Feinstein, terapias con dióxido de carbono— existen desde hace miles de años. Los romanos recetaban sumergirse en baños termales (los cuales contenían altos niveles de dióxido de carbono que se absorbía a través de la piel) como una cura para todo tipo de dolencias, desde la gota a las heridas de guerra.[12] Siglos más tarde, los franceses de la Belle Époque se reunían en las aguas termales de Royat, en los Alpes franceses, para remojarse en aguas burbujeantes durante días.

«El estudio de la composición química de los cuatro manantiales minerales de Royat pondrá de manifiesto que tenemos varios agentes poderosos a nuestra disposición y que hay una gran cantidad de elementos disponibles para el tratamiento de muchas afecciones mórbidas que se resisten a las aplicaciones farmacéuticas habituales que empleamos en la práctica diaria», escribió George Henry Brandt, un médico británico que visitó el sitio a finales de los años setenta del siglo XIX.[13] Brandt se refería a trastornos de la piel como el eccema o la psoriasis, además de enfermedades respiratorias como el asma y la bronquitis, todas las cuales quedaban «curadas casi con toda certeza»[14] tras algunas sesiones.*

* Desde los informes de Brandt, miles de investigadores han probado los efectos de las terapias con dióxido de carbono en la salud cardiovascular, la pérdida de peso y

Los médicos de Royat finalmente embotellaron dióxido de carbono y lo administraban como una sustancia para inhalar. La terapia era tan efectiva que llegó a los Estados Unidos a comienzos del siglo XX. Una mezcla de un 5 % de dióxido de carbono y el resto de oxígeno popularizada por el fisiólogo de la Universidad de Yale Yandell Henderson fue empleada con gran éxito para tratar ictus, neumonías, asma y asfixia en recién nacidos. Los cuerpos de bomberos de Nueva York, Chicago y otras grandes ciudades instalaron bombonas de dióxido de carbono en sus camiones. Al gas se le atribuía el mérito de salvar muchas vidas.

Con el tiempo, las mezclas de un 30 % de dióxido de carbono y un 70 % de oxígeno se convirtieron en un tratamiento habitual contra la ansiedad, la epilepsia e incluso la esquizofrenia. Con algunos sorbos, pacientes que habían pasado meses o años en un estado catatónico volvían en sí de inmediato. Abrían los ojos, miraban a su alrededor y empezaban a hablar tranquilamente con los médicos y otros pacientes.

«Fue una sensación maravillosa. Fue espectacular. Me sentía muy ligero y no sabía dónde estaba —declaró un paciente—. Sabía que me había sucedido algo, pero no estaba seguro de qué era.»

Los pacientes permanecían en ese estado de coherencia y lucidez durante unos treinta minutos hasta que el dióxido de carbono se agotaba. Luego, sin previo aviso, se detenían a media frase y se quedaban quietos mirando al vacío y haciendo poses de estatua

---

la función inmune. Una búsqueda rápida de «terapia transdérmica con dióxido de carbono» en PubMed da como resultado más de dos mil quinientos estudios. La mayor parte de estos estudios, según he descubierto, confirman lo que los investigadores de Royat descubrieron cien años atrás, y los griegos miles de años antes: exponer el cuerpo al dióxido de carbono, ya sea dentro del agua y mediante inyecciones o con la inhalación, aumenta el suministro de oxígeno en músculos, órganos, cerebro y demás; dilata las arterias para incrementar el torrente sanguíneo, ayuda a disolver más grasa y es un tratamiento eficaz para decenas de dolencias. Si queréis ver una historia exhaustiva de la investigación sobre el dióxido de carbono y otros recursos, visitad www.mrjamesnestor.com/breath.

o a veces se desmayaban. Los pacientes volvían a estar enfermos. Y seguían así hasta la siguiente calada de dióxido de carbono.

Y entonces, por razones que nadie entiende del todo, al llegar a los años cincuenta se evaporó un siglo de investigación científica.[15] Quienes tenían problemas de la piel recurrieron a pastillas y cremas;[16] quienes padecían asma lidiaron con los síntomas con esteroides y broncodilatadores. Y a los pacientes con distintos trastornos mentales se les recetaron tranquilizantes.

Los medicamentos nunca curaban la esquizofrenia ni otras psicosis, pero tampoco provocaban experiencias extracorporales ni sentimientos de euforia. Entumecían a los pacientes y los dejaban en ese estado durante semanas, meses o años: todo el tiempo que estuvieran tomando aquello.

«Lo que creo que es interesante es que nadie rebatió su efectividad —dice Feinstein sobre la terapia con dióxido de carbono—. Los datos, la ciencia, siguen siendo válidos hoy en día.»

Feinstein me cuenta cómo encontró por casualidad unos misteriosos estudios de Joseph Wolpe, un prestigioso psiquiatra que redescubrió la terapia con dióxido de carbono como tratamiento para la ansiedad y que escribió un influyente artículo sobre ello en los años ochenta. Los pacientes de Wolpe presentaban todos una mejora asombrosa y duradera tras unas pocas inhalaciones. Donald Klein, otro psiquiatra de renombre y experto en el pánico y la ansiedad, sugirió años después que el gas podía ayudar a restituir los quimiorreceptores del cerebro a niveles normales, lo cual permitía a los pacientes respirar con normalidad para que pudieran pensar con normalidad.[17] Desde entonces, pocos investigadores han estudiado dichos tratamientos. (Feinstein calcula que hay unos cinco haciéndolo ahora mismo.) Él seguía preguntándose si los primeros investigadores tenían razón, si este gas antiguo podía ser un remedio para dolencias modernas.

«Como psicólogo, yo pienso: ¿cuáles son mis opciones, cuál es el mejor tratamiento para estos pacientes?», dice Feinstein.

Las pastillas, me explica, ofrecen una falsa promesa, y a la mayoría de los pacientes los ayudan poco. Los trastornos de ansiedad y la depresión son las enfermedades mentales más comunes en los Estados Unidos, y cerca de la mitad de nosotros vamos a sufrir una de ellas en nuestra vida.[18] Para ayudar a superarlas, un 13 % de nosotros,[19] mayores de doce años, tomaremos antidepresivos, muy a menudo inhibidores selectivos de la recaptación de serotonina (ISRS). Estos fármacos han salvado la vida a millones de personas, sobre todo a quienes padecen depresión grave y otras afecciones severas. Pero menos de la mitad de los pacientes que los toman obtendrán beneficios.* [20]«Yo sigo preguntándome: ¿es eso lo mejor que podemos hacer?», se cuestiona Feinstein.

Feinstein había explorado varias terapias no farmacéuticas; había pasado una década aprendiendo y enseñando meditación con atención plena *(mindfulness).* Un sinfín de investigaciones científicas demuestran que la meditación puede modificar la estructura y el funcionamiento de áreas críticas del cerebro, puede ayudar a aliviar ansiedades y puede potenciar la concentración y la compasión. Puede obrar milagros, pero pocos de nosotros llegaremos a cosechar nunca tales recompensas, pues la mayoría de la gente que intenta meditar lo abandona y sigue con su vida. En el caso de quienes padecen ansiedades crónicas, los porcentajes son aún peores. «La meditación con atención plena —tal como se practica habitualmente— sencillamente ya no es propicia en el nuevo mundo en el que vivimos», explica Feinstein.

Otra opción, la terapia de exposición,[21] es una técnica que expone a los pacientes reiteradamente a sus miedos para que los acepten cada vez más. Es muy efectiva, pero tarda cierto tiempo, y normalmente conlleva muchas sesiones largas durante semanas

* Un estudio británico de 2019 publicado en *The Lancet* desveló que los síntomas depresivos de un grupo tratado con un ISRS eran un 5 % más bajos tras seis semanas, lo cual, en palabras del autor, «no daba pruebas convincentes» de que [el tratamiento] fuera efectivo. Tras doce semanas, la reducción era de un 13 %, un hallazgo que los investigadores calificaron como «endeble».331

o meses. Encontrar a psicólogos con tanto tiempo y a pacientes con los recursos necesarios puede ser complicado.

Pero todo el mundo respira y hoy en día pocos respiramos bien. Quienes padecen los peores niveles de ansiedad son regularmente quienes tienen los peores hábitos respiratorios.

Las personas con anorexia, pánico o trastorno obsesivo-compulsivo[22] tienen sistemáticamente unos niveles bajos de dióxido de carbono y un miedo mucho mayor a aguantar la respiración.[23] Para evitar otro ataque, respiran demasiado y acaban por volverse hipersensibles al dióxido de carbono y entran en pánico si perciben un incremento del gas.[24] Tienen ansiedad porque están hiperventilando e hiperventilan porque tienen ansiedad.

Feinstein encontró unos recientes estudios alentadores de Alicia Meuret,[25] la psicóloga de la Universidad Metodista del Sur que ayudaba a sus pacientes a mitigar los ataques de asma ralentizando la respiración con el fin de que aumentara el dióxido de carbono. Esta técnica también era efectiva para los ataques de pánico.

En un ensayo aleatorio controlado, Meuret y un grupo de investigadores dieron a veinte personas que sufrían ataques de pánico capnómetros, unos aparatos que durante todo el día registraban la cantidad de dióxido de carbono que los sujetos expulsaban.[26] Meuret analizó los datos y descubrió que el pánico, al igual que el asma, suele llegar precedido por un aumento del volumen y el ritmo respiratorio y por un descenso del dióxido de carbono. Para detener el ataque antes de que se produjera, los sujetos respiraban más lento y menos, lo cual incrementaba el dióxido de carbono. Esta técnica sencilla y gratuita revertía el aturdimiento, la falta de aliento y las sensaciones de asfixia. Podía curar con efectividad un ataque de pánico antes de que ocurriera. «"Respira hondo" no es un consejo útil», escribió Meuret. Es mucho mejor aguantar la respiración.

Salimos del despacho de Feinstein y paseamos por un laberinto de ascensores y escaleras hasta que entramos por unas puertas dobles insonorizadas. Ahí está la guarida de Feinstein. Detrás de la puerta de la derecha, él y su equipo hacen investigaciones sobre la flotación, una terapia que consiste en estarse en una piscina de agua salada dentro de una habitación oscura e insonorizada.[27] Detrás de la puerta de la izquierda está el proyecto más reciente de Feinstein: un laboratorio de terapia con dióxido de carbono. Es una salita sin ventanas que parece como si en ella hubiese habido en otro tiempo un equipamiento de aire acondicionado y calefacción. Nos apretujamos dentro del espacio como dos payasos en una cabina telefónica. En una mesa plegable está la serie habitual de monitores, ordenadores, cables, aparatos de electrocardiograma, capnómetros y otras cosas que me he acostumbrado a ponerme en los últimos años. En una esquina hay un cilindro amarillo destartalado que parece un misil ruso de la Guerra Fría. Feinstein me cuenta que contiene treinta y cuatro kilos de dióxido de carbono puro.

Durante los últimos meses, como parte de su estudio para los NIH, Feinstein ha traído a pacientes con ansiedad y pánico a este laboratorio y les ha dado unas caladas de dióxido de carbono. Hasta ahora, me dice, los resultados han sido prometedores. Obviamente, el gas desató en la mayoría de los sujetos un ataque de pánico, pero eso forma parte del proceso de bautizo con fuego. Tras el episodio inicial de malestar, muchos pacientes declaran sentirse relajados durante horas o incluso días.

Yo he decidido sacar mis quimiorreceptores al terreno de juego. Estoy dispuesto a ver qué les harían unas dosis contundentes de dióxido de carbono a mi cuerpo y a mi cerebro.

Feinstein me pega un trozo de material espumoso blanco con un sensor de metal en los dedos medio y anular. Este aparato, llamado *medidor de la conductancia galvánica de la piel,* medirá pequeñas cantidades de sudor liberadas durante los episodios de estrés simpático. En la otra mano, un pulsioxímetro registrará mi frecuencia cardíaca y mis niveles de oxígeno.

La mezcla que voy a inhalar contiene un 35 % de dióxido de carbono y el resto es aire de la sala, aproximadamente el mismo porcentaje de dióxido de carbono que antes se usaba para hacer ensayos con esquizofrénicos, pero sin el oxígeno. Feinstein administró esta misma dosis a S. M., que entró en pánico y lo detestó. También lo probó con algunos pacientes antes, pero igualmente sufrieron fuertes ataques de pánico. Algunos pacientes se asustaron tanto que se negaron a tomar otra calada, así que ahora Feinstein reduce la dosis a un 15 %, cantidad suficiente para darles un buen entrenamiento a los quimiorreceptores, pero no tanto como para que los pacientes no quieran volver. Puesto que yo no he tenido ataques de pánico ni ansiedad crónica —o no todavía, por lo menos—, Feinstein me ha ofrecido subir la dosis al nivel de S. M. para ver qué pasa.

Me explica con calma, por tercera vez hoy, que cualquier sensación de ahogo que pueda sentir tras inhalar el gas es solo una ilusión, que mis niveles de oxígeno no variarán y que no correré ningún peligro. Aunque su intención es tranquilizarme, los recordatorios constantes me ponen más nervioso.

«¿Estás bien?», dice Feinstein mientras me aprieta las tiras de velcro que sujetan la mascarilla. Yo asiento con la cabeza, hago unas últimas y dulces inhalaciones de aire de la habitación y me pongo cómodo en la silla. El despegue se iniciará dentro de dos minutos.

Cuando Feinstein vuelve a su ordenador y se pelea con cables y tubos, yo me quedo allí sentado esperando, me observo las cutículas de las uñas y me vienen algunos recuerdos. Mi mente viaja hasta el año pasado, cuando visité por primera vez a Anders Olsson en Estocolmo.

Justo después de nuestra entrevista en el vestíbulo del espacio de cotrabajo, Olsson me condujo hasta su despacho, un pequeño tugurio lleno de artículos, panfletos y mascarillas. En medio del caos había una bombona de dióxido de carbono muy traqueteada. Olsson me contó que durante los últimos años él y un grupo de pulmonautas aficionados habían llevado a cabo sus propios experimentos con dióxido de carbono. No estaban interesados en las megadosis usadas para tratar la epilepsia o los trastornos mentales. Olsson y su gente no estaban enfermos. A ellos les interesaba explorar los beneficios en cuanto a prevención y rendimiento del gas, pretendían modular el alcance de sus quimiorreceptores para poder llevar sus cuerpos a mayores niveles de exigencia.

La mezcla más efectiva y segura que encontraron fueron unos pocos sorbos de cerca de un 7 % de dióxido de carbono mezclados con aire ambiental. Este era el nivel de «superresistencia» que Buteyko detectó en el aire expulsado por atletas de élite.[28] Inhalar esta mezcla no tenía ninguno de los efectos alucinógenos y de inducción de pánico. Apenas lo notabas, pero sí ofrecía unos resultados formidables. Olsson compartió algunas crónicas de pulmonautas.[29]

Usuario 1: «Ahora estoy en Toronto y he decidido ir a dar una vuelta en patines. Me gusta mucho patinar en línea y he hecho esta ruta siguiendo la orilla del lago muchas veces. Pero escuchad esto: da igual lo mucho que apretara, y durante todo el rato di el 110 % [...], ¡pues en ningún momento tuve que abrir la boca para jadear!».

Usuario 2: «Ayer hice tres veces algunos tratamientos con dióxido de carbono, de unos quince minutos cada uno. Y hoy hice un trayecto en canoa y luego cuando me acosté con mi novia [...], ¡al final ella estaba cansada y jadeando y a mí ni siquiera me faltaba el aliento! ¡Me sentí como si fuera sobrehumano!».

Usuario 3: «¡Joder! [...] Estaba respirando [...], y empecé a sentirme superbién. Incluso eufórico. Hasta el punto de que respirar parecía algo automático».

Olsson conectó la bombona y me ofreció dar unas caladas. Yo me sentí ligeramente aturdido, luego tuve un leve dolor de cabeza. Pero no quedé impresionado.

. . .

De nuevo en Tulsa, Feinstein está a punto de administrarme algo completamente distinto. Es varias veces más potente de lo que tomé con Olsson y varios miles de veces el nivel al que mis quimiorreceptores están expuestos normalmente.[30]

Estira el brazo para señalar el botón grande y rojo que hay encima de la mesa. Activando este botón, el tubo, que por lo general aspira aire ambiental, se conecta al dióxido de carbono contenido dentro de una bolsa de plástico que cuelga de la pared. La bolsa es un elemento de precaución. Yo respiraré el contenido de la bolsa en lugar de inhalar directamente de la bombona, para evitar problemas en caso de un mal funcionamiento del sistema o de mi cerebro. Si un grifo queda abierto o de repente me invade un pánico incontrolable, solo podré respirar el contenido de la bolsa, que representa unas tres inhalaciones abundantes.

Junto al botón rojo hay un disco para indicar el estrés. Servirá para indicar mi ansiedad percibida. Ahora está en el nivel uno, el más bajo. Cuando empiece a sentir ansiedad tras aspirar el gas, podré mover el disco hasta el número veinte, valor que indica un estado de pánico extremo.

Durante los próximos veinte minutos, tendré que tomar tres grandes inhalaciones de dióxido de carbono. Puedo tomarlas una tras otra si me siento cómodo. Si no, puedo esperar unos minutos entre caladas. El periodo de espera da información sobre lo intensa que ha sido la experiencia para el paciente.

Con todo abrochado y listo, intento relajarme observando la información en directo de mis constantes vitales en el monitor del ordenador. Al inspirar, aumenta mi frecuencia cardíaca, y luego decrece con cada espiración, lo cual dibuja una suave onda sinusoidal en la pantalla. El oxígeno ronda el 98 % y el dióxido de carbono expulsado se mantiene constante a un 5,5 %. Todos los sistemas están listos.

Parezco el piloto de un caza en una misión secreta, voy respirando por la mascarilla sonando como Darth Vader, con la mano puesta en el botón de lanzamiento de un misil. No es una escena que hubiese asociado nunca a una terapia de salud mental. Pero el objetivo de Feinstein no es cambiar la manera en que un paciente se siente a nivel emocional. Su objetivo es reconfigurar la mecánica básica del cerebro primitivo.

Al fin y al cabo, a los quimiorreceptores les da igual si el dióxido de carbono que hay en el torrente sanguíneo es generado por estrangulación, ahogamiento, pánico o una bolsa de plástico colgando de una pared en Tulsa. Ellos hacen sonar las campanas de alarma. Experimentar un ataque tal en un ambiente controlado ayuda a desmitificarlo, y esto enseña a los pacientes cómo es un ataque de pánico antes de que tenga lugar para que puedan atajarlo. Nos da un poder consciente sobre lo que durante demasiado tiempo se ha considerado una afección inconsciente y nos muestra que muchos de los síntomas que sufrimos pueden ser causados —y controlados— respirando.

Hago una inhalación lenta y profunda más, levanto el pulgar de visto bueno a Feinstein, cierro los ojos y expulso todo el aire de los pulmones. Aprieto el botón rojo y oigo cómo el tubo se conecta a la bolsa de plástico. Luego tomo una bocanada enorme.

El aire tiene un sabor metálico. Me entra poco a poco en la boca atacando la lengua y las encías con la sensación de beber zumo de naranja de un vaso de aluminio. El gas sigue adentrándose, desciende por la garganta y recubre mis entrañas con lo que parece una lámina de papel de aluminio. Se infiltra por mis bronquiolos, penetra en los alveolos y desemboca en el torrente sanguíneo. Yo me preparo para la sacudida.

Un segundo. Dos segundos. Tres. Nada. No siento nada distinto que hace unos segundos o unos minutos. Mantengo el disco de estrés en el nivel uno.

Feinstein ya me dijo que esto podía ocurrir. Le dio esta misma dosis a una persona que practicaba el método de Wim Hof meses antes y el hombre apenas sintió nada. Después de tanto respirar intensamente y tanto aguantar la respiración, la hipótesis de Feinstein es que el sujeto ya había ampliado el alcance de sus quimiorreceptores. Yo, en mi caso, venía de diez días de respiración forzada por la boca seguidos de diez días de respiración forzada por la nariz. Había hecho subir mis niveles de dióxido de carbono un 20 %. Probablemente también había forzado mis quimiorreceptores lo máximo que razonablemente podían forzarse.

Mientras andaba pensando en esto, siento una leve constricción en la garganta. Es algo sutil. Tomo una bocanada de aire ambiental y lo expulso. Me requiere cierto esfuerzo. El botón rojo está apagado; ya no estoy respirando la mezcla de dióxido de carbono, pero parece como si alguien me hubiera metido un calcetín en la boca. Intento inhalar de nuevo, pero el calcetín sigue creciendo.

Vale, ahora siento palpitaciones en las sienes. Abro los ojos para comprobar mis constantes vitales, pero veo la habitación borrosa. Tras algunos segundos, veo el mundo a través de lo que parecen unos prismáticos resquebrajados y sucios. No puedo respirar. Parece como si me hubieran quitado el control de todos mis sentidos, como si me los hubiesen aspirado.

Pasan unos diez o veinte segundos hasta que el calcetín se encoge, noto una sensación fría en la parte posterior del cuello y el remolino de ansiedad pierde fuerza y se va alejando. El color y la claridad de mi vista van regresando por tramos, como una mano que limpia el vaho de una ventana. Feinstein está de pie a unos cuantos metros de mí mirándome fijamente. Todo vuelve a la vida. Puedo respirar de nuevo.

Sigo allí sentado durante unos minutos sudando, en cierto modo riendo y en cierto modo llorando. Trato de prepararme para hacer dos inhalaciones más de esta abominable mezcla de gases a lo largo de los próximos quince minutos. Ninguna de las frases que me digo —«El ahogamiento es solo una ilusión»; «Relájate, solo va a durar unos minutos»— logran tranquilizarme.

A fin de cuentas, el miedo que acabo de sentir y que volvería a sentir con la próxima inhalación no será mental. Es mecánico; y para programar los quimiorreceptores para que amplíen su alcance hacen falta varias sesiones, motivo por el cual los pacientes de Feinstein regresan al cabo de unos días. Esto es, en esencia, una terapia de exposición. Cuanto más me exponga al gas, más resistente seré cuando tenga una sobrecarga.

Así pues, en nombre de la investigación y para bien de mi propia flexibilidad quimiorreceptora futura, aprieto el botón rojo y tomo dos caladas más, una tras otra.

Y entro en pánico, una y otra vez.

Diez

RÁPIDO, LENTO Y TODO LO CONTRARIO

Ochocientas mil personas que van al trabajo pasan cada día por la avenida Paulista, y se nota. Los carriles están atascados debido a la presencia de coches compactos y escúters herrumbrosos, las aceras son un río turbulento de hombres ataviados con camisas de vestir de colores pastel, mujeres manteniendo conversaciones intensas por el móvil y colegialas que llevan camisetas que sus padres por supuesto no tradujeron al inglés: *I Give Zero Fucks* («Estoy hasta el coño»), *PornFreak* («Loca por el porno») y *I Got Zero Chill in Me* («Me importa una mierda todo»).

Cada pocos bloques de pisos, hay un quiosco donde venden los indispensables *Cosmopolitan* y *Playboy,* pero también manifiestos de Nietzsche y Trotsky, recopilaciones de la poesía obscena de Charles Bukowski y el primer volumen de las más de mil páginas de la divagación de Marcel Proust *En busca del tiempo perdido.* Más bocinas, un chirrido de ruedas, alguien le grita algo a alguien, el semáforo se pone en verde y todos seguimos nuestro camino, cruzamos la intersección y entramos en un cañón de edificios que hacen de espejo.

He venido hasta aquí, hasta el centro de São Paulo, en Brasil, para reunirme con un prestigioso experto en los fundamentos del yoga, un hombre llamado Luíz Sérgio Álvares DeRose. El yoga que estudia y enseña DeRose es una práctica antigua, muy distinta del yoga que se practica en los centros de barrio. Fue desarrollado antes incluso de que el yoga se llamase *yoga,* antes de que fuera un ejercicio aeróbico o de que tuviera connotaciones espirituales... En un momento en el que era una tecnología de la respiración y el pensamiento.

He venido a reunirme con DeRose porque después de todas mis investigaciones, después de tantos años leyendo libros y hablando con expertos, aún me quedan preguntas.

Antes que nada, quiero saber por qué el cuerpo se calienta durante el tummo y otras prácticas de Respiración+. La alta dosis de hormonas del estrés podría aliviar el dolor del frío, pero no puede impedir las lesiones en la piel, los tejidos y el resto del cuerpo.[1] Nadie sabe cómo Maurice Daubard, Wim Hof y sus seguidores pueden estar sentados en la nieve durante horas y no padecer hipotermia ni congelación.[2]

Más desconcertantes aún son los monjes, tanto de las tradiciones bön como budista, que practican una versión más suave del tummo que estimula la respuesta fisiológica contraria. Estos monjes no hiperventilan. Ellos se sientan con las piernas cruzadas y respiran lento y menos,[3] lo cual induce un estado de relajación y calma extrema y reduce los índices metabólicos en hasta un 64 %, la cifra más baja registrada en experimentos de laboratorio. Estos monjes deberían estar muertos, o al menos sufriendo una extrema hipotermia. Y aun así, en tal estado de relajación, son capaces de incrementar la temperatura corporal en cifras de dos dígitos y mantener el cuerpo caliente a temperaturas bajo cero durante horas.

Otra cuestión que me deja perplejo es cómo las técnicas de Respiración+ intensa como la Respiración Holotrópica pueden provocar tales efectos surrealistas y alucinatorios. Tras quince minutos de hiperventilación consciente, el cerebro empieza a compensar. En varios estudios, no parece haber carencia de oxígeno asociada a las prácticas de hiperventilación consciente después de la sacudida inicial. Todas las funciones cognitivas deberían ser normales, pero evidentemente no lo son.[4]

Investigadores de los Estados Unidos y Europa han pasado décadas enganchando nodos y sondas a individuos con la intención de entender el mecanismo oculto detrás de estas técnicas.[5] Pero nadie lo ha descubierto, nadie sabe explicarlo.

Por eso decidí echar la vista atrás hasta los textos antiguos de los indios para encontrar respuestas. Todas las técnicas que he estudiado y practicado durante los últimos diez años y todas las técnicas sobre las que he escrito hasta ahora en este libro —desde la respiración coherente hasta el Buteyko, pasando por las exhalaciones de Stough o la contención de la respiración— aparecieron primero en esos textos antiguos. Los sabios que los escribieron sabían claramente que respirar es algo más que ingerir oxígeno, expulsar dióxido de carbono y alentar el sistema nervioso. Nuestra respiración también contiene otra energía invisible, más poderosa y relevante que cualquier molécula conocida por la ciencia occidental.

Supuestamente, DeRose lo sabía todo sobre esta energía. Ha escrito treinta libros sobre las formas más antiguas del yoga y la respiración. Ha sido condecorado con todos los galardones reales imaginables de Brasil, por ejemplo, el de Consejero Emérito de la Orden de los Parlamentarios, el de Gran Oficial de la Orden de los Nobles Caballeros de São Paulo, el de Consejero de la Academia Brasileña del Arte, la Cultura y la Historia, entre decenas más. Estas condecoraciones están reservadas normalmente a grandes personalidades. Pues DeRose las tiene todas, incluso algo llamado el Gran Collar de la Orden del Mérito de las Indias Orientales.

Y ahora, al cruzar de la avenida Paulista a la calle Bela Cintra, este sabio está a tan solo unas cuantas manzanas.

. . .

Si abrís un libro o un sitio web o un artículo o un hilo de Instagram sobre yoga, es probable que os encontréis con la palabra *prana,* que se traduce como «fuerza vital» o «energía de la vida». El prana es, básicamente, una antigua teoría atómica. El hormigón de la entrada de vuestra casa, la ropa que lleváis o vuestra pareja haciendo un ruido metálico con los cacharros en la cocina: todo ello está hecho de pedacitos atómicos revoloteando. Es energía. Es prana.

El concepto de prana fue documentado por primera vez en torno al mismo tiempo en India y en China, hace unos tres mil años, y se convirtió en los cimientos de la medicina.[6] Los chinos lo llamaban *ch'i* y creían que el cuerpo contenía canales que funcionaban como líneas eléctricas de prana que conectaban órganos y tejidos.[7] Los japoneses tenían su propio nombre para el prana *(ki)* al igual que los griegos *(pneuma)*, los hebreos *(ruah)*, los iroqueses *(orenda)*, etc.

Los nombres son distintos, pero la premisa es la misma. Cuanto más prana algo tiene, más vivo está. Si este flujo de energía se bloqueara, el cuerpo se apagaría y enfermaría. Si perdemos demasiado prana, hasta el punto de que no podemos llevar a cabo las funciones corporales básicas, morimos.

A lo largo de milenios, estas culturas desarrollaron cientos —*miles*— de métodos para mantener un flujo constante de prana. Crearon la acupuntura para abrir canales de prana y posturas de yoga para despertar y distribuir la energía. Los alimentos picantes contienen elevadas dosis de prana, lo cual es uno de los motivos de que las dietas india y china sean a menudo picantes.

Pero la técnica más poderosa era inhalar prana: respirar. Las técnicas de respiración eran tan fundamentales para el prana que *ch'i* y *ruah* y otros términos antiguos que significan «energía» son sinónimos de «respiración». Cuando respiramos, expandimos nuestra fuerza vital. Los chinos llamaron a su sistema de respiración consciente *qigong* (también transcrito *chikung*): *qi* significa «respiración» y *gong* significa «trabajo», es decir, «trabajo de respiración».

A lo largo de los últimos siglos de avances médicos, la ciencia occidental nunca ha observado el prana,[8] ni siquiera ha confirmado su existencia.[9] Pero en 1970 un grupo de médicos llevó a cabo un intento de medir sus efectos cuando un hombre llamado Swami Rama entró en la Clínica Menninger de Topeka,[10] en Kansas, el mayor centro de formación en psiquiatría de los Estados Unidos en aquel entonces.

Rama llevaba una túnica blanca suelta, un collar de cuentas mala y sandalias, y el pelo le llegaba por debajo de los hombros. Hablaba once lenguas, comía mayoritariamente frutos secos, fruta y zumo de manzana y afirmaba no tener prácticamente ninguna propiedad material. «Con un metro y ochenta y cinco centímetros y unos setenta y siete kilos, y con mucha energía para debatir y persuadir, era un personaje formidable», escribió un miembro del equipo de la clínica.

Al cumplir los tres años, Rama ya practicaba yoga y técnicas de respiración cerca de su casa en el norte de India.[11] Más adelante se trasladaría a monasterios del Himalaya y estudiaría prácticas secretas junto a Mahatma Gandhi, Sri Aurobindo y otras grandes personalidades de Oriente. Cuando tenía más de veinte años, se dirigió a Occidente para asistir a Oxford y a otras universidades, y, finalmente, dio la vuelta al mundo enseñando los métodos que había aprendido de los maestros a quienquiera que se tomara la molestia de escucharlo.

En la primavera de 1970, Rama estaba sentado delante de un escritorio de madera en un despacho pequeño y sin cuadros de la Clínica Menninger con un aparato de electrocardiograma encima del corazón y sensores de electroencefalograma en la frente.[12] El doctor Elmer Green lo supervisó inspeccionando el equipamiento a través de unas gafas de cristal grueso. Green, que había sido físico experto en armamento de la marina norteamericana, dirigía el Programa de Controles Voluntarios, un laboratorio dentro de la clínica que investigaba algo llamado *autorregulación psicofisiológica,* o lo que terminaría conociéndose como *conexión mente-cuerpo.* Green había oído hablar de las capacidades extraordinarias de los meditadores indios por sus compañeros de trabajo y había visto datos de un experimento reciente con Rama en el hospital del Departamento de Asuntos de los Veteranos en Minesota.[13]

Green quería confirmar los resultados con los instrumentos científicos más modernos; quería observar el poder del prana por sí mismo.

Rama exhaló, se calmó, bajó sus gruesos párpados y empezó a respirar controlando cuidadosamente el aire que entraba y salía de su cuerpo. Las líneas del monitor del electroencefalograma fueron alargándose y suavizándose, de unas ondas beta —hiperactivas— a unas ondas alfa —tranquilizantes y meditativas—, y luego a unas ondas delta —largas y allanadas—, las ondas cerebrales identificadas con el sueño profundo. Rama permaneció en ese estado comatoso durante media hora, llegando a estar tan relajado que empezó a roncar levemente. Cuando «se despertó», hizo un resumen detallado de la conversación que se había producido en la habitación mientras él presentaba ondas cerebrales de sueño profundo. No obstante, Rama no lo llamaba *sueño profundo.* Él lo llamaba *sueño yóguico,* un estado en el que la mente estaba activa mientras el «cerebro dormía».

En el siguiente experimento, Rama cambió el foco de atención del cerebro al corazón. Se sentó inmóvil, respiró varias veces y, cuando le dieron una señal, ralentizó la frecuencia cardíaca de setenta y cuatro a cincuenta y dos latidos en menos de sesenta segundos. Posteriormente, aumentó la frecuencia cardíaca de sesenta a ochenta y dos latidos en ocho segundos. En un momento dado, la frecuencia cardíaca de Rama llegó a cero y permaneció en esta cifra durante treinta segundos.[14] Green pensó que Rama había interrumpido el suministro de sangre al corazón por completo, pero, al fijarse mejor en el electrocardiograma, se dio cuenta de que Rama había ordenado a su corazón que latiera trescientas veces por minuto.

Cuando el corazón late tan deprisa, la sangre no puede moverse por las cámaras. Por ese motivo, el fenómeno, llamado *aleteo auricular,* normalmente tiene como consecuencia un paro cardíaco y la muerte. Pero a Rama no parecía afectarle. Él afirmaba que podía mantener ese estado durante media hora. Posteriormente se informó de los resultados del experimento en el *New York Times.*[15]

Rama siguió redirigiéndose el prana (o el torrente sanguíneo, o ambas cosas) a otras partes del cuerpo, forzándolo a desplazarse de un lado de la mano al otro. En quince minutos fue capaz de crear una diferencia de temperatura de unos once grados entre el dedo meñique y el pulgar.[16] Sus manos no se movieron en ningún momento.

El oxígeno, el dióxido de carbono, los niveles de pH y las hormonas del estrés no tenían ninguna importancia en las capacidades de Rama. Por lo que se sabe, sus gases sanguíneos y su sistema nervioso permanecieron normales durante todos los experimentos. Había otra extraña fuerza en juego, alguna otra energía sutil que Rama había aprovechado. El doctor Green y el equipo de la Menninger sabían que estaba ahí; midieron sus efectos en el cuerpo y el cerebro de Rama. Simplemente no tenían forma de calcularla con ninguna de sus máquinas.

A principios de los años setenta, Swami Rama se había convertido en una auténtica superestrella de la respiración. Sus tupidas cejas y sus ojos penetrantes aparecieron en *Time, Playboy, Esquire* y, más adelante, en programas de televisión como *Donahue*.[17] Nadie en el mundo occidental había visto nada como lo que él hacía. Pero resultó que Rama no era tan especial.

Una cardióloga francesa llamada Thérèse Brosse había documentado a un yogui haciendo lo mismo que Rama cuarenta años antes:[18] detener y reanudar el funcionamiento del corazón a voluntad. Un investigador llamado M. A. Wenger, de la Universidad de California en Los Ángeles, repitió los test y descubrió a yoguis que podían controlar no solo el latido y la intensidad del pulso de sus corazones, sino también el flujo de sudor de su frente y la temperatura de las yemas de los dedos. Las capacidades «sobrehumanas» de Swami Rama no eran en absoluto sobrehumanas. Habían sido una práctica habitual de cientos de generaciones de yoguis indios.

Rama desveló algunos de sus secretos de control del prana en lecciones en grupo y vídeos. Recomendaba a los alumnos que empezaran armonizando la respiración y que suprimieran la pausa entre inhalación y exhalación de modo que cada respiración fuera una línea conectada sin final. Una vez que se sintieran cómodos con esta práctica, les indicaba que alargaran las respiraciones.

Una vez al día, debían tumbarse, tomar una inhalación corta y luego exhalar contando hasta seis. A medida que progresaran, podían inhalar contando hasta cuatro y exhalar hasta ocho, con el objetivo de alcanzar una exhalación de medio minuto tras seis meses de práctica.[19] Al llegar a los treinta segundos, Rama prometía a sus alumnos que no tendrían toxinas y que estarían libres de enfermedades. En un vídeo didáctico, acariciándose suavemente el brazo, decía: «Vuestro cuerpo parecerá un cuerpo liso, como de seda, ¿veis?».

Llenar el cuerpo de prana es fácil: solo hay que respirar. Pero controlar esta energía y dirigirla requería tiempo. Obviamente, Rama había aprendido algo mucho más poderoso en el Himalaya,[20] pero por lo que yo vi en sus libros y decenas de vídeos didácticos, nunca lo explicó con detalle.

. . .

La mejor explicación posible que pude encontrar sobre qué podía ser la «sustancia vital» del prana y cómo podía funcionar no vino de un yogui, sino de un científico húngaro que de niño casi suspendía en el colegio, que se disparó en el brazo para no tener que servir como soldado en la Primera Guerra Mundial y que años después obtuvo el Premio Nobel por su revolucionario trabajo sobre la vitamina C.

Su nombre era Albert Szent-Györgyi,[21] y en los años cuarenta se había trasladado a los Estados Unidos, donde acabaría dirigiendo la Fundación Nacional para la Investigación sobre el Cáncer, institución en la que pasó años investigando el papel de la respiración celular. Fue allí, trabajando en su laboratorio en Woods Hole, en Massachusetts, donde propuso una explicación para la energía sutil que mueve toda la vida y el resto de las cosas en el universo.

«Todos los organismos vivos no son más que hojas del mismo árbol de la vida —escribió—.[22] Las distintas funciones de plantas y animales y sus órganos especializados son manifestaciones de la misma materia viva.»

Szent-Györgyi quería entender el proceso de la respiración, pero no en un sentido físico o mental, ni siquiera en el nivel molecular. Quería saber cómo el aire que inspiramos interactúa con nuestros tejidos, órganos y músculos en el nivel subatómico. Quería saber cómo la vida obtiene energía del aire.

Todo lo que nos rodea está compuesto por moléculas, que están compuestas por átomos, que están compuestos por piececitas subatómicas llamadas *protones* (con carga positiva), *neutrones* (sin carga) y *electrones* (con carga negativa). Toda la materia es, en su nivel más básico, energía. «No podemos separar la vida de la materia viviente —escribió Szent-Györgyi—. Inevitablemente, estudiando la materia viviente y sus reacciones, estudiamos la vida misma.»

Lo que distingue los objetos inanimados —como las rocas— de pájaros, abejas y hojas es el nivel de energía, o la «excitabilidad» de los electrones que hay dentro de los átomos que forman las moléculas de la materia. Cuanto más fácilmente y más a menudo los electrones pueden ser transferidos entre moléculas, más «desaturada» se vuelve la materia, más *viva* está.[23]

Szent-Györgyi estudió las formas de vida más primitivas de la Tierra y dedujo que estaban todas hechas de «aceptadores débiles de electrones», lo cual significaba que no podían tomar o liberar electrones con facilidad. Sostuvo que esa materia tenía menos energía, por tanto, menos opciones de evolucionar. Esa materia primitiva simplemente estuvo por ahí, perdiendo el tiempo sin hacer mucho, durante millones y millones de años.[24]

Finalmente, el oxígeno, el producto residual generado por aquella materia primitiva, se acumuló en la atmósfera. El oxígeno era un potente aceptador de electrones. Cuando la nueva materia evolucionó para consumir oxígeno, atraía e intercambiaba muchos más electrones que la antigua vida anaeróbica. Con este excedente de energía, la vida primitiva evolucionó de forma relativamente rápida para convertirse en plantas, insectos y todo el resto. «El estado de vida es un estado electrónicamente muy desaturado —escribió Györgyi—.[25] La naturaleza es simple pero sutil.»[26]

Esta premisa puede aplicarse a la vida del planeta hoy en día. Cuanto más oxígeno puede consumir la vida, más excitabilidad de electrones obtiene, más animada se vuelve. Cuando la materia viviente está activa y es capaz de absorber y transferir electrones de forma controlada, se mantiene sana. Cuando las células pierden la capacidad de descargar y absorber electrones, empiezan a averiarse.[27] «Soltar electrones irreversiblemente significa matar», escribió Szent-Györgyi. Esta avería de la excitabilidad de los electrones es lo que provoca que el metal se oxide y que las hojas se vuelvan marrones y mueran.

Los humanos también nos «oxidamos». A medida que las células de nuestro cuerpo pierden la capacidad de atraer oxígeno, escribió Szent-Györgyi, los electrones que contienen se ralentizan y dejan de intercambiarse libremente de unas células a otras, lo cual da como resultado un crecimiento no regulado y anormal. Los tejidos empiezan a «oxidarse» en buena medida igual que otros materiales. Pero a este proceso no lo llamamos *oxidación de los tejidos*. Lo llamamos *cáncer*. Y esto explica por qué los cánceres se desarrollan y progresan en ambientes bajos en oxígeno.[28]

La mejor manera de mantener sanos los tejidos del cuerpo es imitar las reacciones que evolucionaron en las formas primitivas de vida aeróbica en la Tierra, concretamente inundar nuestros cuerpos con una presencia constante de aquel «potente aceptador de electrones»: el oxígeno. Respirar lento, menos y por la nariz equilibra los niveles de los gases respiratorios del cuerpo y manda la máxima cantidad de oxígeno a la mayor cantidad de tejidos para que nuestras células tengan la mayor cantidad de reactividad electrónica.

«En todas las culturas y en todas las tradiciones médicas previas a la nuestra, la sanación iba acompañada de energía en movimiento», dijo Szent-Györgyi.[29] La energía móvil de los electrones permite a las cosas vivas mantenerse vivas y con salud durante el mayor tiempo posible. Los nombres pueden haber cambiado —*prana, orenda, ch'i, ruah*—, pero el principio siempre ha sido el mismo. Y parece que Szent-Györgyi hizo caso de la recomendación. Murió en 1986 a los noventa y tres años.

. . .

Toc-toc, se abre la puerta, intercambiamos unos *bom dias* y me siento en el vestíbulo de la recepción del centro de DeRose. Hay suelos de madera y sofás acolchados, paredes blancas y mapamundis enmarcados. En el centro de la sala, un cartel dice «Párate y respira».

Una cuadrilla de profesores y alumnos de DeRose están pasando el rato y riendo en el centro del vestíbulo mientras toman sorbos de té chai con tazas de cerámica. Uno de ellos es Heduan Pinheiro. El joven lleva una camisa sin arrugas y unos pantalones blancos, y parece una estrella adolescente de sitcom de los ochenta. Pinheiro se ha ofrecido amablemente a dedicar un rato de su ajetreada agenda dirigiendo dos centros del método DeRose al norte de aquí para hacerme de guía y traductor. Cruzamos la recepción y subimos por una escalera oscura para ir al encuentro del hombre al que él llama *el Maestro.*

El pequeño despacho está decorado con medallas y espadas de plata, cada una de ellas blasonada con los tipos de pirámides y globos oculares que se ven en el dorso de los billetes de dólar y en edificios viejos. «¡Estas cosas me las dan, no sé por qué!», dice DeRose estrechándome vigorosamente la mano. Es un hombre corpulento, con una barba blanca cuidadosamente recortada y unos ojos anchos y castaños. Las estanterías que tiene detrás están llenas de ejemplares de los libros que ha vendido a millones sobre el pranayama, el karma y otros secretos del yoga antiguo.[30] Yo he leído unos cuantos y no he encontrado sorpresas, ningún método de respiración secreto que no conociera ya o que no hubiera probado en los años anteriores.

Esto tampoco fue una sorpresa. La historia del yoga y de las técnicas respiratorias más antiguas es algo establecido desde hace mucho tiempo. Pero ahora, una vez que estoy aquí por fin, estoy deseoso de intercambiar impresiones con DeRose. Estoy deseoso de oír qué sabe sobre el prana y el arte y la ciencia olvidados de la respiración que yo no sepa.

«¿Empezamos?», dice DeRose.

. . .

Si viajásemos atrás en el tiempo unos cinco mil años a los confines de lo que ahora es Afganistán, Pakistán y el noroeste de India, veríamos arena, montañas rocosas, árboles polvorientos, tierra rojiza y llanuras amplias, el mismo paisaje que ahora cubre gran parte de Oriente Medio.[31] Pero también encontraríamos otra cosa más: cinco millones de personas viviendo en ciudades con casas de adobe adosadas, calles construidas meticulosamente siguiendo patrones geométricos y niños jugando con juguetes de cobre, bronce y hojalata. Entre los callejones sin salida, veríamos piscinas para el baño público con agua corriente y retretes conectados a complejos sistemas de saneamiento. En el mercado, veríamos a comerciantes contando productos con pesos y medidas estandarizados, a escultores tallando elaboradas figuras en piedra y a ceramistas elaborando cazuelas y tabletas.

Aquella era la civilización del valle del Indo, llamada así por el río que baña el valle. Dicha civilización fue la cultura humana antigua más extensa geográficamente —más de setecientos setenta mil kilómetros cuadrados—[32]y una de las más avanzadas. Por lo que se sabe, esta cultura no tenía iglesias ni templos ni espacios sagrados. La gente que vivía allí no producía esculturas religiosas ni iconografía. No había palacios, castillos ni imponentes edificios gubernamentales. Puede que no se creyera en ningún dios.

Pero la gente creía en el poder transformador de la respiración. Un sello de esta civilización hallado en los años veinte del siglo XX representa a un hombre en una postura inconfundible.[33] Está sentado con la espalda recta, con los brazos extendidos y las manos encima de las rodillas. Tiene las piernas cruzadas y las plantas de los pies juntas, con los dedos apuntando hacia abajo. El vientre está lleno de aire, ya que está inhalando a conciencia. Varias figuras halladas comparten también esta misma postura. Estos objetos son las primeras posturas «yóguicas» documentadas en la historia de la humanidad, lo cual tiene sentido: el valle del Indo es el lugar donde nació el yoga.[34]

Las cosas parecían ir muy bien en la región, pero en torno al año 2000 antes de Cristo el área fue víctima de una sequía que hizo dispersar a gran parte de la población. Luego se establecieron en ella individuos arios procedentes del noroeste. No eran los soldados rubios y de ojos azules de la tradición nazi,[35] sino unos bárbaros de pelo oscuro que venían de Irán. Los arios conquistaron la cultura del valle del Indo y la codificaron, la condensaron y la reescribieron en sánscrito, su lengua.[36] Es mediante estas traducciones en sánscrito que nos han llegado los Vedas, los textos religiosos y místicos que contienen la documentación más antigua que se conoce con la palabra *yoga*. En dos textos basados en las enseñanzas védicas, los upanishad Brihadaranyaka y Chandogya, están las primeras lecciones sobre respiración y sobre el control del prana.[37]

Durante los siguientes milenios, los antiguos métodos de respiración se extendieron por India, China y más allá.[38] Cerca del 500 antes de Cristo, las técnicas fueron filtradas y sintetizadas en los yoga-sutra de Patanyali.[39] Respirar lentamente, aguantar la respiración, respirar profundamente inflando el diafragma y alargar las respiraciones aparecía todo ello en este texto antiguo.[40] Una interpretación laxa de un pasaje del yoga-sutra 2.51 dice:

> Cuando llega una ola, te anega y sube por la arena. Entonces da la vuelta, retrocede pasándote por encima y vuelve al océano [...]. Es lo mismo que ocurre al respirar: se exhala, se cambia de sentido, se inhala, se cambia de sentido; y luego el proceso empieza de nuevo.

En los yoga-sutras no se menciona en ningún caso el movimiento entre posturas, ni siquiera su repetición. La palabra en sánscrito *asana* significaba originariamente «postura» y «asiento». Se refería tanto al acto de sentarse como al material sobre el que uno se sienta. Lo que no significaba específicamente era levantarse y moverse. El yoga primitivo era la ciencia de permanecer quieto y generar prana respirando.

DeRose se hizo una idea de este yoga antiguo en los años setenta, cuando viajaba por la India intentando reconstruir las prácticas primitivas del valle del Indo. Allí asistió a una clase a los pies del Himalaya, en Rishikesh (India). La escuela era muy básica, con un suelo de tierra, y estaba llena de habitantes del pueblo que buscaban un lugar caliente en los días de frío.

Las clases eran informales y la relación entre alumnos y profesores era respetuosa pero cercana. Los profesores bromeaban con los alumnos durante los ejercicios y los alumnos les devolvían las bromas. «¡Esforzaos más! —gritaban los instructores con una voz gruñona y directa—.[41] ¡Podéis hacerlo mejor!» No había ni «gimnasia, ni antigimnasia, ni bioenergía, ni ocultismo, ni espiritismo, ni zen, ni danza, ni expresión corporal, ni macrobiótica, ni shiatsu», recordaría más tarde DeRose. Las posturas se hacían una sola vez y se mantenían durante un periodo insoportablemente largo. Aquellas largas posturas posibilitaban que los alumnos se centraran por completo en la respiración. La sesión de clase fue difícil, y al terminar DeRose estaba sudado y dolorido.

«Nada que ver con el yoga de hoy en día», dice desde el otro lado de la mesa. Me cuenta que no fue hasta el siglo XX que las posturas del yoga se combinaron y empezaron a repetirse para crear un tipo de danza aeróbica llamado *yoga vinyasa*.[42] Es esta forma de yoga y otras técnicas híbridas lo que ahora se enseña en gimnasios y en centros. El yoga antiguo y su énfasis en el prana, el sentarse y la respiración, se ha convertido en una forma de ejercicio aeróbico.

Con esto no se quiere decir que el yoga moderno sea malo. Simplemente es una práctica distinta de la que se originó hace cinco mil años. Unos dos mil millones de personas practican ahora esta forma moderna porque las hace sentir bien, verse mejor y tener una mayor flexibilidad de la misma manera que los estiramientos y el ejercicio.[43] Cientos de estudios han confirmado los beneficios curativos del vinyasa y los asanas, ejecutándolo de pie o como sea.

Pero ¿qué hemos perdido?[44]

DeRose se pasó veinte años viajando de Brasil a India, aprendiendo sánscrito y desenterrando textos antiguos del yoga «pulgada a pulgada, a través de siglos de escombros», según escribió. Encontró pruebas de las prácticas originales del *yôga* (pronunciado con una *o* larga), que proviene del antiguo linaje Niríshwarasámkhya, una práctica y filosofía tan distinta de la versión moderna que DeRose cree que merece ser llamada por su antiguo nombre.

Las prácticas del *yôga* no fueron diseñadas para curar problemas, me cuenta el maestro. Se crearon para que las personas sanas ascendieran al siguiente nivel de potencial: para conferirles el poder consciente para calentarse a voluntad, expandir la conciencia, controlar el corazón y el sistema nervioso y vivir una vida más larga y vibrante.

Hacia el final de nuestro encuentro, de varias horas, le cuento a DeRose mi experiencia en aquella casa victoriana hace diez años, cómo había practicado la antigua técnica de pranayama llamada *Sudarshan Kriya* y cómo quedé asombrado rápidamente. Le cuento cómo una versión más leve de aquella reacción sigue ocurriéndome —como les ocurre a millones de personas— cuando practico la respiración tradicional yóguica.

Versiones del kriya ha habido desde el 400 antes de Cristo, y según algunos relatos lo practicaron desde Krishna a Jesucristo, pasando por San Juan y Patanyali.[45] El kriya que yo había experimentado fue desarrollado en los años ochenta por un hombre llamado Sri Sri Ravi Shankar y ahora lo practican decenas de millones de personas en todo el mundo[46] a través de la fundación The Art of Living.[47] Hace más o menos lo que hace el tummo, dice DeRose; ambos fueron diseñados a partir de las mismas prácticas ancestrales.*

El Sudarshan Kriya tampoco era un pasatiempo. Exigía tiempo, dedicación y fuerza de voluntad. La técnica central, llamada *Respiración Purificadora*, requiere más de cuarenta minutos de respiración intensa, desde jadear a una frecuencia de más de cien respiraciones por minuto hasta varios minutos de respiración lenta, y luego un rato en el que apenas se respira. Uno se limpia y vuelta a empezar.

Le cuento a DeRose acerca del sudor extremo, la completa pérdida de la noción del tiempo y la ligereza que sentí en los días posteriores. Cómo había pasado la última década buscando una explicación, llevando a cabo varios experimentos de laboratorio, analizando gases sanguíneos y escaneando mi cerebro.

Él está sentado tranquilamente con las manos juntas. Dice que ha oído esto muchas veces. Me explica que no he encontrado nada en las mediciones de los aparatos científicos porque he estado buscando en el lugar equivocado.

Es energía; es prana. Lo que me había ocurrido era algo sencillo y común. Había acumulado demasiado prana respirando muy intensamente durante mucho rato, pero aún no me había adaptado a ello. Esto explicaba el sudor y el cambio en la conciencia. *Sudarshan* es un término formado por dos palabras: *su,* que significa «bueno», y *darshan,* que significa «visión». En mi caso, había tenido una muy buena visión.

* Aunque el sudarshan y otros *kriyas* tal vez no fueran creados originariamente para ayudar a enfermos a recuperarse, también sirven para ello. Más de setenta estudios independientes llevados a cabo en las facultades de Medicina de las universidades de Harvard, Columbia y otras instituciones llegaron a la conclusión de que el Sudarshan Kriya era un tratamiento muy efectivo para un amplio abanico de dolencias, desde el estrés crónico al dolor articular o las enfermedades autoinmunes.

Los yoguis antiguos dedicaron miles de años a perfeccionar las técnicas de pranayama, concretamente para controlar esa energía y distribuirla por todo el cuerpo para provocarse «buenas visiones» más o menos atenuadas. Para dominar el proceso, cabría dedicarle varios meses o años. Los respiradores modernos como yo podemos intentar infiltrarnos en este proceso y acelerarlo. Pero vamos a fracasar. Alucinaciones, aullidos, manchas en la ropa: nada de eso está previsto que ocurra. Es una señal de que nos hemos excedido.

La clave del Sudarshan Kriya, del tummo o de cualquier otra práctica[48] enraizada en el yoga antiguo es aprender a ser paciente, a mantener la flexibilidad y a absorber lentamente lo que la respiración nos ofrece. Mi experiencia inicial con el Sudarshan Kriya pudo ser un poco discordante, me dice DeRose, pero también me convenció del auténtico poder de la respiración.

A fin de cuentas, eso es lo que me trajo aquí.

Tras algunas rondas más de preguntas y respuestas con DeRose, ha llegado la hora de irme. Él tiene que hacer las maletas y regresar a Nueva York, donde sus compañeros regentan dos bulliciosos centros del método DeRose en Tribeca y en el Greenwich Village. Yo tengo que tomar un vuelo de diecisiete horas de regreso a casa.

Intercambiamos unos cuantos *obrigados,* un apretón de manos, y sigo a Pinheiro, mi traductor, pasando por delante de las relucientes espadas y los lazos rojos; luego nos adentramos en las oscuras sombras del pasillo. Pero, antes de irme, Pinheiro se ha ofrecido para enseñarme algunas de las técnicas de respiración del yoga antiguo por las que es conocido DeRose.

Subimos al tercer piso, nos descalzamos y entramos en el aula. La habitación no es distinta a cualquier otra clase de yoga que haya visto. Hay una colchoneta azul en el suelo, espejos que ocupan toda la pared, estanterías y carteles en sánscrito. Pinheiro se sienta con las piernas cruzadas de tal forma que su cuerpo queda centrado entre las ventanas y proyecta una sombra de Buda por la sala. Yo me siento enfrente de él. Al cabo de un minuto, empezamos a respirar.

Comenzamos con el jiya pranayama, que conlleva enroscar la lengua hasta la parte posterior de la boca y aguantar la respiración. Hacemos unos cuantos bhandas, un método para redirigir y retener el prana dentro del cuerpo mediante la contracción de los músculos de la garganta, los abdominales y otras áreas. Luego me tumbo delante de él de modo que estoy mirando arriba, a las baldosas blancas acústicas del techo. El ejercicio final que haré, me dice, tiene como objetivo generar prana en el cuerpo y focalizar la mente.

«Concéntrate en un solo movimiento fluido desde la inhalación a la exhalación», dice Pinheiro. Estas son las mismas instrucciones que me dieron en aquella sesión de Sudarshan Kriya hace muchos años, las mismas que aprendí de Anders Olsson tiempo después y de Chuch McGee, instructor del método de Wim Hof. Ahora conozco el proceso; ahora sé cómo funciona.

Relajo la garganta y hago una inhalación muy profunda levantando el diafragma y luego exhalo completamente. Inhalo de nuevo, y repito la acción.

«Inhala por completo y exhala por completo —dice Pinheiro—. ¡Sigue así! ¡Sigue respirando!»

. . .

Y ahí está, una vez más. Y aquí estoy, una vez más. El zumbido en los oídos. El latido de bombo de *heavy metal* en el pecho. El flujo de calor estático que me llega a los hombros y la cara. Llega la ola, te anega y sube; entonces da la vuelta y retrocede para volver al océano.

He sentido esto antes muchas veces. Es lo mismo que debieron de experimentar las personas del valle del Indo hace cinco mil años y los chinos dos mil años después. Alexandra David-Néel se calentó con esto en una cueva del Himalaya y Swami Rama lo concentraba en sus manos y en su corazón. Buteyko lo redescubrió gracias a una ventana en la sección de asmáticos de un hospital en Moscú y Carl Stough se lo enseñó a veteranos moribundos de un centro médico de Nueva Jersey.

A medida que respiro más deprisa, que alcanzo una mayor profundidad, me vienen de golpe los nombres de todas las técnicas que he explorado durante los últimos diez años.

> *Pranayama. Buteyko. Respiración coherente. Hipoventilación. Coordinación Respiratoria. Respiración Holotrópica. Adhama. Madhyama. Uttama. Kêvala. Respiración embrionaria. Respiración armonizadora. Respiración del Gran Maestro Nada. Tummo. Sudarshan Kriya.*

Puede que los nombres hayan cambiado con los años, puede que las técnicas hayan sido readaptadas y reformuladas en culturas distintas, en periodos distintos y por motivos distintos, pero nunca se perdieron. Estuvieron dentro de nosotros todo el tiempo, esperando a que las aprovecháramos.

Nos dan las herramientas para ampliar los pulmones y enderezar el cuerpo, para estimular la circulación, equilibrar la mente y el estado de ánimo y para activar los electrones de nuestras moléculas. Para dormir mejor, correr más deprisa, bucear a mayor profundidad, vivir más tiempo y seguir evolucionando.

Nos ofrecen un misterio y una magia de la vida que se desvela un poco más con cada nueva bocanada de aire que tomamos.

Epílogo

UN ÚLTIMO SUSPIRO

Nada había cambiado en aquel sitio. La raída alfombra persa. La ventana desconchada que repiquetea con la brisa. El estruendo de camiones subiendo por Page Street y la farola amarillenta que ilumina pedacitos de pelusas cayendo. Algunas caras son las mismas también: está el tipo con ojos de prisionero, el otro con flequillo a lo Jerry Lewis y la mujer rubia con un acento ilocalizable del este de Europa. Yo me pongo en mi sitio habitual, en un rincón junto a la ventana.

Han pasado diez años desde que llegué a este lugar y me di cuenta de las posibilidades de la respiración. Una década de viajes, investigaciones y autoexperimentación. En este tiempo he aprendido que los beneficios de la respiración son ingentes, a veces insondables. Pero que también son limitados.

Esto me quedó desagradablemente claro hace unos meses. Estaba en Portland, en Oregón, y acababa de terminar una charla sobre el contenido de este libro. Bajé del estrado y salí al pasillo para hablar con un amigo. Entonces se me acercó una mujer. Tenía los ojos muy abiertos y los dedos le temblaban. Me contó que su madre había sufrido recientemente una embolia pulmonar y que necesitaba desesperadamente una técnica de respiración que le eliminara los coágulos de sangre que tenía en los pulmones.

Unas semanas después, una mujer que estaba sentada a mi lado en un vuelo vio unas fotos de cráneos en mi portátil. Me preguntó en qué estaba trabajando. Tras contárselo, me explicó que su pareja sufría un grave trastorno alimentario, osteoporosis y cáncer.

Ningún tratamiento había funcionado. Me preguntó si, por favor, podía recetarle una práctica respiratoria para restituirle la salud.

Lo que les conté a esas dos personas —y lo que me gustaría aclarar ahora— es que la respiración, como cualquier otro medicamento o terapia, no puede resolverlo todo. Respirar rápido, lento o todo lo contrario no puede eliminar una embolia. Respirar por la nariz con una larga exhalación no puede revertir la aparición de enfermedades neuromusculares genéticas. Ningún tipo de respiración puede curar un cáncer en fase IV. Estos problemas graves requieren un tratamiento médico urgente.

Yo no estaría vivo sin antibióticos, vacunas y una ida urgente al médico para eliminar una infección de los ganglios linfáticos. Las tecnologías médicas desarrolladas en el último siglo han salvado muchísimas vidas. Han incrementado considerablemente la calidad de vida en el mundo.

Pero la medicina moderna, no obstante, tiene sus limitaciones. «Tengo delante a muertos vivientes», dijo el doctor Michael Gelb, que llevaba treinta años trabajando de cirujano dentista y especialista en el sueño. Sus palabras recordaban a lo que me había dicho el doctor Don Storey, mi suegro, que había trabajado de neumólogo durante cuarenta años. Decenas de médicos de Harvard, Stanford y otras instituciones me dijeron lo mismo. La medicina moderna es tremendamente eficiente cortando y cosiendo partes del cuerpo en casos de emergencia, pero tristemente deficiente al tratar enfermedades sistémicas crónicas más leves: el asma, las cefaleas, el estrés y los problemas autoinmunes con que lidia la mayor parte de la población actual.

Estos doctores me explicaron, con palabras muy variadas y de muchas maneras, que un hombre de mediana edad que sufriera estrés en el trabajo, síndrome del intestino irritable, depresión y un hormigueo ocasional en los dedos no iba a recibir la misma atención que un paciente con insuficiencia renal. Le recetarían un medicamento para la presión arterial y un antidepresivo y lo mandarían a casa. El papel del médico moderno era apagar incendios, no eliminar el humo.

Nadie estaba satisfecho con esta situación: los médicos se sentían frustrados porque no tenían ni el tiempo ni los recursos suficientes para prevenir y tratar problemas crónicos más leves, mientras que los pacientes percibían que sus casos no eran suficientemente graves como para recibir la atención que ellos buscaban.

Este es uno de los motivos por los que creo que tanta gente, y tantos investigadores médicos, se ha acercado a la respiración. Como todas las medicinas orientales, las técnicas de respiración son de lo más apropiadas para emplearse como mantenimiento preventivo, como una manera de conservar el equilibrio en el cuerpo para que los problemas más leves no deriven en casos más graves. Si perdemos este equilibrio de vez en cuando, a menudo la respiración puede devolvérnoslo.

«Más de sesenta años investigando sistemas vivientes me han convencido de que nuestro cuerpo es mucho más perfecto de lo que hace pensar la infinita lista de enfermedades —escribió el nobel Albert Szent-Györgyi—.[1] Sus deficiencias no se deben tanto a sus imperfecciones congénitas como a que nosotros lo maltratamos.»

Szent-Györgyi se refería a las enfermedades creadas por nosotros o, como las ha denominado el antropólogo Robert Corruccini, «las enfermedades de la civilización». Nueve de las diez enfermedades que generan más muertes,[2] como la diabetes, las cardiopatías y los derrames cerebrales, están causadas por los alimentos que comemos, el agua que bebemos, las casas en las que vivimos y las oficinas en las que trabajamos. Son enfermedades creadas por la humanidad.

Aunque algunos de nosotros podamos tener una mayor predisposición genética a tener una enfermedad u otra, esto no significa que estemos predestinados a desarrollarla. Los genes pueden desactivarse,[3] del mismo modo que pueden activarse. Lo que los activa son los estímulos del entorno. Mejorar la dieta, hacer ejercicio y eliminar toxinas y elementos estresantes tanto en casa como en el trabajo tiene un efecto profundo y duradero en la prevención y el tratamiento de la mayoría de las enfermedades crónicas modernas.

La respiración es un estímulo clave. Por lo que he aprendido en la última década, los trece quilos y medio de aire[4] que pasan por nuestros pulmones todos los días y los casi ochocientos gramos de oxígeno que consumen nuestras células son tan importantes como lo que comemos o como la cantidad de ejercicio que hacemos. La respiración es uno de los pilares que le faltan a la salud.

«Si para tener una vida más sana tuviera que restringir mis consejos a uno solo, diría simplemente aprender a respirar mejor», escribió el famoso médico Andrew Weil.[5]

A pesar de que los investigadores aún tienen mucho que aprender sobre este campo en expansión constante, ahora mismo hay un enorme consenso sobre lo que significa *respirar mejor.*

En resumen, esto es lo que hemos aprendido.

CERRAD LA BOCA

Dos meses después del experimento de Stanford, el doctor Jayakar Nayak nos mandó por correo electrónico a Anders Olsson y a mí los resultados de los veinte días que duró el estudio. La principal lección ya la sabíamos: respirar por la boca es algo terrible.

Después de tan solo doscientas cuarenta horas respirando únicamente por la boca, las catecolaminas y las hormonas relacionadas con el estrés alcanzaron su punto máximo, lo cual indica que nuestros cuerpos estaban bajo un constreñimiento físico y mental. Asimismo, el bacilo difteroide *Corynebacterium* había infestado mi nariz. Si hubiese seguido respirando solo por la boca unos días más, podría haberse convertido en una infección sinusal en toda regla. Al mismo tiempo, mi presión arterial estaba por las nubes y la variabilidad de mi frecuencia cardíaca se había desplomado. Los datos de Olsson coincidían con los míos.

Por la noche, el flujo constante de aire no presurizado y no filtrado entrando y saliendo de la boca colapsaba el tejido blando de nuestras gargantas hasta el punto de que ambos comenzábamos a experimentar asfixia nocturna persistente. Roncábamos. Unos días más tarde, empezamos a atragantarnos solos al sufrir episodios de apnea del sueño. De haber continuado respirando por la boca, es bastante probable que ambos hubiéramos desarrollado un roncar crónico y apnea obstructiva del sueño, además de hipertensión y los problemas metabólicos y cognitivos asociados a dicha afección.

No todos nuestros indicadores cambiaron. Los niveles de azúcar en sangre no se vieron alterados. Los recuentos celulares en sangre y el calcio ionizado permanecieron estables, al igual que la mayoría de los marcadores sanguíneos.

Hubo algunas sorpresas. Mis niveles de lactato, un indicador de la respiración anaeróbica, de hecho, disminuyeron respirando por la boca, lo cual indicaba que estaba consumiendo más energía aeróbica, obtenida con el oxígeno. Esto es lo contrario de lo que habrían predicho la mayoría de los expertos en *fitness*. (El lactato de Olsson aumentó ligeramente.) Perdí unos novecientos gramos, debido en gran parte probablemente a la pérdida de agua al exhalar. Pero hacedme caso: no os recomiendo una dieta posvacacional de respiración bucal.

Fatiga, irritación, mal humor y ansiedad constantes. Un aliento horrendo y pausas constantes para ir al baño. Aturdimiento, mirada perdida y dolores de estómago. Fue horrible.

El cuerpo humano evolucionó para ser capaz de respirar por dos vías distintas por una razón: aumenta nuestras opciones de supervivencia. Si la nariz queda obstruida, la boca actúa como un sistema de ventilación de repuesto. Los breves jadeos de Stephen Curry antes de hacer un mate, un niño enfermo que resopla cuando tiene fiebre o el aire que tomáis cuando estáis riendo con amigos: esta respiración bucal temporal no tiene efectos en la salud a largo plazo.

Otra cosa es la respiración bucal crónica. El cuerpo no está diseñado para procesar aire directo del ambiente durante horas, de día y de noche. Esto no es algo normal.

El día en que Olsson y yo nos quitamos los tapones y la cinta, nos bajó la presión arterial, subieron los niveles de dióxido de carbono y se normalizó la frecuencia cardíaca. El roncar se redujo por nueve con respecto a la fase de respiración bucal, de varias horas cada noche a unos pocos minutos. En dos días, ninguno de los dos roncaba. La infección bacteriana de mi nariz se resolvió rápidamente sin tratamiento.[6] Olsson y yo nos habíamos curado respirando por la nariz.

Ann Kearney, la especialista en patologías del lenguaje del Centro para la Deglución y la Voz de Stanford, quedó tan impresionada con nuestros datos y con su propia transformación al superar la congestión y la respiración bucal que, en el momento de escribir este libro, estaba elaborando un estudio con quinientos sujetos para averiguar los efectos de ponerse cinta para dormir en el roncar y la apnea del sueño.

Los beneficios de la respiración nasal no se limitaron al dormitorio. Incrementé mi rendimiento encima de la bici estática cerca de un 10 %. (Olsson tuvo un aumento más moderado, de cerca de un 5 %.) Estos resultados son mediocres en comparación con las mejoras que afirmaba conseguir el entrenador John Douillard, pero me costaría imaginar que un atleta no quisiera alcanzar una ventaja de un 10 % —o siquiera de un 1 %— respecto a un adversario.

Desde un punto de vista más personal, aquellas primeras respiraciones por la nariz tras diez días taponado fueron tan deslumbrantes y emocionantes que se me empañaron un poco los ojos. Me acordé de mis entrevistas con todas aquellas personas que padecían el síndrome de la nariz vacía, a quienes les habían dicho que estaban locos, que debían dejar de quejarse y respirar por la boca. Pensé en los críos a los que les habían contado que las alergias crónicas y la congestión eran parte de la infancia, y en los adultos que se habían convencido de que atragantarse cada noche era una parte natural del envejecimiento.

Había experimentado el mismo dolor que ellos, pero tenía la

gran suerte de no padecer sus dolencias. Es algo que nunca olvidaré y que no voy a repetir jamás.

EXHALAD

Carl Stough pasó medio siglo recordando a sus alumnos cómo sacar todo el aire del cuerpo para poder ingerir más. Enseñó a sus clientes a prolongar la exhalación y, en el proceso, a hacer lo que durante mucho tiempo se había considerado biológicamente imposible. Los pacientes con enfisema aseguraban estar recuperados casi por completo de sus afecciones incurables, los cantantes de ópera desarrollaban una voz con mayor resonancia y tono, los asmáticos dejaban de sufrir ataques y los velocistas olímpicos llegaban a ganar medallas de oro.

Por muy básico que suene, rara vez se practican las exhalaciones completas. La mayoría de nosotros solamente usamos una pequeña parte de nuestra capacidad pulmonar total con cada respiración, lo cual requiere hacer más y obtener menos. Uno de los primeros pasos para una respiración saludable es extender las respiraciones, mover el diafragma arriba y abajo un poco más y sacar todo el aire antes de tomar otra bocanada.

«La diferencia entre respirar con un patrón coordinado y con un patrón alterado es la misma diferencia que hay entre operar con la máxima eficiencia y solo ir tirando —escribió Stough en los años sesenta—.[7] Un motor no tiene por qué estar en un estado óptimo para funcionar, pero si lo está da un mejor rendimiento.»

MASTICAD

Los millones de esqueletos antiguos de las catacumbas de París y los cientos de cráneos de la época preindustrial de la Colección Morton tenían tres cosas en común: unas cavidades sinusales enormes, unas mandíbulas fuertes y los dientes rectos. Casi todos los humanos nacidos antes de los últimos trescientos años compartían estas características porque masticaban mucho.

Los huesos faciales de los humanos no dejan de crecer a los veinte años, a diferencia de otros huesos del cuerpo. Pueden aumentar de volumen y cambiar de forma hasta los setenta años, y probablemente más allá. Esto significa que podemos influir en el tamaño y en la forma de nuestra boca y mejorar nuestra capacidad de respirar prácticamente a cualquier edad.

Para hacerlo, no sigáis el consejo dietético de comer lo que comían nuestras bisabuelas. La mayoría de lo que comían ya eran alimentos blandos y excesivamente procesados. Vuestra dieta debería estar formada por los alimentos —más duros, más crudos y más sustanciosos— que comían nuestras tata-tata-tata-tatarabuelas.[8] El tipo de alimentos que requerían una hora o dos al día de fuerte masticación. Y, entretanto, los labios juntos, los dientes tocándose ligeramente y la lengua pegada al paladar.

RESPIRAD MÁS, DE VEZ EN CUANDO

Desde que conocí a Chuck McGee en aquel parque de Sierra Nevada, he estado practicando el tummo con decenas de personas más de todo el mundo los lunes por la noche. Es en ese momento cuando McGee dirige una sesión gratuita por internet abierta a todo el mundo que quiera «convertirse en el ojo del huracán».

La hiperventilación no ha gozado de buena reputación en las últimas décadas, y con razón. Darle al cuerpo más aire del que necesita es nocivo para los pulmones hasta el nivel celular. Hoy en día, la mayor parte de nosotros respiramos más de lo que deberíamos sin darnos cuenta.

Sin embargo, forzarse a uno mismo a respirar intensamente por un breve periodo de tiempo puede tener un importante efecto terapéutico. «Solamente mediante una alteración podemos volver a la normalidad», me dijo McGee. Esto es lo que hacen técnicas como el tummo, el Sudarshan Kriya y los vigorosos pranayamas.

Tensan el cuerpo a propósito y así lo sacan del bajón en que está para que pueda funcionar correctamente las veintitrés horas y media restantes del día. Respirar intensamente a conciencia nos enseña a ser los pilotos de nuestro sistema nervioso autónomo y de nuestro cuerpo, no los pasajeros.

AGUANTAD LA RESPIRACIÓN

Varios meses después de experimentar con la terapia con dióxido de carbono, estaba en casa leyendo el periódico del domingo y, ojeando las necrológicas, vi que había fallecido el doctor Donald Klein. Klein era el psiquiatra que había dedicado años a estudiar los vínculos entre la flexibilidad de los quimiorreceptores, el dióxido de carbono y la ansiedad. Tenía noventa años. Fueron las investigaciones de Klein lo que alentó a Justin Feinstein a realizar los experimentos en Tulsa financiados por los NIH.

Escribí a Feinstein comentándole la noticia. Estaba muy afectado. Me dijo que pensaba ir a ver a Klein en las próximas semanas para hablarle de lo que podía ser un «hallazgo revolucionario».

Resulta que las amígdalas, esos nódulos pegajosos que tenemos a ambos lados de la cabeza que ayudan a gobernar la percepción del miedo y las emociones, también controlan aspectos de nuestra respiración. Los pacientes con epilepsia a quienes se les han estimulado esas áreas con electrodos dejan de respirar de inmediato. Los pacientes desconocen esto por completo y no parecen sentir que sus niveles de dióxido de carbono han aumentado hasta mucho después de haber dejado de respirar.

La comunicación entre los quimiorreceptores y las amígdalas funciona en los dos sentidos: estas estructuras intercambian información y ajustan la respiración constantemente, cada segundo de cada minuto del día. Si falla la comunicación, se desata el caos.

Feinstein cree que la gente con ansiedad probablemente tiene problemas de conexión entre estas áreas y puede que esté aguantando la respiración involuntariamente durante el día. Hasta que el cuerpo no se siente abrumado por el dióxido de carbono, no entran en juego los quimiorreceptores, que dan una señal de emergencia al cerebro para que ingiera más aire inmediatamente. Los pacientes tienen el reflejo de empezar a esforzarse por respirar. Y entran en pánico.

Finalmente, su cuerpo se adapta a evitar estos ataques inesperados permaneciendo en un estado de alerta, hiperventilando constantemente para mantener el dióxido de carbono en el nivel más bajo posible.

«Lo que los pacientes con ansiedad podrían estar experimentando es una reacción completamente natural: reaccionan a una emergencia que hay en su cuerpo —dijo Feinstein—. Podría ser que la ansiedad, en su origen, no fuera en absoluto un problema psicológico.»

Este enfoque es muy teórico, alertó Feinstein, y tiene que comprobarse con rigor, que es lo que va a hacer en los próximos años. Pero, de ser cierto, podría dar cuenta de por qué tantos fármacos no funcionan contra el pánico, la ansiedad y otras afecciones basadas en el miedo, y por qué una terapia de respiración lenta y constante sí es efectiva.

LA MANERA COMO RESPIRAMOS IMPORTA

He charlado con Anders Olsson cada pocas semanas desde que nos dejamos un ojo de la cara en el experimento de Stanford. Nuestras conversaciones nunca son aburridas. «¡Tengo más energía y concentración de la que había tenido nunca en mi vida!», me dijo Olsson justo después de celebrar su quincuagésimo aniversario. Olsson es un pulmonauta en el sentido más estricto: autodidacta y movido por la sensación de que nos estamos perdiendo algo que tenemos justo delante, una verdad básica y esencial.

A lo largo de mis viajes y de mis tribulaciones, he aprendido una lección, una ecuación que creo que es la raíz de mucha salud, felicidad y longevidad. Me da un poco de vergüenza confesar que me ha llevado una década averiguarla y me doy cuenta de lo insignificante que puede parecer en esta página. Pero, no lo olvidemos: la naturaleza es simple pero sutil.

Esta es la respiración perfecta: inhalar durante unos 5,5 segundos y exhalar durante unos 5,5 segundos. Esto da 5,5 respiraciones por minuto y un total de unos 5,5 litros de aire.

Podéis practicar esta respiración perfecta durante algunos minutos o durante horas. No se puede tener un exceso de máxima eficiencia en el cuerpo.

Olsson me contó que está trabajando en varios aparatos más para ayudarnos a respirar a esta frecuencia: lento y menos. Está terminando la producción de su BreathIQ, un aparato portátil que mide el monóxido de nitrógeno, el dióxido de carbono, el amoniaco y otras sustancias químicas contenidas en el aire que expulsamos. Además, hay otros artilugios para imitar los efectos de la respiración perfecta: un traje de dióxido de carbono, un sombrero, y...

Mientras tanto, Google acaba de sacar una aplicación que aparece automáticamente al buscar las palabras en inglés *breathing exercise* («ejercicio de respiración»). La aplicación enseña a los usuarios a inspirar y espirar cada 5,5 segundos. Bajando por la calle donde vivo hay una empresa emergente llamada Spire, la cual ha creado un aparato que registra la frecuencia respiratoria y avisa a los usuarios cada vez que su respiración se vuelve demasiado rápida o entrecortada. En el sector del *fitness,* están de moda las mascarillas de resistencia y boquillas con nombres como Expand-a-Lung.

Antes de que nos demos cuenta, el respirar lento, menos y por la nariz con una larga exhalación se habrá vuelto un gran negocio, como cualquier otra cosa. Pero sed conscientes de que la versión sin aparatitos es tan buena como el resto. No requiere pilas, ni wifi, ni cascos, ni móviles. No cuesta nada, requiere poco tiempo y esfuerzo y podéis hacerlo dondequiera que estéis y siempre que lo necesitéis. Es una función que nuestros antepasados remotos practicaron desde que salieron del barro a rastras hace dos mil quinientos millones de años, una tecnología que nuestra propia especie ha estado perfeccionando solamente con los labios, la nariz y los pulmones durante cientos de miles de años.

Yo, normalmente, lo trato como un estiramiento, algo que hago después de estar sentado mucho rato o en tensión para hacerme volver a la normalidad. Cuando necesito un empujoncito extra, vengo aquí, a esta vieja casa de estilo victoriano en Haight-Ashbury, y me siento junto a la ventana que repiquetea con los demás respiradores del grupo de Sudarshan Kriya que conocí hace diez años.

. . .

Ahora la sala está llena, somos veinte personas sentadas en círculo enderezando el cuello y poniéndonos mantas de lana en el regazo. El profesor aprieta el interruptor de la pared, bajan las luces y se proyectan en el suelo sombras de la calle. En la oscuridad, nos da las gracias por haber venido, se aparta el flequillo de la cara, coloca bien el radiocasete y le da al *play*. Tomamos nuestra primera bocanada. Luego, la segunda.

Llega la ola, nos anega y sube; entonces da la vuelta y retrocede para volver al océano.

AGRADECIMIENTOS

El cuerpo humano es una materia compleja. Y la forma que este cuerpo tiene de ingerir, procesar y extraer energía del aire, y cómo este aire afecta a nuestro cerebro, a nuestros huesos, a nuestra sangre, a nuestra vejiga y a todo lo demás..., pues bien, en los últimos años he aprendido que entender todo eso —y escribir sobre ello— es harina de otro costal.

Estoy sumamente en deuda con los pulmonautas médicos que me ofrecieron su tiempo, sabiduría, enseñanzas y constantes correcciones a lo largo de este ajetreado y extraño viaje. Gracias al doctor Jayakar Nayak, del Centro de Cirugía de Cabeza y Cuello del Departamento de Otorrinolaringología de la Universidad de Stanford, por escaparse de una operación de cerebro de diez horas para meterme endoscopios por la nariz y luego contarme las sutilezas de los cilios, los esfenoides y las glándulas sebáceas comiendo una ensalada en el Vino Enoteca. (Y un gran agradecimiento para las auxiliares de laboratorio de Nayak, Nicole Borchard y Sachi Dholakia, por lidiar con la locura de las mucosas.) Gracias a la doctora Marianna Evans por instruirme sobre los caminos de la desevolución y llevarme por Filadelfia en un coche tan hermoso. A los doctores Theodore Belfor y Scott Simonetti, que compartieron conmigo incontables comidas durante incontables meses para describir las incontables maravillas del estrés masticatorio, del monóxido de nitrógeno y de los vinos italianos. Y al doctor Justin Feinstein, del Laureate Institute for Brain Research, que hizo novillos en su trabajo en el laboratorio de los NIH para darme una compleja clase sobre el funcionamiento del cerebro, las amígdalas y la capacidad de generar pánico del dióxido de carbono.

He mendigado y he tomado prestadas ideas (citándolas, claro) de varias docenas de esclarecedores libros, entrevistas y artículos científicos escritos por estos rebeldes de la respiración: el doctor Michael Gelb; el doctor Mark Burhenne; el doctor Steven Lin; el doctor Kevin Boyd; el doctor Ira Packman; el doctor John Feiner, del Laboratorio de Investigación sobre la Hipoxia de San Francisco de la Universidad de California; el doctor Steven Park, del Departamento de Otorrinolaringología del Albert Einstein College of Medicine; el doctor Amit Anand, de la División de Medicina Pulmonar, de Cuidados Críticos y del Sueño del Beth Israel Deaconess Medical Center; Ann Kearney, doctora en patologías del lenguaje en el Centro para la Voz y la Deglución de Stanford; y, por supuesto, los generosos y locuaces doctores John y Mike Mew.

Una tripulación de pulmonautas autodidactas me acogió en sus vidas y pulmones y me enseñó las aplicaciones transformadoras de respirar para la gente real que vive en el mundo real. Gracias a Chuck McGee III, de Iced Viking Breathworks; a Lynn Martin, de MDH Breathing Coordination; a Sasha Yakovleva, de The Breathing Center; a Luis Sérgio Álvares DeRose, John Cosway Chisenhall y Heduan Pinheiro, de DeRose Method; a Zack Fletcher, de MindBodyClimb, y a Tad Panther. *Un grand merci* al misterioso y hasta la fecha anónimo clan de los catáfilos por guiarme por las profundidades del Cementerio de Montparnasse y mancharme los vaqueros con polvo de huesos humanos milenarios. Gracias también a Mark Goettling, de Bodimetrics, por el juego de aparatos para monitorizar el sueño y la capacidad física, y a Elizabeth Asch por ceder su segunda residencia parisina durante un mes entero.

Escribir un insignificante *tack så jävla mycket* me parece un agradecimiento insuficiente para mi cómplice nasal Anders Olsson, un pulmonauta tan entregado a su oficio que abandonó el esplendor del *midsommar* sueco para pasar un mes en un San

Francisco cubierto de rocío con silicona en la nariz, un pulsioxímetro enganchado en el dedo y cinta adhesiva en los labios. Gracias, Anders, pero ¿la próxima vez no podemos taparnos las orejas y ya está?

Mis primeros intentos de no dejar piedra por remover en el arte y la ciencia olvidados de la respiración me dejaron con un montón de escombros de palabras. Esta es una manera de decir que este libro, al igual que la mayoría, llevó su tiempo, y que demasiado a menudo dio la impresión de ser un penoso trabajo de Sísifo.

Courtney Young, mi virtuosa, hábil y a menudo graciosísima editora en Riverhead, redujo un atolladero de doscientas setenta mil palabras de verborrea kilométrica hasta convertirlo en el mamotreto mucho más digerible que tenéis entre manos. La copiloto/agente literaria Danielle Svetcov, de la agencia literaria Levine Greenberg Rostan, no solo devolvió mis llamadas quejumbrosas —algo insólito en este sector, creedme—, sino que trabajó hombro con hombro conmigo para esculpir, perfeccionar y pulir los verbos a su manera despiadada y fabulosa. (El apoyo permanente de Svetcov no tiene precio o, por lo menos, vale mucho más que aquel quince por ciento.) Alex Heard, una vez más, se retorció de dolor mientras afilaba y pulía incontables borradores de capítulos —hasta el último asterisco— escritos en una cursiva casi legible. (Perdóname, Alex, por haberte estropeado tantos fines de semana.) Daniel Crewe, de Penguin Books Reino Unido, me brindó sabios consejos y palabras de ánimo desde el principio hasta el final.

Les debo favores nivel mafia a los lectores que aportaron una más que necesaria bofetada editorial a las versiones tempranas de este volumen. Gracias al gruñón y escrupuloso Adam Fischer; a la exclamatoria Caroline Paul; al poético Matthew Zapruder; al cuidadoso Michael Shryzpeck; al persistente Richard Lowe; al flexible Ron Penna, y al incompasivo Jason Dearen. Podéis llamarme siempre que necesitéis deshaceros de un cadáver que tengáis en el maletero.

Mi extraordinaria ayudante de investigación y verificadora de información, Patrycja Przełucka, barrió varios centenares de artículos científicos con títulos terribles como «La correlación entre la eritropoyesis y la trombopoyesis como índice para la donación preoperatoria de sangre autóloga» o «La oxigenación inducida por la respiración entrenada revierte de manera aguda la disfunción autonómica cardiovascular en pacientes con diabetes de tipo 2 y enfermedades renales». Y luego, encima, sufrió la humillación de tener que verificar esta circunvolución, letra por letra, en los borradores finales. Gracias, Patrycja, por tu meticulosidad y por tu gramática espectacular.

En último lugar —o en el primero—, a mi querida esposa, Katie Storey, quien alienta mi pequeño despacho y mi frenética vida con soplos constantes de aire fresco, a menudo con aroma de eucalipto. *Vi ĉiam spiras freŝan aeron, varma hundo.*

Respira se escribió entre estanterías llenas de libros de arte de la era de Weimar en la Biblioteca del Instituto de Mecánica de San Francisco, en la Biblioteca Americana de París y en la mesa de la cocina de una casita con la puerta roja que hay junto al antiguo cementerio católico de Volcano, en California, con una población de ciento tres habitantes.

Anexo

TÉCNICAS DE RESPIRACIÓN

En mrjamesnestor.com/breath encontraréis tutoriales en vídeo y audio sobre estas y otras técnicas.

CAPÍTULO 3. RESPIRACIÓN ALTERNANDO LOS ORIFICIOS NASALES (NADI SHODHANA)

Esta técnica estándar de pranayama mejora el funcionamiento de los pulmones y reduce la frecuencia cardíaca, la presión sanguínea y el estrés simpático. Es un sistema efectivo si se usa antes de una reunión, de un evento o antes de acostarse.

- (Opcional) Colocación de las manos: sitúa el pulgar de la mano derecha suavemente sobre el orificio derecho de tu nariz y el anular de la misma mano sobre el izquierdo. El índice y el corazón deben descansar entre tus cejas.
- Tapa la fosa nasal derecha con el pulgar e inspira lentamente por la izquierda.
- Llegado el punto álgido de la respiración, haz una breve pausa manteniendo ambos orificios tapados. Luego levanta solo el pulgar y exhala a través del orificio derecho.
- Cuando la exhalación haya llegado de forma natural a su fin, mantén un momento tapadas ambas fosas y, acto seguido, inhala con el agujero derecho.

- Sigue alternando respiraciones con uno y otro orificio nasal hasta completar entre cinco y diez rondas.

CAPÍTULO 4. COORDINACIÓN RESPIRATORIA

Esta técnica contribuye a generar más movimiento del diafragma y a aumentar la eficiencia respiratoria. No hay que forzarlo, cada respiración tiene que ser suave y enriquecedora.

- Incorpórate de manera que la columna vertebral te quede recta y el mentón perpendicular al cuerpo.
- Toma aire ligeramente por la nariz. En el punto álgido de la inspiración empieza a contar en voz alta del uno al diez con suavidad una y otra vez (1, 2, 3, 4, 5, 6, 7, 8, 9, 10; 1, 2, 3, 4, 5, 6, 7, 8, 9, 10).
- Cuando de manera natural llegues al final de la exhalación, sigue contando, pero ahora con un susurro, dejando que la voz vaya apagándose suavemente. Continúa hasta que solo muevas los labios y notes los pulmones completamente vacíos.
- Toma otra respiración grande y suave, y repítelo.
- Sigue hasta que hayas completado entre diez y treinta ciclos.

Una vez que os sintáis cómodos al poner en práctica esta técnica sentados, intentad hacerlo al andar, al hacer *footing* o durante algún otro ejercicio ligero. Para encontrar clases y sesiones individuales de entrenamiento, visitad http://www.breathingcoordination.ch/training.

CAPÍTULO 5. RESPIRACIÓN RESONANTE O COHERENTE

Se trata de una práctica calmante que instala el corazón, los pulmones y la circulación en un estado de coherencia entre ellos en el que los sistemas del cuerpo trabajan a su máxima eficiencia. No existe una técnica más fundamental ni más básica.

- Siéntate con la espalda recta, relaja los hombros y el vientre, y expulsa el aire.
- Inhala con suavidad durante cinco segundos y medio, expandiendo el vientre a medida que el aire te llena la parte baja de los pulmones.
- Sin hacer ninguna pausa, exhala sutilmente durante cinco segundos y medio trayendo tu barriga hacia ti al tiempo que los pulmones se vacían. Cada respiración debería asemejarse a un círculo.
- Repítelo como mínimo diez veces. Si es posible, más.

Muchas aplicaciones proporcionan cronómetros y guías visuales. Mis favoritas son *Paced Breathing* y *My Cardiac Coherence,* ambas gratuitas. Trato de llevar a cabo esta técnica con la mayor frecuencia posible.

Respiración Buteyko

El objetivo de las técnicas Buteyko es entrenar el cuerpo a respirar de acuerdo con sus necesidades metabólicas. Para la gran mayoría de nosotros, esto significa respirar menos. Buteyko tenía un arsenal de métodos, casi todos basados en acrecentar el tiempo transcurrido entre inhalaciones y exhalaciones, conteniendo la respiración. Estas son algunas de las más sencillas.

Pausa de control

Una herramienta diagnóstica para medir la salud respiratoria general y el progreso de la respiración.

- Coloca cerca de ti un reloj con aguja segundera o un teléfono móvil con cronómetro.
- Siéntate con la espalda recta.
- Tápate los orificios nasales con el pulgar y el índice de cualquiera de las manos y, después, exhala con suavidad por la boca hasta que la respiración llegue a su fin de manera natural.
- Pon en marcha el cronómetro y aguanta la respiración.
- Cuando sientas el primer deseo intenso de respirar, apunta el tiempo e inhala ligeramente.

Es importante que la primera inhalación después de la pausa de control sea controlada y relajada; si es trabajosa o agitada, es que la retención de la respiración fue demasiado larga. Esperad unos minutos e intentadlo de nuevo. La pausa de control solo debería medirse cuando estéis relajados y respirando con normalidad, jamás después de un ejercicio extenuante o durante estados de estrés. Y, como todas las técnicas de restricción de la respiración, nunca intentéis practicarla mientras conducís, estáis bajo el agua o en ninguna otra situación en la que podáis lesionaros en caso de mareo.

Miniapneas

Un elemento clave de la respiración Buteyko consiste en entrenarse para respirar menos todo el rato, y esta técnica le enseña al cuerpo cómo hacerlo. Miles de practicantes del método Buteyko y varios investigadores en medicina aseguran que así previenen el asma y los ataques de ansiedad.

- Exhala suavemente y aguanta la respiración durante la mitad del tiempo de la pausa de control. (Por ejemplo, si la pausa de control es de cuarenta segundos, la miniapnea será de veinte.)
- Repítelo entre cien y quinientas veces al día.

Poner temporizadores durante el día, cada quince minutos más o menos, puede ser un recordatorio útil.

Canciones nasales

El monóxido de nitrógeno es una molécula poderosa que ensancha los capilares, aumenta la oxigenación y relaja los músculos lisos. Canturrear con la boca cerrada multiplica por quince la liberación de monóxido de nitrógeno en las vías nasales. He aquí el método más efectivo y sencillo para incrementar los niveles de este gas esencial.

- Respira con normalidad por la nariz y tararea cualquier canción o sonido con los labios cerrados.
- Practica durante al menos cinco minutos al día o, si es posible, más.

Quizá suene ridículo, os haga sentir ridículos y moleste a quienes estén a vuestro alrededor, pero sus efectos pueden ser notables.

Caminar/Correr

Más allá del sufrimiento que sentí haciendo *footing* en el parque del Golden Gate, los ejercicios de hipoventilación menos extremos ofrecen muchos de los beneficios del entrenamiento en altura. Son fáciles y pueden practicarse en cualquier parte.

- Camina o corre durante más o menos un minuto mientras respiras con normalidad por la nariz.
- Exhala y tápate la nariz manteniendo el mismo ritmo.
- Cuando sientas unas ganas considerables de respirar, suelta la nariz y respira con mucha suavidad, aproximadamente la mitad de lo que te parezca normal, durante unos diez o quince segundos.

- Vuelve a la respiración regular durante unos treinta segundos.
- Repítelo alrededor de diez veces.

Descongestionar la nariz

- Siéntate recto y suelta una exhalación suave. Después tápate los dos orificios nasales.
- Trata de no pensar en la suspensión de la respiración; sacude la cabeza arriba y abajo o de un lado a otro, ve a dar un paseo rápido o salta y corre.
- Una vez que notes una intensa sensación de falta de aire, inspira de manera muy lenta y controlada por la nariz. (Si la nariz sigue congestionada, respira sutilmente por la boca con los labios fruncidos.)
- Mantén esta respiración calmada y controlada al menos entre treinta segundos y un minuto.
- Repite todos estos pasos seis veces.

El libro de Patrick McKeown *The Oxygen Advantage* ofrece instrucciones detalladas y programas de entrenamiento para respirar menos. Encontraréis instrucciones personalizadas sobre el método de Buteyko en www.consciousbreathing.com, www.breathingcenter.com, www.buteykoclinic.com y con otros enseñantes de Buteyko certificados.

CAPÍTULO 7. MASTICAR

Masticar con fuerza genera hueso nuevo en la cara y abre las vías respiratorias. Pero para la mayoría de nosotros masticar varias horas al día (la cantidad de tiempo y esfuerzo necesario para obtener estos beneficios) no es posible o deseable. Varios artilugios y elementos sustitutivos pueden llenar este vacío.

Chicle

Masticar cualquier chicle puede fortalecer la mandíbula y estimular el crecimiento de células madre, pero las variedades con texturas más duras proporcionan un entrenamiento más vigoroso.

- Los chicles de la marca turca Falim son duros como la suela de un zapato y cada uno permite masticar alrededor de una hora. El de menta sin azúcar me parece el más rico. (Otros sabores, como el de carbonato, el de menta o las variedades azucaradas, tienden a ser más blandos y asquerosos.)
- Los chicles de mástique, que provienen de la resina del arbusto de hoja perenne *Pistacia lentiscus,* llevan cultivándose en las islas griegas desde hace miles de años. Se pueden encontrar varias marcas en tiendas *online.* Aunque el sabor sea repulsivo, proporciona un entrenamiento exigente para la mandíbula.

Aparatos orales

Mientras estaba escribiendo este libro, Ted Belfor y su colega Scott Simonetti obtuvieron la autorización de la FDA para comercializar un aparato llamado POD (*Preventive Oral Device;* en español, «dispositivo oral preventivo»), una pequeña contención que se ajusta a la hilera inferior de los dientes y estimula el esfuerzo al masticar. Podéis encontrar más información en www.discoverthepod.com y www.drtheodorebelfor.com.

Expansión del paladar

Existen docenas de artilugios para ensanchar el paladar y abrir las vías respiratorias, cada uno con sus ventajas e inconvenientes. Antes que nada poneos en contacto con un dentista profesional especializado en ortodoncia funcional.

La Infinity Dental Specialists (http://www.infinitydentals pecialists.com/), de la doctora Marianna Evans, en la Costa Este, y la Face Focused (http://facefocused.com), del doctor William Hang, en la Costa Oeste, son algunas de las clínicas más conocidas y respetadas de los Estados Unidos y son buenos sitios por donde empezar. Al otro lado del charco, los británicos pueden ponerse en contacto con la clínica del doctor Mike Mew a través de http://orthodontichealth.co.uk.

CAPÍTULO 8. TUMMO

Existen dos formas de tummo: una estimula el sistema nervioso simpático y la otra desencadena una respuesta parasimpática. Ambas funcionan, pero la primera, popularizada por Wim Hof, es mucho más accesible.

Vale la pena volver a mencionar que esta técnica no debería practicarse nunca cerca del agua, mientras se está conduciendo o caminando o en ninguna otra circunstancia en la que podáis lesionaros si perdéis el conocimiento. Consultad con vuestro médico en caso de embarazo o si tenéis problemas del corazón.

- Encuentra un lugar tranquilo y túmbate boca arriba con un cojín bajo la cabeza. Relaja los hombros, el pecho y las piernas.
- Haz treinta respiraciones muy profundas y rápidas llenando la boca del estómago y suelta de nuevo el aire. Si puedes, respira por la nariz; si notas la nariz taponada, inténtalo con los labios fruncidos. El movimiento de cada inhalación debería parecer el de una ola, llenando el estómago y ascendiendo suavemente hacia arriba a través de los pulmones. Las exhalaciones deberían seguir el mismo movimiento, vaciando primero el estómago y con el aire manando luego de la nariz o de los labios apretados.
- Después de las treinta respiraciones, exhala hasta llegar al

final de manera natural dejando una cuarta parte del aire en los pulmones. Aguanta la respiración el mayor tiempo que puedas.

- Una vez que hayas llegado a tu límite absoluto de suspensión de la respiración, haz una gran inhalación y sostenla durante otros quince segundos. Con mucha suavidad, mueve ese aire renovado por el torso y hacia los hombros. Entonces expúlsalo y empieza de nuevo con las respiraciones intensas.
- Repite el patrón entero al menos tres veces.

El tummo requiere cierta práctica y aprenderlo siguiendo instrucciones escritas puede resultar confuso y complicado. Chuck McGee, el instructor del método Wim Hof, ofrece sesiones en línea gratuitas cada lunes a las nueve de la noche (hora del Pacífico). Podéis apuntaros en http://www.meetup.com/Wim-Hof-Method-Bay-Area o acceder a través de la plataforma Zoom: https://tinyurl.com/y4qwl3pm. McGee también da clases personalizadas en toda la región del norte de California: https://www.wimhofmethod.com/instructors/chuckmcgee-iii.

Los pasos a seguir para la versión calmante de la meditación tummo pueden encontrarse en www.thewayofmeditation.com.au/revealing-the-secrets-of-tibetan-inner-fire-meditation.

CAPÍTULOS 9-10. SUDARSHAN KRIYA

Esta es la técnica más potente que he aprendido, y una de las más enredadas y difíciles de llevar a cabo. El Sudarshan Kriya consta de cuatro fases: cánticos *om*, suspensión de la respiración, respiración acompasada (inhalar durante cuatro segundos, aguantar la respiración cuatro segundos, exhalar seis segundos, aguantar dos) y, finalmente, cuarenta minutos de respiración muy intensa.

Hay unos cuantos tutoriales disponibles en YouTube, pero para lograr los movimientos correctos es muy recomendable formarse más. La fundación The Art of Living ofrece talleres de fin de semana para guiar a los nuevos estudiantes en la práctica. Podéis ver más en www.artofliving.org.

. . .

A continuación, encontraréis varias técnicas respiratorias que por un motivo u otro no pudieron entrar en el texto principal de este libro. Yo, como hacen millones de personas, las practico con regularidad. Todas ellas son útiles y poderosas a su manera.

Respiración yóguica (Tercera parte)

Una técnica estándar para cualquier alumno de pranayama.

Fase 1

- Siéntate en una silla o con las piernas cruzadas y la espalda recta en el suelo y relaja los hombros.
- Coloca una mano sobre el ombligo y respira suavemente con el vientre. Deberías notar cómo la barriga se expande con cada inhalación y se desinfla con cada exhalación. Hazlo varias veces.
- Después mueve la mano unos cuantos centímetros hacia arriba de manera que cubra la parte inferior de la caja torácica. Centra la respiración en la ubicación de la mano, expandiendo las costillas con cada inhalación y retrayéndolas con cada exhalación. Haz entre tres y cinco respiraciones.
- Mueve la mano hasta que esté justo debajo de la clavícula. Respira hondo hacia esta zona e imagínate que el pecho se extiende y se repliega con cada exhalación. Haz unas cuantas respiraciones como esta.

- Une todos estos gestos en una sola respiración, inhalando con el abdomen, luego con la parte baja del tórax y luego con el pecho.
- Exhala en dirección contraria, vaciando primero el pecho, después la caja torácica y finalmente el vientre. Si quieres, usa una mano para notar cada zona a medida que inhalas y exhalas.
- Repite esta secuencia aproximadamente una docena de veces.
- Estos movimientos os parecerán muy incómodos al principio, pero después de unas cuantas respiraciones se vuelven más fáciles.

Respiración cuadrada

Los Navy SEAL utilizan esta técnica para estar tranquilos y concentrados en situaciones de tensión. Es sencilla:

- Inhala contando hasta cuatro; aguanta la respiración cuatro segundos; exhala cuatro segundos; aguanta otros cuatro. Repítelo.

Unas exhalaciones más largas provocarán una respuesta parasimpática más potente. Una variante de la respiración en cuadro para relajar el cuerpo más profundamente efectiva, sobre todo para antes de acostarse, es la siguiente:

- Inhala contando hasta cuatro; aguanta la respiración cuatro segundos; exhala seis segundos; aguanta dos. Repítelo.

Intentad completar al menos seis rondas o, si es necesario, más.

Caminar aguantando la respiración

Anders Olsson usa esta técnica para aumentar el dióxido de carbono y, en consecuencia, incrementar la circulación en el cuerpo. No es muy divertida, pero según Olsson aporta muchos beneficios.

- Ve a un parque con césped, a una playa o a cualquier parte donde el suelo sea blando.
- Expulsa todo el aire y luego camina lentamente contando los pasos.
- Cuando tengas una fuerte necesidad de tomar aire, deja de contar y haz varias respiraciones muy calmadas por la nariz mientras sigues andando. Respira con normalidad durante al menos un minuto. Entonces repite la secuencia.

Cuanto más practiquéis esta técnica, durante más tiempo podréis contar. El récord de Olsson está en ciento treinta pasos; el mío, en más o menos una tercera parte.

Respiración 4-7-8

Esta técnica, popularizada por el doctor Andrew Weil, pone el cuerpo en un estado de relajación profunda. Yo la uso durante los vuelos largos para que me ayude a dormirme.

- Inhala y luego exhala por la boca emitiendo un zumbido.
- Cierra la boca e inhala en silencio por la nariz contando mentalmente hasta cuatro.
- Aguanta el aire contando hasta siete.
- Exhala por completo por la boca con un zumbido mientras cuentas hasta ocho.
- Repite esta secuencia por lo menos cuatro respiraciones.

Weil ofrece una explicación paso a paso que ha tenido más de cuatro millones de visualizaciones en YouTube. https://www.youtube.com/watch?v=gz4G31LGyog.

NOTAS

1. *The Primordial Breath: An Ancient Chinese Way of Prolonging Life through Breath Control*, vol. 1, *Seven Treatises from the Taoist Canon, the Tao Tsang, on the Esoteric Practice of Embryonic Breathing*, 1.ª ed., Original Books, 1987, p. 3 (traducción de Jane Huang y Michael Wurmbrand).

INTRODUCCIÓN

1. Escribí sobre el buceo a pulmón libre y la conexión de los humanos con el mar en mi primer libro: *Deep*, Nueva York, Houghton Mifflin Harcourt, 2014.

2. *The Primordial Breath: An Ancient Chinese Way of Prolonging Life through Breath Control*, vol. 1, *Seven Treatises from the Taoist Canon, the Tao Tsang, on the Esoteric Practice of Embryonic Breathing*, 1.ª ed., Original Books, 1987 (traducción de Jane Huang y Michael Wurmbrand); Christophe André, «Proper Breathing Brings Better Health», *Scientific American*, 15-01-2019; Bryan Gandevia, «The Breath of Life: An Essay on the Earliest History of Respiration: Part II», *Australian Journal of Physiotherapy* 16, n.º 2 (junio 1970): pp. 57-59.

3. *The Primordial Breath*, p. 8.

4. En el número de *The New Republic* de diciembre de 1998, el editor del *New England Journal of Medicine* sostenía que la salud determina cómo respiramos, pero cómo respiramos no tiene efecto alguno en el estado de salud. En la introducción al libro de Teresa Hale *Breathing Free: The Revolutionary 5-Day Program to Heal Asthma, Emphysema, Bronchitis, and Other Respiratory Ailments*, Nueva York, Harmony,

1999, el doctor Leo Galland, miembro del American College of Nutrition y del American College of Physicians, describía exactamente cómo la manera en que respiramos afecta directamente a la salud. La explicación de Galland es una de las muchas que encontré en los comienzos de mis investigaciones para este libro y de mis posteriores conversaciones con profesores, médicos y otras personas del ámbito sanitario.

CAPÍTULO UNO: LOS PEORES RESPIRADORES DEL REINO ANIMAL

1. Karina Camillo Carrascoza (et al.), «Consequences of Bottle-Feeding to the Oral Facial Development of Initially Breastfed Children», Jornal de Pediatria 82, n.º 5 (sept.-oct. 2006): pp. 395-397.

2. En una revisión retrospectiva de más de siete mil trescientos adultos se asociaba un riesgo un 2 % mayor de padecer apnea obstructiva del sueño con cada diente perdido. Si se extraían entre cinco y ocho dientes, ese porcentaje aumentaba un 25 %; entre nueve y treinta y un dientes, provocaban un incremento de un 36 %. Los pacientes a quienes les habían quitado todos los dientes tenían una probabilidad un 60 % mayor de sufrir apnea del sueño. Anne E. Sanders (et al.), «Tooth Loss and Obstructive Sleep Apnea Signs and Symptoms in the US Population», *Sleep Breath* 20, n.º 3 (sept. 2016): pp. 1095-1102. Estudios relacionados: Derya Germeç-Çakan (et al.), «Uvulo-Glossopharyngeal Dimensions in Non-Extraction, Extraction with Minimum Anchorage, and Extraction with Maximum Anchorage», *European Journal of Orthodontics* 33, n.º 5 (oct. 2011): pp. 515-520; Yu Chen (et al.), «Effect of Large Incisor Retraction on Upper Airway Morphology in Adult Bimaxillary Protrusion Patients: Three-Dimensional Multislice Computed Tomography Registration Evaluation», *The Angle Orthodontist* 82, n.º 6 (nov. 2012): pp. 964-970.

3. Simon Worrall, «The Air You Breathe Is Full of Surprises», *National Geographic,* 13-08-2012, https://www.nationalgeographic.com/news/2017/08/air-gas-caesar-last-breath-sam-kean.

4. Las estimaciones sobre la respiración bucal no son precisas y abarcan entre un 5 % y un 75 % de los individuos. Dos estudios independientes realizados en Brasil llegaron a la conclusión de que más de un

50 % de los niños respiran por la boca, pero puede que el porcentaje sea mayor. Valdenice Aparecida de Menezes (et al.), «Prevalence and Factors Related to Mouth Breathing in School Children at the Santo Amaro Project—Recife», 2005, *Brazilian Journal of Otorhinolaryngology* 72, n.º 3 (my.-jun. 2006): pp. 394-398; Rubens Rafael Abreu (et al.), «Prevalence of Mouth Breathing among Children», *Jornal de Pediatria* 84, n.º 5 (sept.-oct. 2008): pp. 467-470; Michael Stewart (et al.), «Epidemiology and Burden of Nasal Congestion», *International Journal of General Medicine* 3 (2010): pp. 37-45; David W. Hsu y Jeffrey D. Suh, «Anatomy and Physiology of Nasal Obstruction», *Otolaryngologic Clinics of North America* 51, n.º 5 (oct. 2018): pp. 853-865.

5. «Symptoms: Nasal Congestion», Clínica Mayo, https://www.mayoclinic.org/symptoms/nasal-congestion/basics/causes/sym20050644.

6. Michael Friedman (ed.), *Sleep Apnea and Snoring: Surgical and Non-Surgical Therapy,* 1.ª ed., Filadelfia, Saunders/Elsevier, 2009, p. 6.

7. Keith Cooper, «Looking for LUCA, the Last Universal Common Ancestor», Astrobiology at NASA: Life in the Universe, 30-03-2017, https://astrobiology.nasa.gov/news/looking-for-luca-the-last-universal-common-ancestor/.

8. «New Evidence for the Oldest Oxygen-Breathing Life on Land», ScienceDaily, 21-10-2011, https://www.sciencedaily.com/releases2011/10/111019181210.htm.

9. S. E. Gould, «The Origin of Breathing: How Bacteria Learnt to Use Oxygen», *Scientific American,* 29-07-2012, https://blogs.scientificamerican.com/lab-rat/the-origin-of-breathing-how-bacteria-learnt-to-use-oxygen.

10. No todos los cráneos tenían dientes. Pero Evans y Boyd podían deducir a partir de la forma de la mandíbula y por las caries que los dientes que habían estado allí estaban rectos.

11. Lieberman define la desevolución como «el nocivo ciclo de retroalimentación que ocurre a lo largo de múltiples generaciones cuando no tratamos las causas de una enfermedad de desajuste, sino que transmitimos los factores ambientales que provocan la enfermedad, con lo cual mantenemos la prevalencia de la enfermedad y a veces la empeoramos». Una «enfermedad de desajuste» empieza «cuando enfermamos o sufrimos lesiones debido a un desajuste evolutivo que es el resultado

de no estar suficientemente adaptados a un cambio en el entorno del cuerpo». Podéis leer más acerca de la desevolución en el libro de Lieberman *The Story of the Human Body: Evolution, Health, and Disease,* Nueva York, Pantheon, 2013; la cita es de la p. 176. Véase también Jeff Wheelwright, «From Diabetes to Athlete's Foot, Our Bodies Are Maladapted for Modern Life», *Discover,* 02-04-2015, http://discovermagazine.com/2015/may/16-days-of-dysevolution.

12. Briana Pobiner, «The First Butchers», *Sapiens,* 23-02-2016, https://www.sapiens.org/evolution/homo-sapiens-and-tool-making.

13. Daniel E. Lieberman, *The Evolution of the Human Head,* Cambridge (Massachusetts), Belknap Press de Harvard University Press, 2011, pp. 255-281.

14. Por ejemplo, los animales solo pueden aprovechar entre un 50 % y un 60 % de los nutrientes de un huevo crudo, pero más de un 90 % de un huevo cocinado. Lo mismo puede decirse de muchas plantas, hortalizas y carnes al cocinarlas. Steven Lin, *The Dental Diet: The Surprising Link between Your Teeth, Real Food, and Life-Changing Natural Health,* Carlsbad (California), Hay House, 2018, p. 35.

15. Probablemente mucho antes. En el yacimiento de Koobi Fora, en Kenia, los arqueólogos han encontrado pruebas de un fuego encendido a propósito hace 1,6 millones de años. Amber Dance, «Quest for Clues to Humanity's First Fires», *Scientific American,* 19-06-2017, https://www.scientificamerican.com/article/quest-for-clues-to-humanitys-first-fires; Kenneth Miller, «Archaeologists Find Earliest Evidence of Humans Cooking with Fire», Discover, 17-12-2013, http://discovermagazine.com/2013/may/09-*archaeologists*-find-earliest-evidence-of-humans-cooking-with-fire.

16. ¿Cuánto cerebro ganamos gracias a perder intestino? Nadie lo sabe con certeza, pero es algo significativo. Encontraréis una panorámica exhaustiva del asunto en Leslie C. Aiello, «Brains and Guts in Human Evolution: The Expensive Tissue Hypothesis», mar. 1997, http://www.scielo.br/scielo.php?script=sci_arttext&pid=S010084551997000100023.

17. Richard Wrangham, experto en antropología biológica de la Universidad Harvard, ha estudiado exhaustivamente las dietas de los antiguos homínidos. Encontraréis más información desde varias perspectivas en Rachel Moeller, «Cooking Up Bigger Brains», *Scientific*

American, 01-01-2008, https://www.scientificamerican.com/article/cooking-up-bigger-brains.

18. «Did Cooking Give Humans an Evolutionary Edge?», NPR, 28-08-2009, https://www.npr.org/templates/story/story.php?storyId=112334465.

19. Colin Barras, «The Evolution of the Nose: Why Is the Human Hooter So Big?», *New Scientist,* 24-03-2016, https://www.newscientist.com/article/2082274-the-evolution-of-the-nose-why-is-the-human-hooter-so-big/; «Mosaic Evolution of Anatomical Foundations of Speech», Departamento de Sistematización y Filogenia, Instituto de Primatología de la Universidad de Kyoto. Laboratorio Nishimura, https://www.pri.kyoto-u.ac.jp/shinka/keitou/nishimura-HP/tn_res-e.html.

20. «El área superficial de su cavidad nasal es en torno a la mitad de lo que la escala sugiere, y el volumen es incluso cerca de un 10 % de la predicción [...]. De hecho, el volumen de la cavidad nasal humana es casi un 90 % menor de lo esperado». David Zwickler, «Physical and Geometric Constraints Shape the Labyrinth-like Nasal Cavity», *Proceedings of the National Academy of Sciences,* 26-01-2018.

21. Colin Barras, «Ice Age Fashion Showdown: Neanderthal Capes Versus Human Hoodies», *New Scientist,* 08-08-2016, https://www.newscientist.com/article/2100322-ice-age-fashion-showdown-neanderthal-capes-versus-human-hoodies/.

22. «Homo Naledi», Museo Nacional de Historia Natural de los Estados Unidos (Smithsonian), http://humanorigins.si.edu/evidence/human-fossils/species/homo-naledi.

23. Ben Panko, «How Climate Helped Shape Your Nose», Smithsonian.com, 16-03-2017, https://www.smithsonianmag.com/science-nature/how-climate-changed-shape-your-nose-180962567.

24. Joan Raymond, «The Shape of a Nose», *Scientific American,* 01-09-2011, https://www.scientificamerican.com/article/the-shape-of-a-nose.

25. Da igual que posibilitar el desarrollo del habla fuera el factor determinante o un afortunado subproducto, lo que está claro es que, por un motivo u otro, la laringe del *Homo sapiens* descendió. Asif A. Ghazanfar y Drew Rendall, «Evolution of Human Vocal Production», *Current Biology* 18, n.º 11 (2008): R457–460; https://www.cell.com/current-biology/pdf/S0960-9822(08)00371-0.pdf; Kathleen Master-

son, «From Grunting to Gabbing: Why Humans Can Talk», NPR, 11-08-2010, https://www.npr.org/templates/story/story.php?storyId=129083762.

26. Es motivo de intensos debates hasta qué punto esta laringe situada más abajo supuso un beneficio para los primeros humanos en el desarrollo de un lenguaje hablado complejo. Nadie lo sabe con certeza, pero, según lo que he encontrado, los antropólogos están más que deseosos de opinar sobre la cuestión. Ghazanfar y Rendall, «Evolution»; Lieberman, *Story of the Human Body*, pp. 171-172.

27. Atragantarse con comida es la cuarta causa de muertes accidentales en los Estados Unidos. «Hemos pagado un precio muy alto para hablar con mayor claridad», escribió Daniel Lieberman en *Story of the Human Body*, p. 144.

28. Terry Young (et al.), Grupo de Investigación sobre el Sueño y la Respiración de la Universidad de Wisconsin, «Nasal Obstruction as a Risk Factor for Sleep-Disordered Breathing», *Journal of Allergy and Clinical Immunology* 99, n.º 2 (feb. 1997): S757-762; Mahmoud I. Awad y Ashutosh Kacker, «Nasal Obstruction Considerations in Sleep Apnea», *Otolaryngologic Clinics of North America* 51, n.º 5 (oct. 2018): pp. 1003-1009.

CAPÍTULO DOS: RESPIRAR POR LA BOCA

1. Esta entrada de blog incluye una explicación detallada con cuarenta y tres referencias científicas: «The Nose Knows: A Case for Nasal Breathing During High Intensity Exercise», sitio web de Adam Cap, https://adamcap.com/2013/11/29/the-nose-knows/.

2. Más información a cargo de Douillard sobre la importancia de la respiración nasal en: «Ayurvedic Fitness», John Douillard, PTonthenet, 03-01-2007, https://www.ptonthenet.com/articles/Ayurvedic-Fitness-2783.

3. Una buena y sencilla explicación de la energía aeróbica y anaeróbica. Andrea Boldt, «What Is the Difference Between Lactic Acid & Lactate», https://www.livestrong.com/article/470283-what-is-the-difference-between-lactic-acid-lactate/.

4. Stephen M. Roth, «Why Does Lactic Acid Build Up in Muscles? And Why Does It Cause Soreness?», *Scientific American*, 23-01-

2006, https://www.scientificamerican.com/article/why-does-lactic-acid-buil/.

5. El agotamiento anaeróbico y la acidosis láctica asociada a ello no siempre son el resultado de una sesión de ejercicio vigoroso. También pueden ocurrir debido a una enfermedad hepática, alcoholismo, traumatismo grave u otras afecciones que privan al cuerpo del oxígeno que necesita para funcionar aeróbicamente. Lana Barhum, «What to Know About Lactic Acidosis», *Medical News Today,* https://www.medicalnewstoday.com/articles/320863.php.

6. Las fibras musculares humanas son una mezcla entretejida de fibras aeróbicas y anaeróbicas, mientras que otros animales, como los pollos, tienen todas las fibras musculares aeróbicas o anaeróbicas. La carne oscura que se ve en el pollo cocido es oscura porque esos músculos se utilizaron para suministrar energía aeróbica y están llenos de sangre oxigenada; la carne blanca es anaeróbica y por tanto carece de dichos pigmentos rojos. Phillip Maffetone, *The Maffetone Method: The Holistic, Low-Stress, No-Pain Way to Exceptional Fitness,* Camden (Maine), Ragged Mountain Press/McGraw-Hill, 1999, p. 21.

7. El doctor Valter Longo, director del Longevity Institute de la Universidad de California Meridional-Escuela Davis de Gerontología, ofrece una perspectiva interesante aquí: https://www.bluezones.com/2018/01/what-exercise-best-happy-healthy-life/.

8. Eva Bianconi (et al.), «An Estimation of the Number of Cells in the Human Body», *Annals of Human Biology* 40, n.º 6 (nov. 2013): pp. 463-471.

9. Las cifras reales son de dos ATP por molécula de glucosa en el caso de la energía anaeróbica y treinta y ocho ATP por glucosa en el caso de la aeróbica. Por ese motivo, la mayor parte de los manuales dicen que la energía aeróbica representa un aumento por diecinueve con respecto a la anaeróbica. Pero lo que la mayoría de los manuales no tienen en cuenta son las ineficiencias y los residuos del procesado del ATP, que normalmente consume ocho ATP. Así pues, un cálculo más conservador es que la respiración aeróbica produce algo parecido a entre treinta y treinta y dos ATP, o alrededor de dieciséis veces la energía que se produce anaeróbicamente. Peter R. Rich, «The Molecular Machinery of Keilin's Respiratory Chain», *Biochemical Society Transactions* 31, n.º 6 (dic. 2003): pp. 1095-1105.

10. En realidad, Maffetone nunca estuvo en contra de hacer ejercicio anaeróbico ocasionalmente. Remar, levantar pesas o correr puede tener un efecto profundo en la fuerza y la resistencia. Pero para ser efectivos, estos ejercicios deben realizarse en el contexto de un entrenamiento mayor y no pueden priorizarse ante el entrenamiento aeróbico. El entrenamiento por intervalos de alta intensidad (HIIT, por sus siglas en inglés) solo funciona porque los programas bien diseñados están construidos de tal forma que se pase la mayor parte del tiempo en periodos de ejercicio aeróbico más lento y más suave. El autor y entrenador Brian MacKenzie sostiene que la clave para alcanzar altos niveles de rendimiento deportivo está en combinar con efectividad el ejercicio aeróbico y el anaeróbico. *The Maffetone Method,* p. 56; Brian MacKenzie con Glen Cordoza, *Power Speed Endurance: A Skill-Based Approach to Endurance Training,* Las Vegas, Victory Belt, 2012, ubicación en versión Kindle 462-470; Alexandra Patillo, «You're Probably Doing Cardio All Wrong: 2 Experts Reveal How to Train Smarter», *Inverse,* 07-08-2019, https://www.inverse.com/article/58370-truth-about-cardio?refresh=39.

11. Las personas que padecen enfermedades del corazón u otros problemas médicos deberían restar diez de la ecuación de Maffetone; si tenéis asma o alergias o no habéis hecho ejercicio antes, restad cinco. Los deportistas competitivos que llevan entrenando más de dos años deben sumar cinco. Esto supone cerca de un 80 % de la capacidad máxima para un hombre de mi edad. Los estados anaeróbicos normalmente empiezan a un 80 % o en la fase en la que comienza a costar hablar con frases enteras. «Know Your Target Heart Rates for Exercise, Losing Weight and Health», Heart.org, https://www.heart.org/en/healthy-living/fitness/fitness-basics/target-heart-rates; Wendy Bumgardner, «How to Reach the Anaerobic Zone during Exercise», VeryWellFit, 30-08-2019, https://www.verywellfit.com/anaerobic-zone-3436576.

12. Hace dos mil años, un cirujano chino llamado Hua Tuo recetaba solo hacer ejercicio moderado a sus pacientes; y los alertaba: «El cuerpo necesita hacer ejercicio, pero no debe alcanzar el punto de agotamiento, pues el ejercicio expulsa el aire malo que hay en el sistema, favorece la libre circulación de la sangre y previene enfermedades». El ejercicio más eficiente, con el que obtenemos los mayores beneficios,

según descubrió Maffetone, es el que se lleva a cabo en torno o por debajo de un 60 % de la capacidad máxima. El Cooper Institute, una fundación dedicada a la investigación que lleva cincuenta años estudiando los vínculos entre actividad física y enfermedades crónicas, ha llegado a la conclusión de que hacer ejercicio a un 50 % conlleva unos avances enormes en la capacidad aeróbica, mejora la presión arterial y previene varias enfermedades, entre otras cosas. Varios estudios más hechos en las últimas décadas lo confirman. Mientras tanto, el entrenamiento excesivo, por encima de un 60 %, acercándose a la zona anaeróbica, se ha demostrado que induce un estado de estrés, hace aumentar el cortisol, la adrenalina y provoca estrés oxidativo. M. Tipton, «The History of 'Exercise Is Medicine' in Ancient Civilizations», *Advances in Physiology Education,* jun. 2014: pp. 109-117; Helen Thompson, «Walk, Don't Run», *Texas Monthly,* jun. 1995, https://www.texasmonthly.com/articles/walk-dont-run; Douillard, *Body, Mind, and Sport,* p. 205; Chris E. Cooper (et al.), «Exercise, Free Radicals and Oxidative Stress», *Biochemical Society Transactions* 30, parte 2 (myo. 2002): pp. 280-285.

13. Peter A. Shapiro, «Effects of Nasal Obstruction on Facial Development», *Journal of Allergy and Clinical Immunology* 81, n.º 5, parte 2 (myo. 1988): p. 968; Egil P. Harvold (et al.), «Primate Experiments on Oral Sensation and Dental Malocclusions», *American Journal of Orthodontics & Dentofacial Orthopedics* 63, n.º 5 (my. 1973): pp. 494-508; Egil P. Harvold (et al.), «Primate Experiments on Oral Respiration», *American Journal of Orthodontics* 79, n.º 4 (abr. 1981): pp. 359-372; Britta S. Tomer y E. P. Harvold, «Primate Experiments on Mandibular Growth Direction», *American Journal of Orthodontics* 82, n.º 2 (ag. 1982): pp. 114-119; Michael L. Gelb, «Airway Centric TMJ Philosophy», *Journal of the California Dental Association* 42, n.º 8 (ag. 2014): 551-562; Karin Vargervik (et al.), «Morphologic Response to Changes in Neuromuscular Patterns Experimentally Induced by Altered Modes of Respiration», *American Journal of Orthodontics* 85, n.º 2 (feb. 1984): pp. 115-124.

14. Yu-Shu Huang y Christian Guilleminault, «Pediatric Obstructive Sleep Apnea and the Critical Role of Oral-Facial Growth: Evidences», *Frontiers in Neurology* 3, n.º 184 (2012), https://www.frontiersin.org/articles/10.3389/fneur.2012.00184/full; Anderson Capistrano (et

al.), «Facial Morphology and Obstructive Sleep Apnea», *Dental Press Journal of Orthodontics* 20, n.º 6 (nov.-dic. 2015): pp. 60-67.

15. Algunos de los mejores estudios: Cristina Grippaudo (et al.), «Association between Oral Habits, Mouth Breathing and Malocclusion», *Acta Otorhinolaryngologica Italica* 36, n.º 5 (oct. 2016): pp. 386-394; Yosh Jefferson, «Mouth Breathing: Adverse Effects on Facial Growth, Health, Academics, and Behavior», *General Dentistry* 58, n.º 1 (en.-feb. 2010): pp. 18-25; Doron Harari (et al.), «The Effect of Mouth Breathing versus Nasal Breathing on Dentofacial and Craniofacial Development in Orthodontic Patients», *Laryngoscope* 120, n.º 10 (oct. 2010): pp. 2089-2093; Valdenice Aparecida de Menezes, «Prevalence and Factors Related to Mouth Breathing in School Children at the Santo Amaro Project—Recife, 2005», *Brazilian Journal of Otorhinolaryngology* 72, n.º 3 (my-jun. 2006): pp. 394-398.

16. Patrick McKeown y Martha Macaluso, «Mouth Breathing: Physical, Mental and Emotional Consequences», Central Jersey Dental Sleep Medicine, 09-03-2017, https://sleep-apnea-dentist-nj.info/mouth-breathing-physical-mental-and-emotional-consequences/.

17. W. T. McNicholas, «The Nose and OSA: Variable Nasal Obstruction May Be More Important in Pathophysiology Than Fixed Obstruction», *European Respiratory Journal* 32 (2008): p. 5, https://erj.ersjournals.com/content/32/1/3; C. R. Canova (et al.), «Increased Prevalence of Perennial Allergic Rhinitis in Patients with Obstructive Sleep Apnea», *Respiration* 71 (mzo.-abr. 2004): pp. 138-143; Carlos Torre y Christian Guilleminault, «Establishment of Nasal Breathing Should Be the Ultimate Goal to Secure Adequate Craniofacial and Airway Development in Children», *Jornal de Pediatria* 94, n.º 2 (mzo.-abr. 2018): pp. 101-103.

18. La apnea del sueño y el roncar son compañeros de viaje habituales. Cuanto más roncamos, más dañadas quedan las vías respiratorias y más susceptibles somos a padecer apnea del sueño. Farhan Shah (et al.), «Desmin and Dystrophin Abnormalities in Upper Airway Muscles of Snorers and Patients with Sleep Apnea», *Respiratory Research* 20, n.º 1 (dic. 2019): p. 31.

19. Levinus Lemnius, *The Secret Miracles of Nature: In Four Books*, Londres, 1658, pp. 132-133, https://archive.org/details/b30326084/

page/n7; Melissa Grafe, «Secret Miracles of Nature», Universidad de Yale, Harvey Cushing/John Hay Whitney Medical Library, 12-12-2013, https://library.medicine.yale.edu/content/secret-miracles-nature.

20. Sophie Svensson (et al.), «Increased Net Water Loss by Oral Compared to Nasal Expiration in Healthy Subjects», *Rhinology* 44, n.º 1 (mzo. 2006): pp. 74-77.

21. Mark Burhenne, *The 8-Hour Sleep Paradox: How We Are Sleeping Our Way to Fatigue, Disease and Unhappiness*, Sunnyvale (California), Ask the Dentist, 2015, p. 45.

22. Andrew Bennett Hellman, «Why the Body Isn't Thirsty at Night», *Nature News*, 28-02-2010, https://www.nature.com/news/2010/100228/full/news.2010.95.html.

23. En 2001 investigadores de la Universidad de Pittsburgh examinaron a varios cientos de personas y descubrieron que la mitad de los que tenían insomnio también padecían apnea obstructiva del sueño. Luego examinaron a gente con apnea obstructiva del sueño y descubrieron que la mitad sufrían insomnio. Años después, un estudio publicado en la revista *Mayo Clinic Proceedings* sobre mil doscientas personas con insomnio crónico llegó a la conclusión de que los novecientos pacientes a quienes les habían recetado algún tipo de fármaco para ayudarlos a dormir, incluyendo antidepresivos, eran casos de «error farmacoterapéutico». Los más de setecientos pacientes que tomaban medicamentos con receta eran quienes sufrían los casos más graves de insomnio. Estos medicamentos no solo no son efectivos, sino que pueden empeorar la calidad del sueño porque para mucha gente el insomnio no es un problema psicológico, sino respiratorio. Barry Krakow (et al.), «Pharmacotherapeutic Failure in a Large Cohort of Patients with Insomnia Presenting to a Sleep Medicine Center and Laboratory: Subjective Pretest Predictions and Objective Diagnoses», *Mayo Clinic Proceedings* 89, n.º 12 (dic. 2014): pp. 1608-1620; «Pharmacotherapy Failure in Chronic Insomnia Patients», *Mayo Clinic Proceedings*, YouTube, https://youtube.com/watch?v=vdm1kTFJCK4.

24. Thomas M. Heffron, «Insomnia Awareness Day Facts and Stats», Sleep Education, 10-03-2014, http://sleepeducation.org/news/2014/03/10/insomnia-awareness-day-facts-and-stats.

25. Guilleminault sostenía que prestar demasiada atención a re-

sultados concretos oculta un problema más grande de ronquidos y apnea del sueño. Cualquier alteración de la respiración durante el sueño —ya sea hacer apneas, roncar o respirar intensamente, o siquiera una mínima constricción de la garganta— puede provocar graves daños en el cuerpo. Christian Guilleminault y Ji Hyun Lee, «Does Benign 'Primary Snoring' Ever Exist in Children?», *Chest Journal* 126, n.º 5 (nov. 2004): pp. 1396-1398; Guilleminault (et al.), «Pediatric Obstructive Sleep Apnea Syndrome», *Archives of Pediatrics and Adolescent Medicine* 159, n.º 8 (ag. 2005): pp. 775-785.

26. Noriko Tsubamoto-Sano (et al.), «Influences of Mouth Breathing on Memory and Learning Ability in Growing Rats», *Journal of Oral Science* 61, n.º 1 (2019): pp. 119-124; Masahiro Sano (et al.), «Increased Oxygen Load in the Prefrontal Cortex from Mouth Breathing: A Vector-Based Near-Infrared Spectroscopy Study», *Neuroreport* 24, n.º 17 (dic. 2013): pp. 935-940; Malia Wollan, «How to Be a Nose Breather», *The New York Times Magazine,* 23-04-2019.

27. *The Primordial Breath: An Ancient Chinese Way of Prolonging Life through Breath Control,* vol. 2, Original Books, 1990, p. 31 (traducción de Jane Huang y Michael Wurmbrand).

28. Las estadísticas sobre maloclusión varían. Kevin Boyd, dentista pediátrico, y Darius Loghmanee, médico y especialista en el sueño, señalaron que «el 75 % de los niños de entre seis y once años y el 89 % de los adolescentes de entre doce y diecisiete presentan algún grado de maloclusión». Además, se calcula que un 65 % de los adultos tienen algún grado de maloclusión; este grupo incluye a los adultos que ya han sido objeto de tratamientos de ortodoncia. En consecuencia, el número real de adultos, de no haber recibido tratamiento, sería cercano al 90 %. Otras estimaciones que encontré situaban la cifra de los niños en niveles aún más altos. Valga esto para decir que es mucha gente. He aquí algunas presentaciones de diapositivas (con referencias) y entrevistas en profundidad sobre la maloclusión: Kevin L. Boyd y Darius Loghmanee, «Inattention, Hyperactivity, Snoring and Restless Sleep: My Child's Dentist Can Help?!», presentación en el 3.º Congreso Anual sobre Autismo, Conducta y Necesidades Médicas Complejas; entrevista de Shirley Gutkowski a Kevin Boyd, Cross Link Radio, 2017, https://crosslinkradio.com/dr-kevin-boyd-2/; «Malocclusion», Hospital Infantil de

Boston, http://www.childrenshospital.org/conditions-and-treatments/conditions/m/malocclusion.

29. Las estadísticas sobre maloclusión varían. Kevin Boyd, dentista pediátrico, y Darius Loghmanee, médico y especialista en el sueño, señalaron que «el 75 % de los niños de entre seis y once años y el 89 % de los adolescentes de entre doce y diecisiete presentan algún grado de maloclusión». Además, se calcula que un 65 % de los adultos tienen algún grado de maloclusión; este grupo incluye a los adultos que ya han sido objeto de tratamientos de ortodoncia. En consecuencia, el número real de adultos, de no haber recibido tratamiento, sería cercano al 90 %. Otras estimaciones que encontré situaban la cifra de los niños en niveles aún más altos. Valga esto para decir que es mucha gente. He aquí algunas presentaciones de diapositivas (con referencias) y entrevistas en profundidad sobre la maloclusión: Kevin L. Boyd y Darius Loghmanee, «Inattention, Hyperactivity, Snoring and Restless Sleep: My Child's Dentist Can Help?!», presentación en el 3.º Congreso Anual sobre Autismo, Conducta y Necesidades Médicas Complejas; entrevista de Shirley Gutkowski a Kevin Boyd, Cross Link Radio, 2017, https://crosslinkradio.com/dr-kevin-boyd-2/; «Malocclusion», Hospital Infantil de Boston, http://www.childrenshospital.org/conditions-and-treatments/conditions/m/malocclusion.

30. «Rising Prevalence of Sleep Apnea in U.S. Threatens Public Health», comunicado de prensa de la American Academy of Sleep Medicine, 29-09-2014.

31. Dr. Steven Y. Park, *Sleep, Interrupted: A Physician Reveals the #1 Reason Why So Many of Us Are Sick and Tired,* Nueva York, Jodev Press, 2008, p. 26.

32. Cálculo estimado de la población mundial a lo largo de las décadas: https://tinyurl.com/rrhvcjh.

33. Varios estudios han demostrado una rehabilitación parecida en humanos. En los años noventa, unos investigadores canadienses midieron las dimensiones de rostro y boca de treinta y ocho niños que padecían agrandamiento crónico de las adenoides, las glándulas situadas en el paladar que ayudan a combatir infecciones. Las glándulas hinchadas imposibilitaban a los niños respirar por la nariz, por tanto todos recurrían a la respiración bucal, y todos tenían el perfil de cara larga y estrecha y con la mandíbula caída asociado a ello. Los cirujanos extirpa-

ron las adenoides de la mitad de los niños e hicieron un seguimiento de las dimensiones de sus caras. Lentamente, claro está, los rostros recuperaron su posición natural: la mandíbula volvió hacia delante y los maxilares se ensancharon hacia fuera. Donald C. Woodside (et al.), «Mandibular and Maxillary Growth after Changed Mode of Breathing», *American Journal of Orthodontics and Dentofacial Orthopedics* 100, n.º 1 (jul. 1991): pp. 1-18; Shapiro, «Effects of Nasal Obstruction on Facial Development», pp. 967-968.

CAPÍTULO TRES: LA NARIZ

1. Entrevista a la doctora Dolores Malaspina, profesora de Psiquiatría clínica en la Universidad de Columbia en Nueva York; Nancie George, «10 Incredible Facts about Your Sense of Smell», EveryDay Health, https://www.everydayhealth.com/news/incredible-facts-about-your-sense-smell/.

2. Artin Arshamian (et al.), «Respiration Modulates Olfactory Memory Consolidation in Humans», *Journal of Neuroscience* 38, n.º 48 (nov. 2018): pp. 10286-10294; Christina Zelano (et al.), «Nasal Respiration Entrains Human Limbic Oscillations and Modulates Cognitive Function», *Journal of Neuroscience* 36, n.º 49 (dic. 2016): pp. 12448-12467.

3. A. B. Ozturk (et al.), «Does Nasal Hair (Vibrissae) Density Affect the Risk of Developing Asthma in Patients with Seasonal Rhinitis?», *International Archives of Allergy and Immunology* 156, n.º 1 (mzo. 2011): pp. 75-80.

4. Ananda Balayogi Bhavanani, «A Study of the Pattern of Nasal Dominance with Reference to Different Phases of the Lunar Cycle», *Yoga Life* 35 (jun. 2004): pp. 19-24.

5. A veces se emplea el término *ritmo ultradiano,* que significa un ciclo más corto que el periodo del ritmo circadiano.

6. Puede encontrarse una revisión exhaustiva del ciclo nasal en Alfonso Luca Pendolino (et al.), «The Nasal Cycle: A Comprehensive Review», *Rhinology Online* 1 (jun. 2018): pp. 67-76; R. Kayser, «Die exacte Messung der Luftdurchgängigkeit der Nase», *Archives of Laryngology* 3 (1895): pp. 101-120.

7. Esto es una estimación. Según algunos estudios, el ciclo nasal fluctúa entre treinta minutos y dos horas y media; otros afirman que el ciclo puede durar hasta cuatro horas. Roni Kahana-Zweig (et al.), «Measuring and Characterizing the Human Nasal Cycle», *PloS One* 11, n.º 10 (oct. 2016): e0162918; Rauf Tahamiler (et al.), «Detection of the Nasal Cycle in Daily Activity by Remote Evaluation of Nasal Sound», *Archives of Otolaryngology – Head and Neck Surgery* 129, n.º 9 (feb. 2009): pp. 137-142.

8. «Sneezing 'Can Be Sign of Arousal'», BBC News, 19-12-2008, http://news.bbc.co.uk/2/hi/health/7792102.stm; Andrea Mazzatenta (et al.), «Swelling of Erectile Nasal Tissue Induced by Human Sexual Pheromone», *Advances in Experimental Medicine and Biology* 885 (2016): pp. 25-30.

9. Kahana-Zweig (et al.), «Measuring»; Marc Oliver Scheithauer, «Surgery of the Turbinates and 'Empty Nose' Syndrome», *GMS Current Topics in Otorhinolaryngology–Head and Neck Surgery* 9 (2010): Doc3.

10. Además, los ciclos nasales parecen estar vinculados a la duración del sueño profundo. A. T. Atanasov y P. D. Dimov, «Nasal and Sleep Cycle–Possible Synchronization during Night Sleep», *Medical Hypotheses* 61, n.º 2 (ag. 2003): pp. 275-277; Akihira Kimura (et al.), «Phase of Nasal Cycle During Sleep Tends to Be Associated with Sleep Stage», *The Laryngoscope* 123, n.º 6 (ag. 2013): pp. 1050-1055.

11. Pendolino (et al.), «The Nasal Cycle».

12. En algunas culturas, el retraso de un ciclo nasal era considerado una señal premonitoria de enfermedad. Un orificio nasal taponado durante más de ocho horas significaba que era inminente la llegada de una enfermedad grave. Si se respiraba por un solo lado durante más de un día, el pronóstico era la muerte. Pero ¿por qué? Ronald Eccles, «A Role for the Nasal Cycle in Respiratory Defense», *European Respiratory Journal* 9, n.º 2 (feb. 1996): pp. 371-376; Eccles (et al.), «Changes in the Amplitude of the Nasal Cycle Associated with Symptoms of Acute Upper Respiratory Tract Infection», *Acta Otolaryngologica* 116, n.º 1 (en. 1996): pp. 77-81.

13. Kahana-Zweig (et al.); Shirley Telles (et al.), «Alternate-Nostril Yoga Breathing Reduced Blood Pressure While Increasing Performance in a Vigilance Test», *Medical Science Monitor Basic Research* 23

(dic. 2017): pp. 392-398; Karamjit Singh (et al.), «Effect of Uninostril Yoga Breathing on Brain Hemodynamics: A Functional Near-Infrared Spectroscopy Study», *International Journal of Yoga* 9, n.º 1 (jun. 2016): pp. 12-19; Gopal Krushna Pal (et al.), «Slow Yogic Breathing Through Right and Left Nostril Influences Sympathovagal Balance, Heart Rate Variability, and Cardiovascular Risks in Young Adults», *North American Journal of Medical Sciences* 6, n.º 3 (mzo. 2014): pp. 145-151.

14. P. Raghuraj y Shirley Telles, «Immediate Effect of Specific Nostril Manipulating Yoga Breathing Practices on Autonomic and Respiratory Variables», *Applied Psychophysiology and Biofeedback* 33, n.º 2 (jun. 2008): pp. 65-75. S. Kalaivani, M. J. Kumari, y G. K. Pal, «Effect of Alternate Nostril Breathing Exercise on Blood Pressure, Heart Rate, and Rate Pressure Product among Patients with Hypertension in JIPMER, Puducherry», *Journal of Education and Health Promotion* 8, n.º 145 (jul. 2019).

15. La neuroanatomista Jill Bolte Taylor ofrece una apasionada y sorprendente introducción a las funciones de los hemisferios del cerebro en su charla TED de 2008 «My Stroke of Insight», que, en el momento de escribir este libro, había tenido más de veintiséis millones de visualizaciones. La encontraréis aquí: https://www.ted.com/talks/jill_bolte_taylor_s_powerful_stroke_of_insight?language=en.

16. David Shannahoff-Khalsa y Shahrokh Golshan, «Nasal Cycle Dominance and Hallucinations in an Adult Schizophrenic Female», *Psychiatry Research* 226, n.º 1 (mzo. 2015): pp. 289-294.

17. Estudios realizados en laboratorios de investigación y publicados en las revistas *International Journal of Neuroscience, Frontiers in Neural Circuits, Journal of Laryngology and Otology,* entre otras publicaciones, han demostrado que existe una clara relación entre los orificios nasales izquierdo y derecho y determinadas funciones mentales y biológicas. Podéis encontrar decenas de estudios aquí: https://www.ncbi.nlm.nih.gov/pubmed/?term=alternate+nostril+breathing.

18. Cuando los yoguis terminan de comer, se tumban del lado izquierdo para respirar principalmente por el orificio derecho. Creen que el aumento de la irrigación sanguínea y del calor mediante la respiración por el orificio derecho puede facilitar la digestión. Hace unos cuantos años, investigadores del Jefferson Medical College de Filadelfia comprobaron esta afirmación dando a veinte sujetos sanos un comida

con alto contenido graso durante varios días e indicándoles que se tumbaran del lado derecho o izquierdo según el día. Los que se tumbaban del lado izquierdo (respirando principalmente por el orificio derecho) tenían significativamente menos acidez de estómago y presentaban unos niveles mucho más bajos de acidez en la garganta que los que se tumbaban del lado derecho. Se repitió el estudio y los resultados fueron los mismos. El calor extra que hay en el cuerpo derivado de la respiración por el orificio derecho probablemente influía en el ritmo y la eficiencia de la digestión, pero ciertamente la gravedad también ayudaba. El estómago y el páncreas cuelgan de forma más natural cuando el cuerpo está posicionado hacia la izquierda, lo cual permite que la comida se desplace con mayor facilidad por el intestino grueso. En resumen, tumbado hacia la izquierda, uno se siente mejor y la digestión es más eficiente. L. C. Katz (et al.), «Body Position Affects Recumbent Postprandial Reflux», *Journal of Clinical Gastroenterology* 18, n.º 4 (jun. 1994): pp. 280-283; Anahad O'Connor, «The Claim: Lying on Your Left Side Eases Heartburn», *The New York Times,* 25-10-2010, https://www.nytimes.com/2010/10/26/health/26really.html; R. M. Khoury (et al.), «Influence of Spontaneous Sleep Positions on Nighttime Recumbent Reflux in Patients with Gastroesophageal Reflux Disease», *American Journal of Gastroenterology* 94, n.º 8 (ag. 1999): pp. 2069-2073.

19. La cavidad nasal y los cuatro senos paranasales medios de un hombre adulto tienen un volumen de 105,37 centímetros cúbicos, dieciséis menos en el caso de las mujeres. Inge Elly Kiemle Trindade, «Volumes Nasais de Adultos Aferidos por Rinometria Acústica», *Revista Brasileira de Otorrinolaringologia* 73, n.º 1 (en./feb. 2007).

20. Todas las playas del mundo contienen entre dos mil quinientos y diez mil trillones de granos de arena. A su vez, la bocanada de aire que acabáis de inhalar contiene cerca de veinticinco mil trillones de moléculas. Fraser Cain, «Are There More Grains of Sand Than Stars?», *Universe Today,* 25-11-2013, https://www.universetoday.com/106725/are-there-more-grains-of-sand-than-stars/.

21. A. Z. Aris, F. A. Ismail, H. Y. Ng, y S. M. Praveena, «An Experimental and Modelling Study of Selected Heavy Metals Removal from Aqueous Solution Using Scylla serrata as Biosorbent», *Pertanika Journal of Science and Technology* 22, n.º 2 (en. 2014): pp. 553-566.

22. «Mucus: The First Line of Defense», ScienceDaily, 06-11-

2015, https://www.sciencedaily.com/releases/2015/11/151106062716.htm; Sara G. Miller, «Where Does All My Snot Come From?», Live Science, 13-05-2016, https://www.livescience.com/54745-why-do-i-have-so-much-snot.html; B. M. Yergin (et al.), «A Roentgenographic Method for Measuring Nasal Mucous Velocity», *Journal of Applied Physiology: Respiratory, Environmental and Exercise Physiology* 44, n.º 6 (jun. 1978): pp. 964-968.

23. Maria Carolina Romanelli (et al.), «Nasal Ciliary Motility: A New Tool in Estimating the Time of Death», *International Journal of Legal Medicine* 126, n.º 3 (my. 2012): pp. 427-433; Fuad M. Baroody, «How Nasal Function Influences the Eyes, Ears, Sinuses, and Lungs», *Proceedings of the American Thoracic Society* 8, n.º 1 (mzo. 2011): pp. 53-61; Irina Ozerskaya (et al.), «Ciliary Motility of Nasal Epithelium in Children with Asthma and Allergic Rhinitis», *European Respiratory Journal* 50, supl. 61 (2017).

24. Cuanto más alta es la temperatura, más deprisa se mueven los cilios. J. Yager (et al.), «Measurement of Frequency of Ciliary Beats of Human Respiratory Epithelium», *Chest* 73, n.º 5 (my. 1978): pp. 627-633; James Gray, «The Mechanism of Ciliary Movement. VI. Photographic and Stroboscopic Analysis of Ciliary Movement», *Proceedings of the Royal Society B: Biological Sciences* 107, n.º 751 (dic. 1930): pp. 313-332.

25. Al llorar entran lágrimas en la nariz, que se mezclan con el moco y lo hacen menos espeso y más acuoso. Entonces los cilios ya no pueden retener el moco, así que este empieza a fluir debido a la gravedad: es lo que llamamos *goteo nasal.* Peor es el moco espeso. Comer demasiados lácteos, las alergias o los alimentos almidonados, entre otras cosas, hacen incrementar el peso y la densidad del moco. Los cilios se ralentizan, se sobrecargan y finalmente se detienen. Así es como una nariz se congestiona. Cuanto más tiempo una nariz está taponada, más microbios se acumulan, lo cual provoca a veces infecciones nasales (sinusitis) o un resfriado común. Olga V. Plotnikova (et al.), «Primary Cilia and the Cell Cycle», *Methods in Cell Biology* 94 (2009): pp. 137-160; Achim G. Beule, «Physiology and Pathophysiology of Respiratory Mucosa of the Nose and the Paranasal Sinuses», *GMS Current Topics in Otorhinolaryngology–Head and Neck Surgery* 9 (2010): Doc07.

26. Scheithauer, «Surgery of the Turbinates», p. 18; Swami

Rama, Rudolph Ballentine y Alan Hymes, *Science of Breath: A Practical Guide,* Honesdale (Pensilvania), Himalayan Institute Press, 1979, 1998, p. 45.

27. Bryan Gandevia, «The Breath of Life: An Essay on the Earliest History of Respiration: Part I», *Australian Journal of Physiotherapy* 16, n.º 1 (mzo. 1970): pp. 5-11, https://www.sciencedirect.com/science/article/pii/S0004951414610850; Gandevia, «The Breath of Life: An Essay on the Earliest History of Respiration: Part II», *Australian Journal of Physiotherapy* 16, n.º 2 (jun. 1970): pp. 57-69, https://www.sciencedirect.com/science/article/pii/S0004951414610898?via%3-Dihub.

28. Las informaciones, citas y descripciones sobre George Catlin que aparecen a continuación proceden de los siguientes libros y escritos: George Catlin, *North American Indians,* Peter Matthiessen (ed.), Nueva York, Penguin, 2004; Catlin, *The Breath of Life,* 4.ª ed., retitulado *Shut Your Mouth and Save Your Life,* Londres, N. Truebner, 1870. La edición de 1870 de *Shut Your Mouth* puede leerse y descargarse gratuitamente en https://buteykoclinic.com/wp-content/uploads/2019/04/Shut-your-mouth-Catlin.pdf.

29. Catlin, *Letters and Notes on the Manners, Customs, and Condition of the North American Indians,* Nueva York, Wiley and Putnam, 1841, vol. 1, p. 206.

30. Peter Matthiessen, introducción a Catlin, *North American Indians,* p. vi.

31. Todas las cincuenta tribus: Más adelante, el antropólogo Richard Steckel confirmó las descripciones de Catlin y afirmó que las tribus de las Llanuras de finales del siglo XIX eran los humanos más altos del planeta en aquel entonces. Devon Abbot Mihesuah, *Recovering Our Ancestors' Gardens,* Lincoln, University of Nebraska Press, 2005, p. 47.

32. *Shut Your Mouth,* pp. 2, 18, 27, 41, 43, 51.

33. Reseñado en *Littel's Living Age* 72 (en.-mzo. 1862), pp. 334-335.

34. A comienzos del siglo XX, Catlin había sido prácticamente olvidado. Sus mentores, los indios de las Grandes Llanuras, habían sido prácticamente destruidos por completo: exterminados por la viruela, matados a tiros, violados o esclavizados. Los pocos que quedaban a menudo caían en el alcoholismo. Mandan, de pelo argentino, Pawnee,

de espaldas anchas, o el amable Minatree: todos muertos. Y con ellos desaparecieron también sus conocimientos sobre el arte y la ciencia de la respiración.

35. Décadas después del tratado de Catlin sobre la respiración bucal y nasal, el médico encargado del sanatorio Mount Regis, en Salem, en Virginia, un hombre llamado E. E. Watson, expuso en la reunión anual de la Medical Society de Virginia que respirar por la boca era el principal culpable de la propagación de la tuberculosis. «No sería exagerado decir que un 75 % de nuestros casos indiscutibles de laringes tuberculosas se han producido en personas que respiran por la boca», anunció Watson. La enfermedad respiratoria no afligía a grupos aleatorios y no había relación genética. Lo que decía Watson era, básicamente, que algunas enfermedades eran cuestión de elección. Y que estar sano o enfermar estaba determinado en buena medida por si los pacientes respiraban por la boca o por la nariz. E. E. Watson, «Mouth-Breathing», *Virginia Medical Monthly* 47, n.º 9 (dic. 1920): pp. 407-408.

36. Mark Burhenne, *The 8-Hour Sleep Paradox: How We Are Sleeping Our Way to Fatigue, Disease and Unhappiness*, Sunnyvale (California), Ask the Dentist, 2015.

37. J. E. Choi (et al.), «Intraoral pH and Temperature during Sleep with and without Mouth Breathing», *Journal of Oral Rehabilitation* 43, n.º 5 (dic. 2015): pp. 356-363; Shirley Gutkowski, «Mouth Breathing for Dummies», *RDH Magazine,* 13-02-2015, https://www.rdhmag.com/patient-care/article/16405394/mouth-breathing-for-dummies.

38. «Breathing through the Mouth a Cause of Decay of the Teeth», *American Journal of Dental Science* 24, n.º 3 (jul. 1890): pp. 142-143, https://www.ncbi.nlm.nih.gov/pmc/articles/PMC6063589/?page=1.

39. M. F. Fitzpatrick (et al.), «Effect of Nasal or Oral Breathing Route on Upper Airway Resistance During Sleep», *European Respiratory Journal* 22, n.º 5 (nov. 2003): pp. 827-832.

40. Para muchos investigadores, el monóxido de nitrógeno es tan esencial para el cuerpo como el oxígeno y el dióxido de carbono. Catharine Paddock, «Study Shows Blood Cells Need Nitric Oxide to Deliver Oxygen», *Medical News Today,* 13-04-2015, https://www.medicalnewstoday.com/articles/292292.php; J. Lundberg y E. Weitzberg, «Nasal Nitric Oxide in Man», *Thorax* 54, n.º 10 (oct. 1999): pp. 947-952.

41. J. Lundberg, «Nasal and Oral Contribution to Inhaled and Exhaled Nitric Oxide: A Study in Tracheotomized Patients», *European Respiratory Journal* 19, n.º 5 (2002): pp. 859-864; Mark Burhenne, «Mouth Taping: End Mouth Breathing for Better Sleep and a Healthier Mouth», Ask the Dentist (incluye varias referencias a estudios), https://askthedentist.com/mouth-tape-better-sleep/. Además, el incremento de la resistencia al aire que se obtiene con la respiración nasal aumenta el vacío en los pulmones y nos ayuda a extraer un 20 % más de oxígeno que respirando por la boca. Caroline Williams, «How to Breathe Your Way to Better Memory and Sleep», *New Scientist,* 08-01-2020.

42. La cinta para dormir tiene sus críticos. Una noticia de *The Guardian* de julio de 2019 afirmaba que ponerse cinta para dormir era peligroso porque «si empezabas a vomitar había muchas probabilidades de que te asfixiaras». Esta afirmación, según me contaron Burhenne y Kearney, es ridícula y además ha sido poco investigada. «Buteyko: The Dangerous Truth about the New Celebrity Breathing Sensation», *The Guardian,* https://www.theguardian.com/lifeandstyle/shortcuts/2019/jul/15/buteyko-the-dangerous-truth-about-the-new-celebrity-breathing-sensation.

CAPÍTULO CUATRO: EXHALAR

1. Introducción del editor a Peter Kelder, *Ancient Secret of the Fountain of Youth,* libro 2, Nueva York, Doubleday, 1998, p. xvi.

2. Las indicaciones que seguí estaban en Wikipedia, «Five Tibetan Rites». El cardiólogo Joel Kahn recomienda realizar cada rito durante veintiuna series, como lo hacían los antiguos tibetanos. Para los principantes, dedicar diez minutos para todos los ejercicios es un buen punto de partida.

3. Medio siglo después, el librito de Kelder se reeditó con el título *Ancient Street of the Fountain of Youth.* Causó sensación a nivel mundial y vendió más de dos millones de ejemplares. Se puede encontrar una reseña sobre algunos de los beneficios cardiopulmonares de practicar los Cinco Ritos Tibetanos en un artículo del doctor Joel Kahn, «A Cardiologist's Favorite Yoga Sequence for Boosting Heart Health», MindBodyGreen, 10-09-2019.

4. W. B. Kannel (et al.), «Vital Capacity as a Predictor of Cardiovascular Disease: The Framingham Study», *American Heart Journal* 105, n.º 2 (feb. 1983): pp. 311-315; William B. Kannel y Helen Hubert, «Vital Capacity as a Biomarker of Aging», en *Biological Markers of Aging,* Mitchell E. Reff y Edward L. Schneider (ed.), Publicación de los NIH n.º 82-2221, abr. 1982, pp. 145-160.

5. Holgar Shunemann, el investigador que encabezó el estudio de seguimiento de Buffalo, declaró: «Es importante señalar que el riesgo de muerte era mayor para los participantes con un funcionamiento pulmonar moderadamente deteriorado, no únicamente los del quintil más bajo. Esto hace pensar que tener un riesgo más elevado no es algo que se limite a una pequeña parte de la población con un funcionamiento pulmonar gravemente deteriorado». Lois Baker, «Lung Function May Predict Long Life or Early Death», Centro de Prensa de la Universidad de Buffalo, 12-09-2000, http://www.buffalo.edu/news/releases/2000/09/4857.html.

6. El indicador para medir el tamaño pulmonar se extendió a los que se habían sometido a un trasplante de pulmón. En 2013, investigadores de la Universidad Johns Hopkins compararon varios miles de pacientes que se habían sometido a trasplantes de pulmón y descubrieron que a los que les habían colocado pulmones de gran tamaño tenían un 30 % más de opciones de supervivencia tras la operación. «En cuanto a los trasplantes de pulmón, a los investigadores les sorprendió que, al parecer, cuanto más grande, mejor». ScienceDaily, 01-08-2013, https://www.sciencedaily.com/releases/2013/08/130801095507.htm; Michael Eberlein (et al.), «Lung Size Mismatch and Survival After Single and Bilateral Lung Transplantation», *Annals of Thoracic Surgery* 96, n.º 2 (ag. 2013): pp. 457-463.

7. Brian Palmer, «How Long Can You Hold Your Breath?», *Slate,* 18-11-2013, https://slate.com/technology/2013/11/nicholas-mevoli-freediving-death-what-happens-to-people-who-practice-holding-their-breath.html; https://www.sciencedaily.com/releases/2013/08/130801095507.htm; «Natural Lung Function Decline vs. Lung Function Decline with COPD», *Exhale,* el blog oficial del Lung Institute, 27-04-2016, https://lunginstitute.com/blog/natural-lung-function-decline-vs-lung-function-decline-with-copd/.

8. Durante los últimos años más de un músico me ha preguntado

si tocar instrumentos de viento mejora la capacidad pulmonar. Hay estudios que se contradicen, pero el consenso es que no, que tocar instrumentos de viento no aumenta la capacidad pulmonar de forma significativa. Además, el aire presurizado constante dentro de los pulmones parece incrementar el riesgo de padecer síntomas crónicos en las vías respiratorias superiores e incluso cáncer de pulmón. Evangelos Bouros (et al.), «Respiratory Function in Wind Instrument Players», *Mater Sociomedica* 30, n.º 3 (oct. 2018): pp. 204-208; E. Zuskin (et al.), «Respiratory Function in Wind Instrument Players», *La Medicina del Lavoro,* mzo. 2009; p. 100(2); pp. 133-141; A. Ruano-Ravina (et al.), «Musicians Playing Wind Instruments and Risk of Lung Cancer: Is There an Association?», *Occupational and Environmental Medicine* 60, n.º 2 (feb. 2003); «How to Increase Lung Capacity in 5 Easy Steps», *Exhale,* 27-07-2016.

9. Las descripciones y las informaciones sobre Schroth y su obra fueron adoptadas de Hans-Rudolf Weiss, «The Method of Katharina Schroth—History, Principles and Current Development», *Scoliosis and Spinal Disorders* 6, n.º 1 (ag. 2011): p. 17.

10. Las descripciones, las citas y otras informaciones acerca de Carl Stough y sus métodos se extrajeron de su autobiografía, publicada en 1970, escrita en coautoría con Reece Stough: *Dr. Breath: The Story of Breathing Coordination,* Nueva York, William Morrow, 1970, pp. 17, 19, 38, 42, 66, 71, 83, 86, 93, 101, 111, 117, 113, 156, 173; de una breve biografía, «Carl Stough», en www.breathingcoordination.ch/en/method/carl-stough; y del documental escrito por Laurence A. Caso, *Breathing: The Source of Life,* Stough Institute, 1997.

11. Esa era la misma respiración «pectoral» que Stough vería en esquizofrénicos y otros enfermos con trastornos de la conducta. Todos tenían la misma tensión en el pecho y en la caja torácica, y eran incapaces de moverse libremente o de respirar de otra forma que no fuera mediante varias respiraciones apresuradas. En consecuencia, todo el aire «viciado», rico en dióxido de carbono, se quedaba estancado en los pulmones, lo cual creaba un «espacio muerto».

12. Con cada exhalación expulsamos cerca de tres mil quinientos compuestos. La mayor parte es materia orgánica (vapor de agua, dióxido de carbono y otros gases), pero también expelemos contaminantes: pesticidas, sustancias químicas y gases como los que desprenden los

motores. Cuando no expulsamos todo el aire, estas toxinas se quedan dentro de los pulmones y se descomponen, hecho que provoca infecciones y otros problemas. Todor A. Popov, «Human Exhaled Breath Analysis», *Annals of Allergy, Asthma & Immunology* 106, n.º 6 (jun. 2011): pp. 451-456; Joachim D. Pleil, «Breath Biomarkers in Toxicology», *Archives of Toxicology* 90, n.º 11 (nov. 2016): pp. 2669-2682; Jamie Eske, «Natural Ways to Cleanse Your Lungs», *Medical News Today,* 18-02-2019, https://www.medicalnewstoday.com/articles/324483.php.

13. «How Quickly Does a Blood Cell Circulate?», *The Naked Scientists,* 29-04-2012, https://www.thenakedscientists.com/articles/questions/how-quickly-does-blood-cell-circulate.

14. «How the Lungs Get the Job Done», *American Lung Association,* 20-07-2017, https://www.lung.org/about-us/blog/2017/07/how-your-lungs-work.html.

15. Puede encontrarse una panorámica de las teorías y observaciones de Stephen Elliott sobre el bombeo torácico en Stephen Elliot, «Diaphragm Mediates Action of Autonomic and Enteric Nervous Systems», *BMED Reports,* 08-01-2010, https://www.bmedreport.com/archives/8309; véase también «Principles of Breathing Coordination» resumidos en Breathing Coordination, http://www.breathingcoordination.com/Principles.html.

16. Caso, *Breathing: The Source of Life,* 17:12.

17. Y el riesgo de padecer asma, que a su vez afecta a la salud cardiovascular. «Adults Who Develop Asthma May Have Higher Risk of Heart Disease, Stroke», *American Heart Association News,* 24-08-2016, https://newsarchive.heart.org/adults-who-develop-asthma-may-have-higher-risk-of-heart-disease-stroke; A. Chaouat (et al.), «Pulmonary Hypertension in COPD», *European Respiratory Journal* 32, n.º 5 (nov. 2008): pp. 1371-1385.

18. Cuando algunos músculos del cuerpo se tensan, otros músculos de la zona intervienen para aliviar la carga. Si nos hacemos un esguince en el tobillo izquierdo, pondremos más peso en el derecho. Pero el diafragma no tiene esta opción. Ningún otro músculo hace lo que él hace. Sigue trabajando cueste lo que cueste, porque, de no hacerlo, enseguida nos quedaríamos sin aire y moriríamos. Con el tiempo, el cuerpo aprende a hacer todo lo que puede para compensar y hace inter-

venir músculos respiratorios «accesorios» del pecho para ayudar al aire a entrar y salir de los pulmones. Esta respiración pectoral se convierte en un hábito.

19. Caso, *Breathing: The Source of Life,* 11:18.

20. Bob Burns, *The Track in the Forest: The Creation of a Legendary 1968 US Olympic Team,* Chicago, Chicago Review Press, 2018; Richard Rothschild, «Focus Falls Again on '68 Olympic Track Team», *Chicago Tribune,* 19-06-1998.

21. Durante mi viaje investigando para este libro, visité al doctor J. Tod Olin, neumólogo en el centro médico National Jewish Health, un hospital líder en problemas respiratorios y centro de investigación situado en Denver, en Colorado. Durante los años anteriores, Olin se había especializado en una dolencia llamada *obstrucción laríngea inducida por el ejercicio* (EILO, en inglés), en la que las cuerdas vocales y las estructuras adyacentes obstruyen el canal respiratorio al hacer ejercicio de alta intensidad. Entre un 5 % y un 10 % de los adolescentes sufren dicha afección, y la mayoría de las veces no se diagnostica correctamente, se atribuyen tales síntomas al asma y no logra tratarse. Las técnicas de Olin, que de forma no muy imaginativa llamó Olin EILOBI (siglas en inglés de «técnicas de inspiración bifásica para la obstrucción laríngea inducida por el ejercicio»), consistían en ejercicios de contención de la respiración y de respiración con los labios fruncidos desarrollados por Konstantín Buteyko sesenta años antes y, en menor medida, por Carl Stough. La única diferencia estaba en que las técnicas de Olin se centraban en la boca, porque, según decía el doctor, los atletas no podían inhalar con suficiente velocidad por la nariz durante el ejercicio de alta intensidad. Uno se pregunta qué rendimiento habrían alcanzado si hubieran podido hacerlo. Sarah Graham (et al.), «The Fortuitous Discovery of the Olin EILOBI Breathing Techniques: A Case Study», *Journal of Voice* 32, n.º 6 (nov. 2018): pp. 695-697.

22. «Chronic Obstructive Pulmonary Disease (COPD)», Centros para el Control y la Prevención de Enfermedades de los Estados Unidos, Sondeo de Salud Nacional, 2018, https://www.cdc.gov/nchs/fastats/copd.htm; «Emphysema: Diagnosis and Treatment», Clínica Mayo, 28-04-2017, https://www.mayoclinic.org/diseases-conditions/emphysema/diagnosis-treatment/drc-20355561.

1. John N. Maina, «Comparative Respiratory Physiology: The Fundamental Mechanisms and the Functional Designs of the Gas Exchangers», *Open Access Animal Physiology* 2014, n.º 6 (dic. 2014): pp. 53-66, https://www.dovepress.com/comparative-respiratory-physiology-the-fundamental-mechanisms-and-the--peer-reviewed-fulltext-article-OAAP.

2. Richard Petersham; Campbell, *The Respiratory Muscles and the Mechanics of Breathing.*

3. «How Your Lungs Get the Job Done», American Lung Association, jul. 2017, https://www.lung.org/about-us/blog/2017/07/how-your-lungs-work.html.

4. Cada célula sanguínea descarga solamente cerca de un 25 % del oxígeno; el 75 % restante se queda en la célula y regresa a los pulmones. El oxígeno que no abandona la célula actúa como un mecanismo de reserva, pero si la hemoglobina no recoge oxígeno nuevo en los pulmones, quedará totalmente vacía transcurridos tres ciclos de circulación, lo que tarda unos tres minutos en producirse.

5. «Why Do Many Think Human Blood Is Sometimes Blue?», NPR, 03-02-2017, https://www.npr.org/sections/13.7/2017/02/03/513003105/why-do-many-think-human-blood-is-sometimes-blue.

6. Ruben Meerman y Andrew J. Brown, «When Somebody Loses Weight, Where Does the Fat Go?», *British Medical Journal* 349 (dic. 2014): g7257; Rachel Feltman y Sarah Kaplan, «Dear Science: When You Lose Weight, Where Does It Actually Go?», *The Washington Post,* 06-06-2016.

7. Si este apellido os suena, es normal. Christian Bohr fue el padre del famoso físico cuántico y premio nobel Niels Bohr.

8. L. I. Irzhak, «Christian Bohr (On the Occasion of the 150th Anniversary of His Birth)», *Human Physiology* 31, n.º 3 (myo. 2005): pp. 366-368; Paulo Almeida, *Proteins: Concepts in Biochemistry,* Nueva York, Garland Science, 2016, p. 289.

9. Albert Gjedde, «Diffusive Insights: On the Disagreement of Christian Bohr and August Krogh at the Centennial of the Seven Little Devils», *Advances in Physiology Education* 34, n.º 4 (dic. 2010): pp. 174-185.

10. Y, obviamente, el cambio en la curva de disociación de la oxihemoglobina, el gráfico que describía la relación entre la presión parcial del oxígeno y la saturación de oxígeno de la hemoglobina.

11. Hay una versión en HTML disponible en https://www1.udel.edu/chem/white/C342/Bohr(1904).html.

12. John B. West, «Yandell Henderson», en *Biographical Memoirs,* vol. 74, Washington, National Academies Press, 1998, pp. 144-159, https://www.nap.edu/read/6201/chapter/9.

13. Yandell Henderson, «Carbon Dioxide», *Cyclopedia of Medicine,* vol. 3, Filadelfia, F. A. Davis, 1940. (Varias fuentes sitúan la fecha tanto en 1940 como en 1934; es probable que el artículo apareciera en ambas ediciones.) Lewis S. Coleman, «Four Forgotten Giants of Anesthesia History», *Journal of Anesthesia and Surgery* 3, n.º 2 (en. 2016): pp. 1-17; Henderson, «Physiological Regulation of the Acid-Base Balance of the Blood and Some Related Functions», *Physiological Reviews* 5, n.º 2 (abr. 1925): pp. 131-160.

14. Esta publicación lo resume muy bien con varias citas de investigadores del ámbito: Dr. John A. Daller, «Oxygen Bars: Is a Breath of Fresh Air Worth It?», *On Health,* 22-06-2017, https://www.onhealth.com/content/1/oxygen_bars_-_is_a_breath_of_fresh_air_worth_it. Puede encontrarse contenido adicional en este pesado volumen: Nick Lane, *Oxygen: The Molecule That Made the World,* Nueva York, Oxford University Press, p. 11.

15. Yandell Henderson, «Acapnia and Shock. I. Carbon-Dioxid *[sic]* as a Factor in the Regulation of the Heart-Rate», *American Journal of Physiology* 21, n.º 1 (feb. 1908): pp. 126-156.

16. John Douillard, *Body, Mind, and Sport: The Mind-Body Guide to Lifelong Health, Fitness, and Your Personal Best,* ed. rev., Nueva York, Three Rivers Press, 2001, pp. 153, 156, 211.

17. Debo decir que el primer día que cambié el respirar por la boca por estas respiraciones nasales lentas, mi rendimiento se resintió: un descenso de unos setecientos metros de distancia en comparación con mi mejor resultado respirando por la boca una semana antes. Era previsible. Habituar el cuerpo a respirar por la nariz de forma lenta y constante requiere tiempo. Douillard avisaba a sus atletas de que debían estar preparados para ver un descenso de un 50 % en su rendimiento al comenzar a respirar por la nariz. Algunos atletas tenían que

esperar varios meses para obtener avances, motivo por el cual muchos de ellos, y otras personas que no eran deportistas, abandonaban y volvían a respirar por la boca. También es importante señalar que este tipo de inspiraciones y espiraciones largas no son beneficiosas, ni siquiera posibles, para el ejercicio de muy alta intensidad. Correr cuatrocientos metros, por ejemplo, requeriría mucho más oxígeno para satisfacer las necesidades metabólicas. Algunos atletas de élite pueden respirar doscientos litros de aire por minuto durante los momentos de tensión extrema: hasta veinte veces lo que se considera un volumen normal en reposo. Pero para un ejercicio constante de nivel medio, como ir en bici o hacer *footing,* las respiraciones largas son mucho más eficientes.

18. Meryl Davids Landau, «This Breathing Exercise Can Calm You Down in a Few Minutes», Vice, 16-03-2018; Christophe André, «Proper Breathing Brings Better Health», *Scientific American,* 15-01-2019.

19. Luciano Bernardi (et al.), «Effect of Rosary Prayer and Yoga Mantras on Autonomic Cardiovascular Rhythms: Comparative Study», *British Medical Journal* 323, n.º 7327 (dic. 2001): p. 144649; T. M. Srinivasan, «Entrainment and Coherence in Biology», *International Journal of Yoga* 8, n.º 1 (jun. 2015): pp. 1-2.

20. La coherencia es un indicador que mide la armonía de dos señales. Cuando dos señales aumentan y disminuyen en fase, están en coherencia, un estado de eficiencia máxima. Puede encontrarse mucha más información sobre la coherencia y los beneficios de respirar 5,5 veces por minuto con inhalaciones y exhalaciones de 5,5 segundos en las siguientes referencias: Stephen B. Elliott, *The New Science of Breath,* Coherence, 2005; Stephen Elliott y Dee Edmonson, *Coherent Breathing: The Definitive Method,* Coherence, 2008; I. M. Lin, L. Y. Tai y S. Y. Fan, «Breathing at a Rate of 5.5 Breaths per Minute with Equal Inhalation-to-Exhalation Ratio Increases Heart Rate Variability», *International Journal of Psychophysiolology* 91 (2014): pp. 206-211.

21. Una buena panorámica, revisada por médicos, de este tipo de respiración ritmada «coherente»: Arlin Cuncic, «An Overview of Coherent Breathing», VeryWellMind, 25-06-2019, https://www.verywellmind.com/an-overview-of-coherent-breathing-4178943.

22. 5,4545 respiraciones por minuto, para ser exactos.

23. Richard P. Brown y Patricia L. Gerbarg, *The Healing Power*

of the Breath: Simple Techniques to Reduce Stress and Anxiety, Enhance Concentration, and Balance Your Emotions, Boston, Shambhala, 2012, ubicaciones en la versión Kindle 244-247, 1091-1096; Lesley Alderman, «Breathe. Exhale. Repeat: The Benefits of Controlled Breathing», *The New York Times,* 09-11-2016.

24. En 2012 unos investigadores italianos descubrieron que respirar a seis respiraciones por minuto tenía unos poderosos efectos a elevadas altitudes de más de cinco mil metros. La técnica no solo reducía significativamente la presión arterial, sino que también potenciaba la saturación de oxígeno en sangre. Grzegorz Bilo (et al.), «Effects of Slow Deep Breathing at High Altitude on Oxygen Saturation, Pulmonary and Systemic Hemodynamics», *PLoS One* 7, n.º 11 (nov. 2012): e49074.

25. Landau, «This Breathing Exercise Can Calm You Down».

26. Marc A. Russo (et al.), «The Physiological Effects of Slow Breathing in the Healthy Human», *Breathe* 13, n.º 4 (dic. 2017): pp. 298-309.

CAPÍTULO SEIS: MENOS

1. «Obesity and Overweight», Centros para el Control y la Prevención de Enfermedades de los Estados Unidos, https://www.cdc.gov/nchs/fastats/obesity-overweight.htm; «Obesity Increase», *Health & Medicine,* 18-03-2013; «Calculate Your Body Mass Index», Instituto Nacional del Corazón, la Sangre y los Pulmones, https://www.nhlbi.nih.gov/health/educational/lose_wt/BMI/bmicalc.htm?source=quickfitnesssolutions.

2. El ritmo respiratorio medio de un hombre adulto, según un estudio de los años treinta del siglo xx, era de unas trece veces por minuto, con un total de 5,25 litros de aire. En los años cuarenta, el ritmo respiratorio estaba un poco por encima de las diez respiraciones por minuto, con un total de ocho litros. Al llegar a los años ochenta y noventa, varios estudios situaban el ritmo respiratorio medio en un valor cercano a entre diez y doce respiraciones por minuto, con un volumen total, en algunos casos, de nueve litros o más. Hablé sobre esto con el doctor Don Storey, destacado neumólogo que había trabajado durante

más de cuarenta años en este ámbito (y que es mi suegro). Me dijo que, al empezar su carrera, el ritmo respiratorio normal era de entre ocho y doce respiraciones por minuto. Actualmente, el rango superior de este abanico es de casi el doble. Más allá de las anécdotas, decenas de estudios hacen pensar que efectivamente puede ser que estemos respirando más que antes. La mayoría de los estudios comparan a sujetos con enfermedades respiratorias con individuos sanos. Son los datos de los individuos sanos lo que se usó para esta evaluación. Algunos de los estudios los encontré en el libro de Artour Rakhimov *Slower and Less: The Greatest Health Discovery Ever,* autopublicado, 2014. Se han incluido aquellos estudios que pudieron ser verificados de forma independiente. Seguiré recopilando investigaciones en este ámbito y las publicaré en mi sitio web: mrjamesnestor.com/breath. Mientras tanto, he aquí un par de ellos: N. W. Shock y M. H. Soley, «Average Values for Basal Respiratory Functions in Adolescents and Adults», *Journal of Nutrition* 18 (1939): pp. 143-153; Harl W. Matheson y John S. Gray, «Ventilatory Function Tests. III. Resting Ventilation, Metabolism, and Derived Measures», *Journal of Clinical Investigation* 29, n.º 6 (1950): pp. 688-692; John Kassabian (et al.), «Respiratory Center Output and Ventilatory Timing in Patients with Acute Airway (Asthma) and Alveolar (Pneumonia) Disease», *Chest* 81, n.º 5 (myo. 1982): pp. 536-543; J. E. Clague (et al.), «Respiratory Effort Perception at Rest and during Carbon Dioxide Rebreathing in Patients with Dystrophia Myotonica», *Thorax* 49, n.º 3 (mzo. 1994): pp. 240-244; A. Dahan (et al.), «Halothane Affects Ventilatory after Discharge in Humans», *British Journal of Anaesthesia* 74, n.º 5 (myo 1995): pp. 544-548; N. E. L. Meessen (et al.), «Breathing Pattern during Bronchial Challenge in Humans», *European Respiratory Journal* 10, n.º 5 (myo 1997): pp. 1059-1063.

3. Mary Birch, *Breathe: The 4-Week Breathing Retraining Plan to Relieve Stress, Anxiety and Panic,* Sydney, Hachette Australia, 2019, ubicaciones en la versión Kindle 228-231. Puede encontrarse una panorámica de lo mal que respiramos aquí: Richard Boulding (et al.), «Dysfunctional Breathing: A Review of the Literature and Proposal for Classification», *European Respiratory Review* 25, n.º 141 (sept. 2016): pp. 287-294.

4. Bryan Gandevia, «The Breath of Life: An Essay on the Earliest

History of Respiration: Part I», *Australian Journal of Physiotherapy* 16, n.º 1 (mzo. 1970): pp. 5-11.

5. Merece la pena mencionar que los antiguos hindúes consideraban que un ritmo respiratorio normal era un ritmo mucho mayor, de 22.636 respiraciones al día.

6. Estas inhalaciones y exhalaciones largas no son factibles al hacer ejercicio de muy alta intensidad. Correr cuatrocientos metros, por ejemplo, requeriría mucho más oxígeno para satisfacer las necesidades metabólicas. (Los atletas de resistencia pueden respirar doscientos litros de aire por minuto durante los momentos de tensión extrema: hasta veinte veces lo que se considera un volumen normal en reposo.) Pero para un ejercicio constante y de nivel medio como este, las respiraciones largas son mucho más eficientes. Maurizio Bussotti (et al.), «Respiratory Disorders in Endurance Athletes—How Much Do They Really Have to Endure?», *Open Access Journal of Sports Medicine* 2, n.º 5 (abr. 2014): p. 49.

7. Empleando técnicas de respirar «lento y menos», los sujetos de un experimento llevado a cabo en la Facultad de Ciencias de la Salud de la Universidad Muhammadiyah de Surakarta (UMS) y presentado en el 3.º Congreso Internacional de Ciencia, Tecnología y Humanidad (ISETH), en diciembre de 2017, presentaron un incremento significativo de VO_2 max con respecto a un grupo de control. Dani Fahrizal y Totok Budi Santoso, «The Effect of Buteyko Breathing Technique in Improving Cardiorespiratory Endurance», Actas del ISETH 2017 (publicaciones de la UMS), https://pdfs.semanticscholar.org/c2ee/b2d1c0230a76fccdad94e7d97b11b882d217.pdf; Encontraréis varios resúmenes de estudios en Patrick McKeown, «Oxygen Advantage», https://oxygenadvantage.com/improved-swimming-coordination.

8. K. P. Buteyko (ed.), *Buteyko Method: Its Application in Medical Practice,* Odessa (Ucrania), Titul, 1991.

9. Los datos de esta biografía se extrajeron de varias fuentes. «The Life of Konstantin Pavlovich Buteyko», Buteyko Clinic, https://buteykoclinic.com/about-dr-buteyko; «Doctor Konstantin Buteyko», Buteyko.com, http://www.buteyko.com/method/buteyko/index_buteyko.html; «The History of Professor K. P. Buteyko», LearnButeyko.org, http://www.learnbuteyko.org/the-history-of-professor-kp-buteyko; Sergey Altukhov, *Doctor Buteyko's Discovery,* TheBreathingMan, 2009,

ubicaciones en la versión Kindle 570, 572, 617; Entrevista con Buteyko, 1988, YouTube, https://www.youtube.com/watch?v=yv5unZd7okw.

10. «The Original Silicon Valley», *The Guardian,* 05-01-2016, https://www.theguardian.com/artanddesign/gallery/2016/jan/05/akademgorodok-academy-town-siberia-science-russia-in-pictures.

11. Encontraréis una foto impresionante del laboratorio aquí: https://images.app.goo.gl/gAHupjGqjBtEiKab9.

12. Podéis ver los niveles de dióxido de carbono de Buteyko aquí: https://tinyurl.com/yy3fvrh7.

13. Los documentos y las reflexiones de Buteyko pueden descargarse gratuitamente en el sitio web de Patrick McKeown: https://tinyurl.com/y3lbfhx2.

14. Encontraréis más información sobre el entrenamiento por hipoventilación en el sitio web del doctor Xavier Woorons: http://www.hypoventilation-training.com/index.html; «Emil Zatopek Biography», Biography Online, 01-05-2010, https://www.biographyonline.net/sport/athletics/emile-zatopek.html; Adam B. Ellick, «Emil Zatopek», *Runner's World,* 01-03-2001, https://www.runnersworld.com/advanced/a20841849/emil-zatopek. Por si sirve de algo, la altura de Zátopek es un misterio; algunas fuentes afirman que medía 1,82 metros, mientras que otras, como ESPN, dicen que medía 1,67 metros. El consenso, de acuerdo con *Runner's World,* es que medía alrededor de 1,73 metros.

15. Timothy Noakes, *Lore of Running,* 4.ª ed., Champaign (Illinois), Human Kinetics, 2002, p. 382.

16. «Emil Zátopek», Running Past, http://www.runningpast.com/emil_zatopek.htm; Frank Litsky, «Emil Zatopek, 78, Ungainly Running Star, Dies», *The New York Times,* 23-11-2000, https://www.nytimes.com/2000/11/23/sports/emil-zatopek-78-ungainly-running-star-dies.html.

17. Joe Hunsaker, «Doc Counsilman: As I Knew Him», *SwimSwam,* 12-01-2015, https://swimswam.com/doc-counsilman-knew/.

18. Aquí encontraréis cierta información de contexto interesante sobre los posibles peligros del enfoque de Counsilman en el entrenamiento de atletas más jóvenes por parte del entrenador de natación Mike Lewellyn: https://swimisca.org/coach-mike-lewellyn-on-breath-holding-shallow-water-blackout/. Una visión alternativa por parte del

doctor Rob Orr puede encontrarse en «Hypoxic Work in the Pool», PTontheNet, 14-02-2006, https://www.ptonthenet.com/articles/Hypoxic-Work-in-the-Pool-2577. La conclusión a la que he llegado leyendo esta y otras publicaciones es que el entrenamiento por hipoxia funciona, pero que no debería emplearse como un régimen de entrenamiento igual para todo el mundo. Cabe considerar los factores fisiológicos, psicológicos y numerosos factores anatómicos, como con prácticamente cualquier otra técnica de entrenamiento. Y al igual que con cualquier otra técnica bajo el agua, el entrenamiento por hipoxia siempre debe realizarse bajo la atenta supervisión de un profesional.

19. «ISHOF Honorees», Salón de la Fama de la Natación Internacional, https://ishof.org/dr.-james-e.--doc--counsilman-(usa).html; «A Short History: From Zátopek to Now», Hypoventilation Training.com, http://www.hypoventilation-training.com/historical.html.

20. Braden Keith, «Which Was the Greatest US Men's Olympic Team Ever?», *SwimSwam,* 07-09-2010, https://swimswam.com/which-was-the-greatest-us-mens-olympic-team-ever; Jean-Claude Chatard (ed.), *Biomechanics and Medicine in Swimming IX,* Saint-Étienne (Francia), Publicaciones de la Universidad de Saint-Étienne, 2003.

21. Debe quedar claro que las investigaciones de Woorons están dirigidas a atletas de élite que buscan conseguir una ventaja en las competiciones. Nadie sabe los efectos a largo plazo de forzar sistemáticamente el cuerpo a entrar en un estado altamente anaeróbico, y varios investigadores sugieren que estos entrenamientos anaeróbicos constantes pueden provocar lesiones y causar un dañino estrés oxidativo. Mientras tanto, tras solo algunas semanas llevando a cabo el entrenamiento de Olsson —más suave—, varios de sus clientes registraron aumentos significativos en el conteo de glóbulos rojos. Más sangre significa que se proporciona más oxígeno a más tejidos. A Lance Armstrong, el ciclista caído en desgracia, no lo pillaron por tomar adrenalina o esteroides, sino por inyectarse su propia sangre y aumentar la cantidad de glóbulos rojos, lo cual le permitía transportar más oxígeno. En esencia, lo que hacía Armstron era darse un chute instantáneo de entrenamiento de contención de la respiración.

22. Xavier Woorons (et al.), «Prolonged Expiration down to Residual Volume Leads to Severe Arterial Hypoxemia in Athletes during Submaximal Exercise», *Respiratory Physiology & Neurobiology* 158,

n.º 1 (ag. 2007): pp. 75-82; Alex Hutchinson, «Holding Your Breath during Training Can Improve Performance», *The Globe and Mail,* 23-02-2018, https://www.theglobeandmail.com/life/health-and-fitness/fitness/holding-your-breath-during-training-can-improve-performance/article38089753/.

23. E. Dudnik (et al.), «Intermittent Hypoxia-Hyperoxia Conditioning Improves Cardiorespiratory Fitness in Older Comorbid Cardiac Outpatients without Hematological Changes: A Randomized Controlled Trial», *High Altitude Medical Biology* 19, n.º 4 (dic. 2018): pp. 339-343. Y muchos más. Un estudio británico con treinta jugadores de rugbi llegó a la conlusión de que los que se habían entrenado a niveles «normobáricos» de un 13 % de oxígeno (el equivalente a una altitud de unos tres mil seiscientos metros) tenían, tras solo cuatro semanas, unas «mejoras del doble» con respecto a los sujetos de control, que se habían entrenado en un aire normal, al nivel del mar. Un estudio europeo con ochenta y seis mujeres obesas reveló que el entrenamiento por hipoxia conducía a un «descenso significativo de la circunferencia de la cintura» y a una reducción notable de la grasa con respecto a los sujetos de control. (Más oxígeno disponible en las células significaba que se podía quemar más grasa con mayor eficiencia.) ¡E incluso la diabetes! Veintiocho adultos que padecían diabetes de tipo 1 demostraron que el entrenamiento por hipoxia reducía las concentraciones de glucosa, con lo cual los sujetos se mantenían más en línea con los niveles normales que los sujetos de control. Este simple método, según los investigadores, «puede suponer una importante prevención de las complicaciones cardiovasculares de la diabetes». Véanse referencias de todos estos estudios —y de otros— en mrjamesnestor.com/breath.

24. Podéis ver una foto de Sanya Richards-Ross compitiendo aquí: https://tinyurl.com/yyf8tj7m.

25. Durante nuestra sesión de *footing,* Olsson y yo usamos un Relaxator, un aparato que Olsson diseñó para restringir el flujo de aire durante las exhalaciones y aumentar la presión positiva en los pulmones, lo cual los ayuda a expandirse y a incrementar el espacio para el intercambio de gases. Los aparatos que oponen resistencia a la respiración como el Relaxator pueden ayudar a controlar un flujo de aire constante y a medir el nivel de resistencia, pero son opcionales. La técnica más efectiva en el entrenamiento por hipoventilación es ampliar las

exhalaciones y luego aguantar la respiración con los pulmones medio llenos el mayor tiempo posible; e ir repitiéndolo. Esto se puede llevar a cabo en cualquier parte y en cualquier momento. Cuanto mayor sea el «hambre de aire», más eritropoetina (EPO) secretarán los riñones, más glóbulos rojos secretará la medula ósea y más oxígeno recorrerá el cuerpo, más resistente se volverá el cuerpo y más lejos, más rápido y más alto irá. En los años noventa, la doctora Alison McConnell, una fisióloga londinense y destacada experta en el entrenamiento respiratorio, indicó a unos ciclistas que usaran un aparato de resistencia que pusiera presión en la inhalación. Descubrió que los atletas obtenían un asombroso incremento del 33 % en cuanto a la resistencia tras solo cuatro semanas. Solamente cinco minutos de este entrenamiento puede hacer disminuir la presión arterial doce puntos, cerca del doble que el ejercicio aeróbico. Alison McConnell, *Breathe Strong, Perform Better,* Champaign (Illinois), Human Kinetics, 2011, pp. 59, 61; Lisa Marshall, «Novel 5-Minute Workout Improves Blood Pressure, May Boost Brain Function», *Medical Xpress,* 08-04-2019, https://medicalxpress.com/news/2019-04-minute-workout-blood-pressure-boost.html; Sarah Sloat, «A New Way of Working Out Takes 5 Minutes and Is as Easy as Breathing», Inverse, 09-04-2019, https://www.inverse.com/article/54740-imst-training-blood-pressure-health.

26. Puede encontrarse una lista exhaustiva de estudios y otras investigaciones sobre Buteyko, tanto en inglés como en ruso, en los siguiente enlaces ofrecidos por la Breathe Well Clinic (Dublín, Irlanda) y la Buteyko Clinic International: http://breathing.ie/clinical-studies-in-russian/; http://breathing.ie/clinical-evidence-for-buteyko/; https://buteykoclinic.com/wp-content/uploads/2019/04/Dr-Buteykos-Book.pdf.

27. «Asthma in the United States: Burden and Current Theories», *Environmental Health Perspectives* 110, supl. 4 (ag. 2002): pp. 557-560; «Asthma Facts and Figures», Asthma and Allergy Foundation of America, https://www.aafa.org/asthma-facts; «Childhood Asthma», Clínica Mayo, https://www.mayoclinic.org/diseases-conditions/childhood-asthma/symptoms-causes/syc-20351507.

28. Paul Hannaway, *What to Do When the Doctor Says It's Asthma,* Gloucester (Massachusetts), Fair Winds, 2004.

29. «Childhood Asthma», Clínica Mayo, https://www.mayocli-

nic.org/diseases-conditions/childhood-asthma/symptoms-causes/syc-20351507.

30. Duncan Keeley y Liesl Osman, «Dysfunctional Breathing and Asthma», *British Medical Journal* 322 (myo. 2001): p. 1075; «Exercise-Induced Asthma», Clínica Mayo, https://www.mayoclinic.org/diseases-conditions/exercise-induced-asthma/symptoms-causes/syc-20372300.

31. R. Khajotia, «Exercise-Induced Asthma: Fresh Insights and an Overview», *Malaysian Family Physician* 3, n.º 2 (abr. 2008): pp. 21-24.

32. «Distribution of Global Respiratory Therapy Market by Condition in 2017-2018 (in Billion U.S. Dollars)», Statista, https://www.statista.com/statistics/312329/worldwide-respiratory-therapy-market-by-condition/.

33. Cuando un grupo de médicos, profesores y estadísticos quisieron saber cómo los medicamentos y las operaciones afectaban a los pacientes, no echaron un vistazo a reseñas de WebMD. Se dieron cuenta de que muchos estudios estaban financiados por compañías farmacéuticas privadas y que los resultados o bien estaban amañados o bien eran extremadamente engañosos. Así pues, aquellos investigadores reunieron estudios de decenas de tratamientos distintos y reanalizaron los datos para ofrecer una medición precisa de los efectos de un fármaco o una terapia. Para dar una visión realista de lo efectivos que son un medicamento o un tratamiento, los investigadores calcularon el número de pacientes que necesitaban ser tratados para que el procedimiento fuera efectivo en una persona. Llamaron a su organización NNT, un simple concepto estadístico: «Number Needed to Treat» ('Número Necesario para Tratar'). Desde sus inicios, en 2010, el NNT (https://www.thennt.com) ha analizado más de 275 fármacos y terapias de muchos campos, desde la cardiología a la endocrinología pasando por la dermatología. Clasificaron cada uno de los medicamentos y terapias con una escala de colores: verde (la terapia o el fármaco son claramente beneficiosos); amarillo (no está claro que sean beneficiosos); rojo (no aportan beneficios); y negro (son más perjudiciales que beneficiosos). Revisaron cuarenta y ocho ensayos, que incluían decenas de miles de sujetos, de un tratamiento estándar contra el asma: los agonistas beta de acción larga (LABA) con corticoesteroides, un tratamiento combinado de fármacos por inhalación con nombres comerciales como Advair y

Symbicort, diseñado para que los músculos lisos de las vías respiratorios estén constantemente relajados. De los cuarenta y ocho ensayos representados, cuarenta y cuatro estaban patrocinados por el fabricante farmacéutico de agonistas beta de acción larga, uno de los dos medicamentos de la combinación. Este fármaco no solo estaba aprobado, sino que probablemente lo usaban millones de asmáticos todos los años. El NNT hizo cálculos y concluyó que los inhaladores de LABA y los esteroides no solamente no eran efectivos, sino que eran nocivos. Solo uno de cada setenta y tres pacientes de asma que consumían el medicamento reducía la probabilidad de padecer un ataque de asma leve o moderado. Mientras tanto, el fármaco provocaba un ataque de asma grave en una de cada ciento cuarenta personas. Según el NNT, el fármaco «parece haber causado una víctima relacionada con el asma» en uno de cada mil cuatrocientos casos. Los LABA eran igualmente inefectivos en los niños. Más contexto sobre la cuestión: Vassilis Vassilious y Christos S. Zipitis, «Long-Acting Bronchodilators: Time for a Re-think», *Journal of the Royal Society of Medicine* 99, n.º 8 (ag. 2006): pp. 382-383.

34. Jane E. Brody, «A Breathing Technique Offers Help for People with Asthma», *The New York Times,* 02-11-2009, https://www.nytimes.com/2009/11/03/health/03brod.html; «Almost As If I No Longer Have Asthma After Natural Solution», Breathing Center, abr. 2009, https://www.breathingcenter.com/now-living-almost-as-if-i-no-longer-have-asthma.

35. Sasha Yakovleva, K. Buteyko (et al.), *Breathe to Heal: Break Free from Asthma (Breathing Normalization),* Breathing Center, 2016, p. 246; «Buteyko Breathing for Improved Athletic Performance», Buteyko Toronto, http://www.buteykotoronto.com/buteyko-and-fitness.

36. «Buteyko and Fitness», Buteyko Toronto, http://www.buteykotoronto.com/buteyko-and-fitness.

37. Thomas Ritz (et al.), «Controlling Asthma by Training of Capnometry-Assisted Hypoventilation (CATCH) Versus Slow Breathing: A Randomized Controlled Trial», *Chest* 146, n.º 5 (ag. 2014): pp. 1237-1247.

38. «Asthma Patients Reduce Symptoms, Improve Lung Function with Shallow Breaths, More Carbon Dioxide», ScienceDaily, 04-11-2014, https://www.sciencedaily.com/releases/2014/11/141104111631.htm.

39. «Effectiveness of a Buteyko-Based Breathing Technique for Asthma Patients», ARCIM Institute—Academic Research in Complementary and Integrative Medicine, 2017, https://clinicaltrials.gov/ct2/show/NCT03098849.

40. Merece la pena señalar que hiperventilar también puede provocar que los niveles de calcio en sangre se desplomen, lo cual puede causar entumecimiento y hormigueo, espasmos musculares y calambres.

41. Si se fuerza el cuerpo a compensar constantemente excretando bicarbonato, los niveles de esta sustancia empezarán a disminuir, y el pH se alejará de su funcionamiento óptimo a 7,4. John G. Laffey y Brian P. Kavanagh, «Hypocapnia», *New England Journal of Medicine* 347 (jul. 2002): p. 46; G. M. Woerlee, «The Magic of Hyperventilation», Anesthesia Problems & Answers, http://www.anesthesiaweb.org/hyperventilation.php.

42. Jacob Green y Charles R. Kleeman, «Role of Bone in Regulation of Systemic Acid-Base Balance», *Kidney International* 39, n.º 1 (en. 1991): pp. 9-26.

43. «Magnesium Supplements May Benefit People with Asthma», Centro Nacional de Salud Complementaria e Integrada de los NIH, 01-02-2010, https://nccih.nih.gov/research/results/spotlight/021110.htm.

44. Andrew Holecek, *Preparing to Die: Practical Advice and Spiritual Wisdom from the Tibetan Buddhist Tradition,* Boston, Snow Lion, 2013. Los indicadores de animales se extrajeron de estos estudios: «Animal Heartbeats», Every Second, https://everysecond.io/animal-heartbeats; «The Heart Project», Public Science Lab, http://robdunnlab.com/projects/beats-per-life/; Yogi Cameron Alborzian, «Breathe Less, Live Longer», *The Huffington Post,* 14-01-2010, https://www.huffpost.com/entry/breathe-less-live-longer_b_422923; Mike McRae, «Do We Really Only Get a Certain Number of Heartbeats in a Lifetime? Here's What Science Says», ScienceAlert, 14-04-2018, https://www.sciencealert.com/relationship-between-heart-beat-and-life-expectancy.

CAPÍTULO SIETE: MASTICAR

1. «Malocclusion and Dental Crowding Arose 12,000 Years Ago with Earliest Farmers, Study Shows», Noticias del University College

de Dublin, http://www.ucd.ie/news/2015/02FEB15/050215-Malocclusion-and-dental-crowding-arose-12000-years-ago-with-earliest-farmers-study-shows.html; Ron Pinhasi (et al.), «Incongruity between Affinity Patterns Based on Mandibular and Lower Dental Dimensions following the Transition to Agriculture in the Near East, Anatolia and Europe», *PLoS One* 10, n.º 2 (feb. 2015): e0117301.

2. Jared Diamond, «The Worst Mistake in the History of the Human Race», *Discover,* myo. 1987, http://discovermagazine.com/1987/may/02-the-worst-mistake-in-the-history-of-the-human-race; Jared Diamond, *The Third Chimpanzee: The Evolution and Future of the Human Animal,* Nueva York, Harper Collins, 1992.

3. Natasha Geiling, «Beneath Paris's City Streets, There's an Empire of Death Waiting for Tourists», Smithsonian.com, 28-04-2014, https://www.smithsonianmag.com/travel/paris-catacombs-180950160; «Catacombes de Paris», Atlas Obscura, https://www.atlasobscura.com/places/catacombes-de-paris.

4. El más grande del mundo es el de Wadi al-Salam, en Irak, que contiene decenas de millones de cadáveres.

5. Gregori Galofré-Vilà (et al.), «Heights across the Last 2000 Years in England», Universidad de Oxford, *Discussion Papers in Economic and Social History,* n.º 151 (en. 2017): p. 32, https://www.economics.ox.ac.uk/materials/working_papers/2830/151-final.pdf. C.W., «Did Living Standards Improve during the Industrial Revolution?», *The Economist,* https://www.economist.com/free-exchange/2013/09/13/did-living-standards-improve-during-the-industrial-revolution.

6. Según un funcionario del Servicio Nacional de Salud (NHS) del Reino Unido, hasta mediados de los noventa era frecuente que a las mujeres les dieran vales para que les quitaran todos los dientes antes de los dieciséis o los dieciocho años en zonas del noreste de Inglaterra. Letters, *London Review of Books* 39, n.º 14 (jul. 2017), https://www.lrb.co.uk/v39/n14/letters.

7. Reseña de J. Sim Wallace, *The Physiology of Oral Hygiene and Recent Research, with Special Reference to Accessory Food Factors and the Incidence of Dental Caries,* Londres, Ballière, Tindall and Cox, 1929, en *Journal of the American Medical Association* 95, n.º 11 (sept. 1930): p. 819.

8. Me refiero a Edward Mellanby, un investigador británico que

sería nombrado caballero por su obra y que atribuiría la causa del encogimiento de nuestra cara a los déficits de vitamina D de la dieta moderna. Un dentista norteamericano llamado Percy Howe pensaba que los dientes torcidos eran consecuencia de una carencia de vitamina C.

9. Earnest A. Hooton, prefacio a Weston A. Price, *Nutrition and Physical Degeneration,* Nueva York, Paul B. Hoeber, 1939. «Dejemos de fingir que los cepillos y la pasta de dientes son más importantes que los cepillos para los zapatos y el betún. Es la comida postiza lo que nos ha llevado a tener dientes postizos»,* escribió Hooton en su libro *Apes, Men, and Morons,* Nueva York, G. P. Putnam's Sons, 1937.

10. Cuando más adelante Price analizó muestras del pan y el queso del poblado de Loetschental en su laboratorio de Cleveland, descubrió que contenían diez veces la cantidad de vitaminas A y D que contenían los alimentos de una dieta norteamericana típica de la época. Price investigó también a los muertos. En Perú analizó minuciosamente 1.276 cráneos que abarcaban desde hace unos siglos hasta hace miles de años. Ni un solo cráneo tenía ninguna deformidad en el arco dental y ninguna cara estaba deformada. Weston A. Price, *Nutrition and Physical Degeneration,* 8.ª ed., Lemon Grove (California), Price-Pottenger Nutrition Foundation, 2009.

11. Los nativos americanos que Price visitó en el norte de Canadá no tenían acceso a frutas ni hortalizas durante los largos inviernos y, por tanto, no podían tener vitamina C. Price escribió que todos deberían haber estado enfermos o muertos por el escorbuto, pero parecían tener una salud de hierro. Un jefe anciano le describió a Price cómo, de vez en cuando, la tribu cazaba un alce, le abrían el lomo y le sacaban dos bolitas de grasa de justo encima de los riñones. Cortaban las bolitas y las repartían entre la familia. Posteriormente, Price descubrió que aquellas bolitas eran las glándulas suprarrenales, la fuente más rica de vitamina C de todos los tejidos animales y vegetales.

12. «Nutrition and Physical Degeneration: A Comparison of Primitive and Modern Diets and Their Effects», *Journal of the American Medical Association* 114, n.º 26 (jun. 1940): p. 2589, https://jamanetwork.com/journals/jama/article-abstract/1160631?redirect=true.

* N. del T.: «Comida postiza» es una traducción libre del original *store food,* es decir, «comida de tienda», alimentos menos naturales. El autor juega con *store food* y *store teeth* («dentadura postiza»).

13. Nayak se preocupó de subrayar que aquellos pacientes eran un grupo muy selecto y que los pacientes no necesitaron ningún tratamiento más durante un periodo de un año más. Me dijo que la sinuplastia con balón funcionaba en aquellos pacientes, pero que no le funcionaría a todo el mundo.

14. Jukka Tikanto y Tapio Pirilä, «Effects of the Cottle's Maneuver on the Nasal Valve as Assessed by Acoustic Rhinometry», *American Journal of Rhinology* 21, n.º 4 (jul. 2007): pp. 456-459.

15. Shawn Bishop, «If Symptoms Aren't Bothersome, Deviated Septum Usually Doesn't Require Treatment», Mayo Clinic News Network, 08-07-2011, https://newsnetwork.mayoclinic.org/discussion/if-symptoms-arent-bothersome-deviated-septum-usually-doesnt-require-treatment/.

16. Sanford M. Archer y Arlen D. Meyers, «Turbinate Dysfunction», Medscape, 13-02-2019.

17. La historia de Peter es especialmente desgarradora. Tras las operaciones, los médicos le recetaron antidepresivos y le dijeron que simplemente tenía problemas relacionados con la edad. Pasó los siguientes tres años aprendiendo a construir un sofisticado modelo tridimensional a partir de rayos X que luego usaría para medir algo llamado *Dinámica de Fluidos Computacional.* Estos modelos de antes y después y los datos correspondientes le sirvieron para determinar los cambios exactos en la velocidad del flujo aéreo, la distribución, la temperatura, la presión, la resistencia y los niveles de humedad que quedaron afectados por las cirugías de cornetes previas. En conjunto, su cavidad nasal eran cuatro veces mayor de lo que se considera normal o saludable. Su nariz había perdido la capacidad de calentar el aire adecuadamente, y el aire se movía a una velocidad del doble de lo que debía. Y aun así, dice Peter, una gran parte de la comunidad médica sostiene que el síndrome de la nariz vacía es un problema psicológico, no físico. Podéis leer más sobre las investigacions de Peter en: http://emptynosesyndromeaerodynamics.com.

18. La comunidad médica en general veía el síndrome de la nariz vacía como un problema de la mente, no de la nariz. Un médico llegó a referirse al síndrome de la nariz vacía en *Los Angeles Times* como el «síndrome de la cabeza vacía»; Aaron Zitner, «Sniffing at Empty Nose Idea», *Los Angeles Times,* 10-05-2001; Cedric Lemogne (et al.), «Trea-

ting Empty Nose Syndrome as a Somatic Symptom Disorder», *General Hospital Psychiatry* 37, n.º 3 (myo.-jun. 2015): 273.e9– e10; Joel Oliphint, «Is Empty Nose Syndrome Real? And If Not, Why Are People Killing Themselves Over It?», BuzzFeed, 14-04-2016; Yin Lu, «Kill the Doctors», *Global Times,* 26-11-2013, http://www.globaltimes.cn/content/827820.shtml.

19. Me puse en contacto con Alla en 2019 y me contó en un correo electrónico que había notado una mejora. Su nariz no había cambiado; seguía costándole respirar bien. La mejora había sido más bien mental y psicológica, facilitada por un cambio deliberado y consciente de actitud, percepciones y sistema de creencias, entre otras cosas. «Mi vida, mis planes y aspiraciones por los que había trabajado duro se habían ido al garete —escribió en el correo—. Al quedar discapacitado, te ves forzado a reconstruir tu vida desde cero. Tienes que aprender a ser fuerte y a perseverar cada día dando lo mejor de lo que tienes en el momento presente. No es fácil. Este tipo de situaciones te hacen reevaluar tu vida entera.»

20. Oliphint, «Is Empty Nose Syndrome Real?».

21. Michael L. Gelb, «Airway Centric TMJ Philosophy», *CDA Journal* 42, n.º 8 (ag. 2014): pp. 551-562, https://pdfs.semanticscholar.org/8bc1/8887d39960f9cce328f5c61ee356e11d0c09.pdf.

22. Felix Liao, *Six-Foot Tiger, Three-Foot Cage: Take Charge of Your Health by Taking Charge of Your Mouth,* Carlsbad (California), Crescendo, 2017, p. 59.

23. Rebecca Harvey (et al.), «Friedman Tongue Position and Cone Beam Computed Tomography in Patients with Obstructive Sleep Apnea», *Laryngoscope Investigative Otolaryngology* 2, n.º 5 (ag. 2017): pp. 320-324; Pippa Wysong, «Treating OSA? Don't Forget the Tongue», *ENTtoday,* 01-01-2008, https://www.enttoday.org/article/treating-osa-dont-forget-the-tongue/.

24. Puede encontrarse una panorámica de este dilema en el sitio web del doctor Eric Kezirian: https://sleep-doctor.com/blog/new-research-treating-the-large-tongue-in-sleep-apnea-surgery.

25. Liza Torborg, «Neck Size One Risk Factor for Obstructive Sleep Apnea», Clínica Mayo, 20-06-2015, https://newsnetwork.mayoclinic.org/discussion/mayo-clinic-q-and-a-neck-size-one-risk-factor-for-obstructive-sleep-apnea/.

26. Gelb, «Airway Centric TMJ Philosophy»; Luqui Chi (et al.), «Identification of Craniofacial Risk Factors for Obstructive Sleep Apnoea Using Three-Dimensional MRI», *European Respiratory Journal* 38, n.º 2 (ag. 2011): pp. 348-358.

27. Los bebés que tienen problemas respiratorios a los seis meses tienen un 40 % más de probabilidad de sufrir trastornos de conducta (TDAH, entre otros) a partir de los cuatro años, aproximadamente, según Gelb. Michael Gelb y Howard Hindin, *Gasp! Airway Health—The Hidden Path to Wellness,* autopublicado, 2016, ubicación en la versión Kindle 850.

28. Chai Woodham, «Does Your Child Really Have ADHD?», *U.S. News,* 20-06-2012, https://health.usnews.com/health-news/articles/2012/06/20/does-your-child-really-have-adhd.

29. Más información sobre esta cuestión tan extendida y tan deprimente: «Kids Behave and Sleep Better after Tonsillectomy, Study Finds», comunicado de prensa, Sistema de Salud de la Universidad de Michigan, 03-04-2006, https://www.eurekalert.org/pub_releases/2006-04/uomh-kba032806.php; Susan L. Garetz, «Adenotonsillectomy for Obstructive Sleep Apnea in Children», UptoDate, oct. 2019, https://www.uptodate.com/contents/adenotonsillectomy-for-obstructive-sleep-apnea-in-children. Vale la pena mencionar también que, según varios estudios, la mayoría de los niños que respiran por la boca también padecen falta de sueño, y la falta de sueño tiene un impacto directo en el crecimiento. Yosh Jefferson, «Mouth Breathing: Adverse Effects on Facial Growth, Health, Academics, and Behavior», *General Dentistry* 58, n.º 1 (en.-feb. 2010): pp. 18-25; Carlos Torre y Christian Guilleminault, «Establishment of Nasal Breathing Should Be the Ultimate Goal to Secure Adequate Craniofacial and Airway Development in Children», *Jornal de Pediatria* 94, n.º 2 (mar.-abr. 2018): pp. 101-103. Un estudio que hizo un seguimiento de mil novecientos niños durante quince años llegó a la conclusión de que los niños con graves problemas de ronquidos, apnea del sueño y otros trastornos respiratorios durante el sueño tenían el doble de probabilidades de sufrir obesidad en comparación con los niños que no roncaban. Los niños que tenían los peores síntomas tenían un riesgo entre un 60 % y un 100 % mayor de padecer obesidad. «Short Sleep Duration and Sleep-Related Breathing Problems Increase Obesity Risk in

Kids», comunicado de prensa, Albert Einstein College of Medicine, 11-12-2014.

30. Sheldon Peck, «Dentist, Artist, Pioneer: Orthodontic Innovator Norman Kingsley and His Rembrandt Portraits», *Journal of the American Dental Association* 143, n.º 4 (abr. 2012): pp. 393-397.

31. Ib Leth Nielsen, «Guiding Occlusal Development with Functional Appliances», *Australian Orthodontic Journal* 14, n.º 3 (oct. 1996): pp. 133-142; «Functional Appliances», British Orthodontic Society; John C. Bennett, *Orthodontic Management of Uncrowded Class II Division 1 Malocclusion in Children,* St. Louis, Mosby/Elsevier, 2006; «Isolated Pierre Robin sequence», Genetics Home Reference, https://ghr.nlm.nih.gov/condition/isolated-pierre-robin-sequence.

32. Edward Angle, considerado el «padre de la ortodoncia en los Estados Unidos» era contrario a la extracción de dientes; por su parte, su discípulo, Charles H. Tweed, defendía las extracciones. Finalmente, se impuso el enfoque de Tweed. Sheldon Peck, «Extractions, Retention and Stability: The Search for Orthodontic Truth», *European Journal of Orthodontics* 39, n.º 2 (abr. 2017): pp. 109-115.

33. Mew había pasado tres años trabajando como cirujano facial en el Queen Victoria Hospital en West Sussex, donde estudió el funcionamiento de la boca. Sabía que los catorce huesos, semejantes a un rompecabezas, que constituyen la cara han de desarrollarse conjuntamente de la forma adecuada; cualquier alteración de cualquiera de estos huesos podría afectar al funcionamiento y al crecimiento del conjunto de la boca y la cara.

34. Que las extracciones de dientes aplanan la cara no es algo aceptado mayoritariamente en el sector de la ortodoncia. Varios estudios han afirmado que las extracciones provocan un crecimiento facial retrognático, mientras que otros muestran pocos cambios o ninguno en la cara. No obstante, otros estudios dicen que los resultados varían y que solo pueden determinarse teniendo en cuenta antes la anchura del paladar. Antônio Carlos de Oliveira Ruellas (et al.), «Tooth Extraction in Orthodontics: An Evaluation of Diagnostic Elements», *Dental Press Journal of Orthodontics* 15, n.º 3 (myo.-jun. 2010): pp. 134-157; Anita Bhavnani Rathod (et al.), «Extraction vs No Treatment: Long-Term Facial Profile Changes», *American Journal of Orthodontics and Dentofacial Orthopedics* 147, n.º 5 (myo. 2015): pp. 596-603; Abdol-Hamid

Zafarmand y Mohamad-Mahdi Zafarmand, «Premolar Extraction in Orthodontics: Does It Have Any Effect on Patient's Facial Height?», *Journal of the International Society of Preventive & Community Dentistry* 5, n.º 1 (en. 2015): pp. 64-68.

35. John Mew, *The Cause and Cure of Malocclusion* (John Mew Orthotropics), https://johnmeworthotropics.co.uk/the-cause-and-cure-of-malocclusion-book/; Vicki Cheeseman, entrevista con Kevin Boyd, «Understanding Modern Systemic Diseases through a Study of Anthropology», *Dentistry IQ*, 27-06-2012.

36. Encontraréis más de dos docenas de estudios científicos que se remontan a los años treinta del siglo XX en www.mrjamesnestor.com/breath.

37. Según averigüé, el medio siglo de resistencias del sector de la ortodoncia contra John Mew probablemente no tuviera tanto que ver con los datos de Mew como con su actitud sin tregua ni cuartel al difundirlos. Incluso uno de los detractores más fervorosos y enérgicos de Mew, el ortodoncista británico Roy Abrahams, admitió en un intercambio de correos electrónicos que no era que las teorías de Mew fueran necesariamente un problema, sino que Mew nunca había demostrado sus teorías cuando le habían dado la oportunidad de hacerlo, y en cambio constantemente «menosprecia la ortodoncia tradicional para promover sus afirmaciones».

38. Sandra Kahn y Paul R. Ehrlich, *Jaws: The Story of a Hidden Epidemic,* Stanford (California), Stanford University Press, 2018.

39. Mew me contó que la mayoría de sus enemigos usan el castillo como ejemplo de cómo se ha beneficiado de la otrotropía. El coste total del castillo era de unas trescientas mil libras esterlinas, dijo, más o menos un tercio del coste total de un piso de dos habitaciones moderno destartalado un poco más arriba de la calle.

40. G. Dave Singh (et al.), «Evaluation of the Posterior Airway Space Following Biobloc Therapy: Geometric Morphometrics», *Cranio: The Journal of Craniomandibular & Sleep Practice* 25, n.º 2 (abr. 2007): pp. 84-89, https://facefocused.com/articles-and-lectures/bioblocs-impact-on-the-airway/.

41. Adoptar esta postura, con la boca abierta, durante la infancia puede influir directamente en el crecimiento y el desarrollo de la mandíbula, las vías respiratorias e incluso la alineación de los dientes.

Joy L. Moeller (et al.), «Treating Patients with Mouth Breathing Habits: The Emerging Field of Orofacial Myofunctional Therapy», *Journal of the American Orthodontic Society* 12, n.º 2 (mzo.-abr. 2012): pp. 10-12.

42. Los humanos modernos podrían ser la primera especie *Homo* que sufre esta enfermedad. Ni siquiera nuestros primos neandertales eran las bestias encorvadas que pensamos por cómo han sido representados durante los últimos cien años. Tenían una postura erguida, quizá incluso mejor que la nuestra. Martin Haeusler (et al.), «Morphology, Pathology, and the Vertebral Posture of the La Chapelle-aux-Saints Neandertal», *Proceedings of the National Academy of Sciences of the United States of America* 116, n.º 11 (mzo. 2019): pp. 4923-4927.

43. M. Mew, «Craniofacial Dystrophy. A Possible Syndrome?», *British Dental Journal* 216, n.º 10 (myo. 2014): pp. 555-558.

44. Elena Cresci, «Mewing Is the Fringe Orthodontic Technique Taking Over YouTube», *Vice,* 11-03-2019, https://www.vice.com/en_us/article/d3medj/mewing-is-the-fringe-orthodontic-technique-taking-over-youtube.

45. «Doing Mewing», YouTube, https://www.youtube.com/watch?v=Hmf-pR7EryY.

46. Quentin Wheeler, Antonio G. Valdecasas y Cristina Cânovas, «Evolution Doesn't Proceed in a Straight Line—So Why Draw It That Way?», The Conversation, 03-09-2019, https://theconversation.com/evolution-doesnt-proceed-in-a-straight-line-so-why-draw-it-that-way-109401/.

47. «Anatomy & Physiology», Open Stax, Universidad Rice, 19-06-2013, https://openstax.org/books/anatomy-and-physiology/pages/6-6-exercise-nutrition-hormones-and-bone-tissue.

48. «Our Face Bones Change Shape As We Age», Live Science, 30-05-2013, https://www.livescience.com/35332-face-bones-aging-110104.html.

49. Yagana Shah, «Why You Snore More As You Get Older and What You Can Do About It», *The Huffington Post,* 07-06-2015, https://www.huffingtonpost.in/2015/07/06/how-to-stop-snoring_n_7687906.html?ri18n=true.

50. «What Is the Strongest Muscle in the Human Body?», Everyday Mysteries: Hechos curiosos sobre ciencia de la Biblioteca del Con-

greso de los Estados Unidos, https://www.loc.gov/rr/scitech/mysteries/mus cles.html.

51. Belfor no fue el primer investigador que lo descubrió. En 1986 el doctor Vincent G. Kokich, ortodoncista y profesor del Departamento de Ortodoncia de la Universidad de Washington y uno de los expertos mundiales en odontología, postuló que los adultos pueden «conservar la capacidad de generar hueso y remodelarlo en las suturas craneofaciales». Liao, *Six-Foot Tiger,* pp. 176-77.

52. También creamos células madre en el resto del cuerpo. Las células madre fabricadas en las suturas y los maxilares a menudo se usan para el mantenimiento local de la boca y la cara. Las células madre se desplazan a la parte del cuerpo que más las necesite. Lo que las atrae son las señales de estrés: en este caso, las señales derivadas de masticar con fuerza.

53. «Weaning from the Breast», *Paediatrics & Child Health* 9, n.º 4 (abr. 2004): pp. 249-253.

54. Alimentarse con biberón requiere menos «masticación» y menos succión y, por tanto, estimula menos un crecimiento facial hacia delante. Por ese motivo, Kevin Boyd, el dentista pediátrico de Chicago, recomienda dar de beber a los bebés con un vaso, si dar el pecho no es una opción factible. James Sim Wallace, *The Cause and Prevention of Decay in Teeth,* Londres, J. & A. Churchill, 1902. Indrė Narbutyte (et al.), «Relationship Between Breastfeeding, Bottle-Feeding and Development of Malocclusion», *Stomatologija, Baltic Dental and Maxillofacial Journal* 15, n.º 3 (2013): pp. 67-72; Domenico Viggiano (et al.), «Breast Feeding, Bottle Feeding, and Non-Nutritive Sucking: Effects on Occlusion in Deciduous Dentition», *Archives of Disease in Childhood* 89, n.º 12 (en. 2005): pp. 1121-1123; Bronwyn K. Brew (et al.), «Breastfeeding and Snoring: A Birth Cohort Study», *PLoS One* 9, n.º 1 (en. 2014): e84956.

55. Cada vez que cierro la mandíbula con el Homeoblock puesto desato una leve fuerza cíclica intermitente que, combinada con la suave presión del muelle, manda una señal al ligamento que hay alrededor de las raíces de los dientes para incitar al cuerpo a, según Belfor, «iniciar una cascada de eventos» que produce más células óseas. Este proceso se llama *morfogénesis,* y me pareció algo brutal. Pero Belfor me aseguró que yo no notaría el proceso porque solo tenía que llevar la contención mientras estuviera durmiendo.

56. Ben Miraglia, DDS, «2018 Oregon Dental Conference Course Handout», Oregon Dental Conference, 05-04-2018, https://www.oregondental.org/docs/librariesprovider42/2018-odc-handouts/thursday---9122-miraglia.pdf?sfvrsn=2.

57. Concretamente, entre 5,38 y 6,65 centímetros antes de la Revolución Industrial y entre 4,78 y 6,2 centímetros después. J. N. Starkey, «Etiology of Irregularities of the Teeth», *The Dental Surgeon* 4, n.º 174 (29-02-1908): pp. 105-106.

58. J. Sim Wallace, «Heredity, with Special Reference to the Diminution in Size of the Human Jaw», compendio de *Dental Record,* dic. 1901, en *Dental Digest* 8, n.º 2 (feb. 1902): pp. 135-140, https://tinyurl.com/r6szdz8.

59. Minicerdos del Yucatán. Russell L. Ciochon (et al.), «Dietary Consistency and Craniofacial Development Related to Masticatory Function in Minipigs», *Journal of Craniofacial Genetics and Developmental Biology* 17, n.º 2 (abr.-jun. 1997): pp. 96-102.

60. Estos valores medios aproximados fueron resumidos y verificados por el doctor Robert Corruccini. Podéis encontrar más información de contexto en Mirigalia, «2018 Oregon Dental Conference Course Handout».

CAPÍTULO OCHO: MÁS, DE VEZ EN CUANDO

1. Michael Clodfelter, *Warfare and Armed Conflicts: A Statistical Encyclopedia of Casualty and Other Figures, 1492–2015,* 4.ª ed., Jefferson (Carolina del Norte), McFarland, 2017, p. 277.

2. J. M. Da Costa, «On Irritable Heart; a Clinical Study of a Form of Functional Cardiac Disorder and its Consequences», *American Journal of Medical Sciences,* n.s. 61, n.º 121 (1871).

3. Jeffrey A. Lieberman, «From 'Soldier's Heart' to 'Vietnam Syndrome': Psychiatry's 100-Year Quest to Understand PTSD», *The Star,* 07-03-2015, https://www.thestar.com/news/insight/2015/03/07/solving-the-riddle-of-soldiers-heart-post-traumatic-stress-disorder-ptsd.html; Christopher Bergland. «Chronic Stress Can Damage Brain Structure and Connectivity», *Psychology Today,* 12-02-2004.

4. «From Shell-Shock to PTSD, a Century of Invisible War

Trauma», *PBS NewsHour,* 11-11-2018, https://www.pbs.org/newshour/nation/from-shell-shock-to-ptsd-a-century-of-invisible-war-trauma; Caroline Alexander, «The Shock of War», *Smithsonian,* sept. 2010, https://www.smithsonianmag.com/history/the-shock-of-war-55376701/#Mxod3dfdosgFt3cQ.99.

5. Asimismo, la parte inferior de los pulmones contiene entre un 60 % y un 80 % de los alveolos saturados de sangre, algo que facilita el intercambio de gases y lo hace más eficiente. *Body, Mind, and Sport,* p. 223.

6. Phillip Low, «Overview of the Autonomic Nervous System», *Merck Manual,* versión para el público general, https://www.merckmanuals.com/home/brain,-spinal-cord,-and-nerve-disorders/autonomic-nervous-system-disorders/overview-of-the-autonomic-nervous-system.

7. «How Stress Can Boost Immune System», ScienceDaily, 21-06-2012; «Functions of the Autonomic Nervous System», Lumen, https://courses.lumenlearning.com/bound less-ap/chapter/functions-of-the-autonomic-nervous-system/.

8. Joss Fong, «Eye-Opener: Why Do Pupils Dilate in Response to Emotional States?», *Scientific American,* 07-12-2012, https://www.scientificamerican.com/article/eye-opener-why-do-pupils-dialate/.

9. El centro de control simpático no está situado en el cerebro, sino en los ganglios vertebrales que hay a lo largo de la columna vertebral, mientras que el sistema parasimpático está situado más arriba, en el cerebro. Puede que esto no sea casualidad. Algunos investigadores, como Stephen Porges, sugieren que el sistema simpático es un sistema más primitivo, mientras que el parasimpático es más evolucionado.

10. «What Is Stress?», American Institute of Stress, https://www.stress.org/daily-life.

11. «Tibetan Lama to Teach an Introduction to Tummo, the Yoga of Psychic Heat at HAC January 21», Healing Arts Center (St. Louis), 20-12-2017, https://www.thehealingartscenter.com/hac-news/tibetan-lama-to-teach-an-introduction-to-tummo-the-yoga-of-psychic-heat-at-hac; «NAROPA», Garchen Buddhist Institute, 14-07-2015, https://garchen.net/naropa.

12. Alexandra David-Néel, *My Journey to Lhasa,* 1927, Nueva York, Harper Perennial, 2005, pp. 135. Existen varias ediciones en castellano, por ejemplo: *Viaje a Lhasa,* Barcelona, Ediciones Península, 1999 (traducción de Milagro Revest Mira).

13. Nan-Hie In, «Breathing Exercises, Ice Baths: How Wim Hof Method Helps Elite Athletes and Navy Seals», *South China Morning Post,* 25-03-2019, https://www.scmp.com/lifestyle/health-wellness/article/3002901/wim-hof-method-how-ice-baths-and-breathing-techniques.

14. Stephen W. Porges, *The Pocket Guide to the Polyvagal Theory: The Transformative Power of Feeling Safe,* colección «Norton Series on Interpersonal Neurobiology», Nueva York, W. W. Norton, 2017, pp. 131, 140, 160, 173, 196, 242 y 234.

15. Concretamente, cuando se estimula el nervio vago, la frecuencia cardíaca se ralentiza y se dilatan los vasos sanguíneos, lo cual dificulta que la sangre venza la gravedad y llegue al cerebro. Este descenso temporal del torrente sanguíneo al cerebro puede provocar el episodio de desmayo.

16. Steven Park, *Sleep Interrupted: A Physician Reveals the #1 Reason Why So Many of Us Are Sick and Tired,* Nueva York, Jodev Press, 2008, ubicaciones en la versión Kindle 1443-1446.

17. «Vagus Nerve Stimulation», Clínica Mayo, https://www.mayoclinic.org/tests-procedures/vagus-nerve-stimulation/about/pac-20384565; Crystal T. Engineer (et al.), «Vagus Nerve Stimulation as a Potential Adjuvant to Behavioral Therapy for Autism and Other Neurodevelopmental Disorders», *Journal of Neurodevelopmental Disorders* 9 (jul. 2017): p. 20.

18. Y también estaba la opción de balancearse. Las mecedoras y los columpios que había en las terrazas eran objetos muy habituales en las casas antes de la primera mitad del siglo XX. Puede que fueran tan populares porque mecerse altera la presión arterial, lo cual permite que los mensajes se transmitan con mayor facilidad a lo largo del nervio vago. Por eso tantos niños autistas (que a menudo tienen un tono vagal bajo y se sienten constantemente amenazados) responden tan bien al balanceo. Exponerse al frío, por ejemplo remojándose la cara con agua fría, también estimula el nervio vago, que envía mensajes al corazón para que reduzca la frecuencia cardíaca. (Si metéis la cara en agua fría, veréis cómo desciende rápidamente la frecuencia cardíaca.) Porges, *Pocket Guide to the Polyvagal Theory,* pp. 211-212.

19. Se han dado algunos casos muy raros por parte de yoguis; se habla de tales episodios en el capítulo final.

20. Roderik J. S. Gerritsen y Guido P. H. Band, «Breath of Life: The Respiratory Vagal Stimulation Model of Contemplative Activity», *Frontiers in Human Neuroscience* 12 (oct. 2018): p. 397; Christopher Bergland, «Longer Exhalations Are an Easy Way to Hack Your Vagus Nerve», *Psychology Today,* 09-05-2019.

21. Moran Cerf, «Neuroscientists Have Identified How Exactly a Deep Breath Changes Your Mind», Quartzy, 19-11-2017; Jose L. Herrero (et al.), «Breathing above the Brain Stem: Volitional Control and Attentional Modulation in Humans», *Journal of Neurophysiology* 119, n.º 1 (en. 2018): pp. 145-159.

22. El sistema nervioso permite explicar por qué respirar en una bolsa de papel para controlar la hiperventilación a menudo no funciona y puede ser peligroso. Sí, capturar el aire expulsado incrementa los niveles de dióxido de carbono, pero con mucha frecuencia no reduce la sobrecarga simpática que podría haber desatado el ataque de pánico inicialmente. Una bolsa de papel podría inducir más pánico e incluso conducir a una respiración más profunda. Además, no todo el mundo que sufre un ataque en el sistema respiratorio sufre hiperventilación. Un estudio publicado en *The Annals of Emergency Medicine* llegó a la conclusión de que a tres pacientes que se creía que estaban hiperventilando se les dio una bolsa de papel para respirar y murieron. Esos pacientes no estaban sufriendo pánico o un ataque de asma, sino un ataque al corazón, y necesitaban la mayor cantidad de oxígeno posible. En cambio, los pulmones se les llenaron de dióxido de carbono reciclado. Anahad O'Connor, «The Claim: If You're Hyperventilating, Breathe into a Paper Bag», *The New York Times,* 13-05-2008; Michael Callaham, «Hypoxic Hazards of Traditional Paper Bag Rebreathing in Hyperventilating Patients», *Annals of Emergency Medicine* 19, n.º 6 (jun. 1989): pp. 622-628.

23. Moran Cerf, «Neuroscientists Have Identified How Exactly a Deep Breath Changes Your Mind», Quartzy, 19-11-2017; Jose L. Herrero, Simon Khuvis, Erin Yeagle, (et al.), «Breathing above the Brain Stem: Volitional Control and Attentional Modulation in Humans», *Journal of Neurophysiology* 119, n.º 1 (en. 2018): pp. 145-149.

24. Matthijs Kox (et al.), «Voluntary Activation of the Sympathetic Nervous System and Attenuation of the Innate Immune Response in Humans», *Proceedings of the National Academy of Sciences of the United States of America* 111, n.º 20 (myo. 2014): pp. 7379-7384.

25. He escrito sobre la obra de Benson brevemente en libros previos y en otros escritos, pero en ningún caso exploré lo que le sucede al cuerpo y cómo, que es lo que hago en este capítulo.

26. Herbert Benson (et al.), «Body Temperature Changes during the Practice of g Tum-mo Yoga», *Nature* 295 (1982): pp. 234-236. Décadas después, no todo el mundo estaba impresionado por los datos de Benson. Maria Kozhevnikova, de la Universidad Nacional de Singapur, afirmaba que «no existían pruebas, no obstante, que indicaran que las temperaturas se elevasen por encima del alcance normal durante la meditación g-tummo». Pese a que Kozhevnikova nunca negó los asombrosos efectos del tummo, sí escribió que la manera en que los datos se habían presentado inducía a error. Con todo, debería señalarse que muchas personas que practican el tummo me contaron que el ejercicio no los calienta mucho; más bien impide que se enfríen, lo cual ha sido demostrado tanto por los budistas como por Wim Hof y los suyos. Sea como fuere, el calor corporal es únicamente una pequeña parte de los efectos transformadores del tummo, como veremos dentro de poco. Maria Kozhevnikova (et al.), «Neurocognitive and Somatic Components of Temperature Increases during g-Tummo Meditation: Legend and Reality», *PLoS One* 8, n.º 3 (2013): e58244.

27. «The Iceman—Wim Hof», Wim Hof Method, https://www.wimhofmethod.com/iceman-wim-hof.

28. Erik Hedegaard, «Wim Hof Says He Holds the Key to a Healthy Life—But Will Anyone Listen?», *Rolling Stone,* 03-11-2017.

29. «Applications», Wim Hof Method, https://www.wimhofmethod.com/applications.

30. Kox (et al.), «Voluntary Activation of the Sympathetic Nervous System».

31. «How Stress Can Boost Immune System», ScienceDaily, 21-06-2012, https://www.sciencedaily.com/releases/2012/06/120621223525.htm.

32. Joshua Rapp Learn, «Science Explains How the Iceman Resists Extreme Cold», Smithsonian.com, 22-05-2018.

33. Los Institutos Nacionales de Salud (NIH) calculan que hasta 23,5 millones de norteamericanos padecen enfermedades autoinmunes. La Asociación Norteamericana de Enfermedades Relacionadas con la Autoinmunidad asegura que esta cifra es una estimación claramente

a la baja porque, en su lista, los NIH solamente incluyen veinticuatro enfermedades asociadas con un trastorno autoinmune; no obstante, hay varias docenas de enfermedades más que no aparecen en la lista, pero que sí tienen una clara «base autoinmune». Podéis consultar unas estadísticas más realistas en https://www.aarda.org/.

34. Nuevas investigaciones demuestran que la narcolepsia también es una enfermedad autoinmune, y tal vez el asma también. Probablemente no sea casualidad que los niños con asma tengan un riesgo un 41 % mayor de desarrollar diabetes de tipo 1. Alberto Tedeschi y Riccardo Asero, «Asthma and Autoimmunity: A Complex but Intriguing Relation», *Expert Review of Clinical Immunology* 4, n.º 6 (nov. 2008): pp. 767-776; Natasja Wulff Pedersen (et al.), «CD8+ T Cells from Patients with Narcolepsy and Healthy Controls Recognize Hypocretin Neuron-Specific Antigens», *Nature Communications* 10, n.º 1 (feb. 2019): p. 837.

35. Antes de probar el tummo, a Matt le habían diagnosticado artritis psoriásica y tenía un valor de proteína C reactiva (PCR) —que contribuye a la inflamación y al dolor en esta enfermedad— de más de veinte, unas siete veces el nivel normal. Tras tres meses practicando el tummo y exponiéndose al frío, los niveles de PCR de Matt eran de 0,4. Había desaparecido el dolor articular, el entumecimiento, las rojeces en la piel y la fatiga. A otro Matt, este de Devon, en Inglaterra, le diagnosticaron liquen plano pilar, una enfermedad inflamatoria que afecta principalmente al cuero cabelludo y que provoca una pérdida permanente de pelo en algunas zonas. Le recetaron hidroxicloroquina, un fármaco inventado en 1955 para tratar la malaria que reprime la respuesta inmune. Algunos efectos secundarios habituales de la sustancia son calambres, diarrea, cefaleas o cosas peores. Al cabo de una semana, Matt tenía problemas para respirar y tosía sangre. Su médico le dijo que aguantara. Matt siguió enfermando. Aprendió la respiración tummo y siguió el protocolo de Hof. Practicaba el método de Wim Hof todos los días. Wim Hof, YouTube, 03-01-2018, https://www.youtube.com/watch?v=f4tIou2LnOk; «Wim Hof—Reversing Autoimmune Diseases | Paddison Program», YouTube, 26-06-2016, https://www.youtube.com/watch?v=lZO9uyJIP44; «In 8 Months I Was Completely Symptom-Free», Wim Hof Method Experience, Wim Hof, YouTube, 23-08-2019, https://www.youtube.com/watch?v=1nOv4aNiWys.

36. En 2014, Hof reunió a un grupo de veintiséis personas aleatorias de entre veintinueve y sesenta y cinco años para subir al Kilimanjaro. Muchas de las personas sufrían asma, reumatismo, enfermedad de Crohn y otras disfunciones autoinmunes. Les enseñó su versión del tummo, las expuso a episodios periódicos de frío extremo y luego subieron cinco mil ochocientos metros hasta la cima de la montaña más alta de África. Los niveles de oxígeno en la cumbre son la mitad que al nivel del mar. La tasa de éxito en alpinistas expertos es de cerca de un 50 %. Veinticuatro de los alumnos de Hof, incluidos los que tenían trastornos autoinmunes, llegaron a la cima en cuarenta y ocho horas. La mitad del grupo subió con el torso desnudo, llevando nada más que unos pantalones cortos a temperaturas que alcanzan los veinte grados centígrados bajo cero. Ninguno de ellos experimentó hipotermia ni mal de altura, y ninguno usó oxígeno suplementario. Ted Thornhill, «Hardy Climbers Defy Experts to Reach Kilimanjaro Summit Wearing Just Their Shorts and without Succumbing to Hypothermia», *Daily Mail,* 17-02-2014; «Kilimanjaro Success Rate—How Many People Reach the Summit», Kilimanjaro, https://www.climbkilimanjaroguide.com/kilimanjaro-success-rate. Una antigua estimación situaba la cifra en un 41 %; el cálculo actual es probablemente cercano a un 60 %. He hecho la media.

37. Cabe señalar que David-Néel terminó convirtiéndose en una heroína nacional en Francia y fue un ídolo para los escritores de la generación *beat.* Además, se puso su nombre a un té y a una estación de tranvía, los cuales —lo uno y la otra— siguen usándose hoy en día.

38. «Maurice Daubard—Le Yogi des Extrêmes [El yogui de los extremos]», http://www.mauricedaubard.com/biographie.htm; «France: Moulins: Yogi Maurice Daubard Demonstration», AP Archive, YouTube, 21-07-2015, https://www.youtube.com/watch?time_continue=104&v=bEZVlgcddZg.

39. Esta entrevista y mi experiencia con la Respiración Holotrópica tuvieron lugar varios años antes del experimento de Stanford y solo alrededor de un año después de aquella deslumbrante experiencia con el Sudarshan Kriya que me alentó a investigar más.

40. Grof me había dicho que ese evento tuvo lugar en 1954; sin embargo, otras fuentes afirman que sucedió en 1956. «The Tim Ferriss Show—Stan Grof, Lessons from ~4,500 LSD Sessions and Beyond», Podcast Notes, 24-11-2018, https://podcastnotes.org/2018/11/24/grof/.

41. «Stan Grof», Grof: Know Thyself, http://www.stanislavgrof.com.

42. Mo Costandi, «A Brief History of Psychedelic Psychiatry», *The Guardian,* 02-09-2014, https://www.theguardian.com/science/neurophilosophy/2014/sep/02/psychedelic-psychiatry.

43. James Eyerman, «A Clinical Report of Holotropic Breathwork in 11,000 Psychiatric Inpatients in a Community Hospital Setting», *MAPS Bulletin,* primavera 2013, http://www.maps.org/news-letters/v23n1/v23n1_24-27.pdf.

44. Eyerman seguía diciendo: «Si lo piensas bien, la civilización industrial occidental es el único contingente de toda la historia de la humanidad que no tiene un gran aprecio por los estados de conciencia fuera de lo corriente, [que] no los aprecia y que no quiere entenderlos —me contó—. En cambio, los patologizamos y los adormecemos con tranquilizantes. Esto funciona como una tirita, como un remiendo provisional, pero no aborda el núcleo del problema y no hace más que provocar otros problemas psicológicos posteriormente».

45. Sarah W. Holmes (et al.), «Holotropic Breathwork: An Experiential Approach to Psychotherapy», *Psychotherapy: Theory, Research, Practice, Training* 33, n.º 1 (primavera 1996): pp. 114-120; Tanja Miller y Laila Nielsen, «Measure of Significance of Holotropic Breathwork in the Development of Self-Awareness», *Journal of Alternative and Complementary Medicine* 21, n.º 12 (dic. 2015): pp. 796-803; Stanislav Grof (et al.), «Special Issue: Holotropic Breathwork and Other Hyperventilation Procedures», *Journal of Transpersonal Research* 6, n.º 1 (2014); Joseph P. Rhinewine y Oliver Joseph Williams, «Holotropic Breathwork: The Potential Role of a Prolonged, Voluntary Hyperventilation Procedure as an Adjunct to Psychotherapy», *Journal of Alternative and Complementary Medicine* 13, n.º 7 (oct. 2007): pp. 771-776.

46. Concretamente, aquel resoplar dejaba el torrente sanguíneo sin dióxido de carbono y, por consiguiente, interrumpía el flujo sanguíneo que el cerebro necesita para funcionar correctamente. Stanislav Grof y Christina Grof, *Holotropic Breathwork: A New Approach to Self-Exploration and Therapy,* colección «SUNY Series in Transpersonal and Humanistic Psychology», Albany (Nueva York), Excelsior, 2010, pp. 161, 163; Stanislav Grof, *Psychology of the Future: Lessons from Modern Consciousness Research,* Albany (Nueva York), SUNY Press, 2000;

Stanislav Grof, «Holotropic Breathwork: New Approach to Psychotherapy and Self-Exploration», http://www.stanislavgrof.com/resources/Holotropic-Breathwork;-New-Perspectives-in-Psychotherapy-and-Self-Exploration.pdf.

47. «Cerebral Blood Flow and Metabolism», Neurosurg.cam.ac.uk, http://www.neurosurg.cam.ac.uk/files/2017/09/2-Cerebral-blood-flow.pdf.

48. Jordan S. Querido y A. William Sheel, «Regulation of Cerebral Blood Flow during Exercise», *Sports Medicine* 37, n.º 9 (2007): pp. 765-782.

49. De media, la irrigación sanguínea del cerebro se reduce cerca de un 2 % por cada descenso de 1 mmHg de dióxido de carbono en la sangre (pCO_2). Durante la gravación de un ejercicio de respiración intensa en un laboratorio de la Universidad de California, en San Francisco, mi pCO_2 alcanzó los 22 mmHg, un valor de cerca de veinte unidades por debajo de lo normal. Durante ese tiempo mi cerebro estuvo recibiendo alrededor de un 40 % menos de irrigación sanguínea de lo normal. «Hyperventilation», OpenAnesthesia, https://www.openanesthesia.org/elevated_icp_hyperventilation.

50. Encontraréis un resumen interesante, que incluye varios estudios científicos, en este sitio web: http://www.anesthesiaweb.org/hyperventilation.php.

51. «Rhythm of Breathing Affects Memory and Fear», *Neuroscience News,* 07-12-2016, https://neurosciencenews.com/memory-fear-breathing-5699/.

CAPÍTULO NUEVE: AGUANTARLA

1. Los datos acerca de las investigaciones de Kling y la historia de S. M. proceden de Justin S. Feinstein (et al.), «A Tale of Survival from the World of Patient S. M», en *Living without an Amygdala,* David G. Amaral y Ralph Adolphs (eds.), Nueva York, Guilford Press, 2016, pp. 1-38. Otros datos provienen de artículos de Kling, por ejemplo Arthur Kling (et al.), «Amygdalectomy in the Free-Ranging Vervet *(Cercopithecus aethiops)*», *Journal of Psychiatric Research* 7, n.º 3 (feb. 1970): pp. 191-199.

2. «The Amygdala, the Body's Alarm Circuit», Cold Spring Harbor Laboratory DNA Learning Center, https://dnalc.cshl.edu/view/822-The-Amygdala-the-Body-s-Alarm-Circuit.html.

3. Tenemos dos tipos de quimiorreceptores en nuestro sistema respiratorio: los periféricos y los centrales. Los quimiorreceptores periféricos, situados en la arteria carótida y en la aorta, son los principales responsables de detectar cambios en la cantidad de oxígeno contenida en la sangre que sale del corazón. Los quimiorreceptores centrales, ubicados en el tronco encefálico, detectan cambios al minuto en los niveles de dióxido de carbono dentro de la sangre arterial a través del pH del líquido cefalorraquídeo. «Chemoreceptors», TeachMe Physiology, https://teachmephysiology.com/respiratory-system/regulation/chemoreceptors.

4. Las personas con lesiones en el área del tronco encefálico, que contiene los quimiorreceptores centrales, pierden la capacidad de medir a los niveles de dióxido de carbono en el torrente sanguíneo y de reaccionar a ellos. Puesto que no disponen de un desencadenante autónomo que los avise de que se está acumulando dióxido de carbono, cada respiración les supone un esfuerzo consciente y concertado. Se asfixian mientras duermen sin un respirador porque su cuerpo no sabe cuándo respirar. Esta dolencia se llama *síndrome de Ondina,* nombre que deriva de una ninfa acuática que aparece en un cuento popular europeo. Ondina le contó a su marido, Hans, que era «el aire de [sus] pulmones», y lo avisó de que, si alguna vez se acostaba con otra mujer, perdería la capacidad de respirar inconscientemente. Hans la engañó con otra y sufrió la maldición de Ondina. «Me despisto un solo instante, y me olvido de respirar», dijo Hans antes de morir. Iman Feiz-Erfan (et al.), «Ondine's Curse», *Barrow Quarterly* 15, n.º 2 (1999), https://www.barrowneuro.org/education/grand-rounds-publications-and-media/barrow-quarterly/volume-15-no-2-1999/ondines-curse/.

5. Hace doce mil años, los antiguos peruanos vivían en enclaves a tres mil seiscientos metros sobre el nivel del mar. La ciudad habitada a mayor altitud hoy en día es La Rinconada, en Perú, a una elevación de 5.098 metros. Tia Ghose, «Oldest High-Altitude Human Settlement Discovered in Andes», Live Science, 23-10-2014, https://www.livescience.com/48419-high-altitude-setllement-peru.html.

6. Según algunas informaciones, los atletas como los buceadores

a pulmón libre tienden a tener más o menos la misma tolerancia al dióxido de carbono que la gente que no está acostumbrada a retener la respiración repetidamente durante periodos largos. La hipótesis es que estos atletas de élite tienen unos pulmones mucho más grandes y que también pueden ralentizar el metabolismo hasta el punto de consumir menos oxígeno y producir menos dióxido de carbono, lo cual les permite aguantar la respiración durante más tiempo sin sentirse angustiados. Pero esto no explica por qué la gente con ansiedad crónica u otros trastornos fóbicos casi siempre tiene una capacidad muy limitada para contener la respiración, independientemente del tamaño de sus pulmones o de cuánto aire inhalaban o expiraban antes de la prueba. Puede encontrarse más información interesante (entre otras cosas) en el foro Deeper Blue, sobre buceo: https://forums.deeperblue.com/threads/freediving-leading-to-sleep-apnea.82096/. Colette Harris, «What It Takes to Climb Everest with No Oxygen», *Outside,* 08-06-2017, https://www.outsideonline.com/2191596/how-train-climb-everest-no-oxygen.

7. Jamie Ducharme, «A Lot of Americans Are More Anxious Than They Were Last Year, a New Poll Says», *Time,* 08-05-2018, https://time.com/5269371/americans-anxiety-poll/.

8. *The Primordial Breath: An Ancient Chinese Way of Prolonging Life through Breath Control,* vol. 1, Original Books, 1987, p. 13 (traducción de Jane Huang y Michael Wurmbrand).

9. Véase una explicación detallada de los perjuicios causados por el estrés oxidativo y la óxido nítrico sintasa a cargo del doctor Scott Simonetti en www.mrjamesnestor.com/breath.

10. Megan Rose Dickey, «Freaky: Your Breathing Patterns Change When You Read Email», *Business Insider,* 05-12-2012, https://www.businessinsider.com/email-apnea-how-email-change-breathing-2012-12?IR=T; «Email Apnea», Schott's Vocab, *The New York Times,* 23-09-2009, https://schott.blogs.nytimes.com/2009/09/23/email-apnea/; Linda Stone, «Just Breathe: Building the Case for Email Apnea», *The Huffington Post,* https://www.huffpost.com/entry/just-breathe-building-the_b_85651; Susan M. Pollak, «Breathing Meditations for the Workplace», *Psychology Today,* 06-11-2014, https://www.psychologytoday.com/us/blog/the-art-now/201411/email-apnea.

11. Hay docenas de estudios disponibles en la Biblioteca Nacional de Medicina de los Estados Unidos, en el sitio web de los NIH

PubMed. A continuación, los que me fueron útiles a mí: Andrzej Ostrowski (et al.), «The Role of Training in the Development of Adaptive Mechanisms in Freedivers», *Journal of Human Kinetics* 32, n.º 1 (myo. 2012): pp. 197-210; Apar Avinash Saoji (et al.), «Additional Practice of Yoga Breathing With Intermittent Breath Holding Enhances Psychological Functions in Yoga Practitioners: A Randomized Controlled Trial», *Explore: The Journal of Science and Healing* 14, n.º 5 (sept. 2018): pp. 379-384; Saoji (et al.), «Immediate Effects of Yoga Breathing with Intermittent Breath Holding on Response Inhibition among Healthy Volunteers», *International Journal of Yoga* 11, n.º 2 (myo.-ag. 2018): pp. 99-104.

12. Serena Gianfaldoni (et al.), «History of the Baths and Thermal Medicine», *Macedonian Journal of Medical Sciences* 5, n.º 4 (jul. 2017): pp. 566-568.

13. Después de que Brandt regresara al Reino Unido y hablara maravillas de Royat, otro médico y miembro del Royal College of Surgeons se desplazó a Royat para confirmar los hallazgos de Brandt y declaró que estos «[coincidían] en gran medida con mis propias experiencias y observaciones». George Henry Brandt, *Royat (les Bains) in Auvergne: Its Mineral Waters and Climate,* Londres, H. K. Lewis, 1880, pp. 12, 18.

14. George Henry Brandt, *Royat (les Bains) in Auvergne, Its Mineral Waters and Climate,* Londres, H. K. Lewis, 1880, pp. 12, 18; Peter M. Prendergast y Melvin A. Shiffman (eds.), *Aesthetic Medicine: Art and Techniques,* Berlin y Heidelberg, Springer, 2011; William y Robert Chambers, *Chambers's Edinburgh Journal,* n.s. 1, n.º 46 (16-11-1844): p. 316; Isaac Burney Yeo, *The Therapeutics of Mineral Springs and Climates,* Londres, Cassell, 1904, p. 760.

15. Según el doctor Lewis S. Coleman, anestesiólogo e investigador médico de California, el rechazo del dióxido de carbono probablemente no tenga tanto que ver con los hechos, sino con los intereses privados. El dióxido de carbono es un producto residual barato del procesamiento del petróleo, mientras que otros tratamientos clínicos son caros y se requieren verdaderos conocimientos para administrarlos. Lewis S. Coleman, «Four Forgotten Giants of Anesthesia History», *Journal of Anesthesia and Surgery* 3, n.º 1 (2016): pp. 68-84.

16. Podéis encontrar muchos estudios sobre los beneficios de los baños en dióxido de carbono en mrjamesnestor.com/breath.

17. A finales de los años cincuenta, Wolpe buscaba tratamientos alternativos para la ansiedad flotante, una forma de estrés para la que no existe ninguna cura y que actualmente afecta a unos diez millones de norteamericanos. Quedó asombrado por lo rápido y lo eficiente que actuaba el dióxido de carbono. Wolpe descubrió que entre dos y cinco inhalaciones de una mezcla de dióxido de carbono y oxígeno a partes iguales eran suficientes para reducir el nivel al que empezaba la ansiedad en sus pacientes de sesenta (debilitante) a cero. Ningún tratamiento se acercaba. «La esperanza es que este interés, de aparición reciente, por el dióxido de carbono conduzca a una investigación activa», escribió Wolpe en 1987. Pero el mismo año en que Wolpe publicó su llamamiento a favor del dióxido de carbono, la Food and Drug Administration aprobó el primer medicamento inhibidor selectivo de la recaptación de serotonina (ISRS), la fluoxetina, que más adelante se conocería por los nombres comerciales de Prozac, Sarafem y Adofen. Una década después de la publicación del estudio de Wolpe, Donald F. Klein, psiquiatra de la Universidad de Columbia, halló lo que creía que era el mecanismo que desataba el pánico, la ansiedad y otros trastornos relacionados. Era una «interpretación fisiológica errónea provocada por una pretendida asfixia [lo que] pone en marcha por error un evolucionado sistema de alarma por asfixia», escribió Klein en su artículo «False Suffocation Alarms, Spontaneous Panics, and Related Conditions». Y aquella falsa asfixia venía de unos quimiorreceptores que se habían vuelto demasiado sensibles a las fluctuaciones del dióxido de carbono. El miedo, en esencia, podía ser un problema tan físico como mental. Joseph Wolpe, «Carbon Dioxide Inhalation Treatments of Neurotic Anxiety: An Overview», *Journal of Nervous and Mental Disease* 175, n.º 3 (mzo. 1987): pp. 129-133; Donald F. Klein, «False Suffocation Alarms, Spontaneous Panics, and Related Conditions», *Archives of General Psychiatry* 50, n.º 4 (abr. 1993): pp. 206-217.

18. Esta es la estimación de Feinstein. Es difícil precisar las cifras porque mucha gente con trastornos de ansiedad padece depresión, y viceversa. Por ejemplo, se calcula que un 18 % de la población sufre trastornos de ansiedad; más o menos un 8 % sufre depresión grave, y muchos millones más tienen depresión con síntomas más leves; una cuarta parte sufre un trastorno mental diagnosticable; y se prevé que la mitad de los norteamericanos tendrán alguna enfermedad mental du-

rante su vida. «Half of US Adults Due for Mental Illness, Study Says», Live Science, 01-09-2011, https://www.livescience.com/15876-mental-illness-strikes-adults.html; «Facts & Statistics», Anxiety and Depression Association of America, https://adaa.org/about-adaa/press-room/facts-statistics.

19. Además, la depresión, la ansiedad y el pánico están estrechamente relacionados, pues las tres dolencias tienen su origen en la misma interpretación errónea del miedo. Un tercio de los pacientes que actualmente toman ISRS sufren otras formas de ansiedad y muchos serán tratados con medicamentos distintos para estas dolencias. Laura A. Pratt (et al.), «Antidepressant Use Among Persons Aged 12 and Over: United States, 2011-2014», Resumen de datos del NCHS n.º 283 (ag. 2017): pp. 1-8.

20. Aquellos hallazgos, como podéis imaginar, fueron polémicos. Podéis encontrar más información sobre el debate en curso acerca de ese estudio en Fredrik Hieronymus (et al.), «Influence of Baseline Severity on the Effects of SSRIs in Depression: An Item-Based, Patient-Level Post-Hoc Analysis», *The Lancet,* 11-07-2019, https://www.thelancet.com/journals/lanpsy/article/PIIS2215-0366(19)30383-9/fulltext; Fredrik Hieronymus, «How Do We Determine Whether Antidepressants Are Useful or Not? Authors' Reply», *The Lancet,* nov. 2019, https://www.thelancet.com/journals/lanpsy/article/PIIS2215-0366(19)30383-9/fulltext; Henry Bodkin, «Most Common Antidepressant Barely Helps Improve Depressive Symptoms, 'Shocking' Trial Finds», *The Telegraph* (Reino Unido), 19-09-2019, https://www.telegraph.co.uk/science/2019/09/19/common-antidepressant-barely-helps-improve-depression-symptoms.

21. Encontraréis una panorámica de los tratamientos y su eficacia aquí: Johanna S. Kaplan y David F. Tolin, «Exposure Therapy for Anxiety Disorders», *Psychiatric Times,* 06-09-2011, https://www.psychiatrictimes.com/anxiety/exposure-therapy-anxiety-disorders.

22. Aproximadamente un 40 % de los pacientes con trastornos de pánico sufren depresión, y un 70 % tienen alguna otra dolencia de salud mental. Todas estas afecciones, afirma Feinstein, tienen su raíz en el miedo. Paul M. Lehrer, «Emotionally Triggered Asthma: A Review of Research Literature and Some Hypotheses for Self-Regulation Therapies», *Applied Psychophysiology and Biofeedback* 22, n.º 1 (mzo. 1998): pp. 13-21.

23. Las personas que tienen pánico acuden al médico cinco veces más a menudo que los demás pacientes, y tienen una probabilidad seis veces mayor de ser hospitalizados por trastornos psiquiátricos. Un 37 % buscarán algún tratamiento, normalmente medicamentos, terapia conductual o ambas cosas. Pero ninguna de estas terapias afronta directamente lo que podría estar contribuyendo a padecer la afección: unos malos hábitos respiratorios crónicos. No es casualidad que el 60 % de las personas que padecen enfermedad pulmonar obstructiva crónica también tengan trastornos de ansiedad o depresión. Con gran frecuencia, estos pacientes respiran en exceso, demasiado deprisa y entran en pánico al anticipar que no van a poder hacer otra respiración. «Proper Breathing Brings Better Health», *Scientific American,* 15-01-2019, https://www.scientificamerican.com/article/proper-breathing-brings-better-health/.

24. Eva Henje Blom (et al.), «Adolescent Girls with Emotional Disorders Have a Lower End-Tidal CO_2 and Increased Respiratory Rate Compared with Healthy Controls», *Psychophysiology* 51, n.º 5 (myo. 2014): pp. 412-418; Alicia E. Meuret (et al.), «Hypoventilation Therapy Alleviates Panic by Repeated Induction of Dyspnea», *Biological Psychiatry CNNI (Cognitive Neuroscience and Neuroimaging)* 3, n.º 6 (jun. 2018): pp. 539-545; Daniel S. Pine (et al.), «Differential Carbon Dioxide Sensitivity in Childhood Anxiety Disorders and Nonill Comparison Group», *Archives of General Psychiatry* 57, n.º 10 (oct. 2000): pp. 960-967.

25. «Out-of-the-Blue Panic Attacks Aren't without Warning: Data Show Subtle Changes before Patients' *[sic]* Aware of Attack», Investigaciones de la Universidad Metodista del Sur, https://blog.smu.edu/research/2011/07/26/out-of-the-blue-panic-attacks-arent-without-warning/; Stephanie Pappas, «To Stave Off Panic, Don't Take a Deep Breath», Live Science, 26-12-2017, https://www.livescience.com/9204-stave-panic-deep-breath.html.

26. «New Breathing Therapy Reduces Panic and Anxiety by Reversing Hyperventilation», ScienceDaily, 22-12-2010, https://www.sciencedaily.com/releases/2010/12/101220200010.htm; Pappas, «To Stave Off Panic».

27. La flotación, según ha descubierto Feinstein a lo largo de cinco años de investigación clínica, es especialmente efectiva para tratar la

ansiedad, la anorexia y otras neurosis que tienen su origen en el miedo. «The Feinstein Laboratory», Laureate Institute for Brain Research, http://www.laureateinstitute.org/current-events/feinstein-laboratory-publishes-float-study-in-plos-one.

28. Encontraréis el cuadro de Buteyko sobre los niveles óptimos (y peligrosamente bajos) de dióxido de carbono en https://images.app.goo.gl/DGjT3bL8PMDQYmqL7.

29. Recientemente, la terapia con dióxido de carbono ha vivido un cierto resurgimiento, no solo con Olsson y su pandilla de pulmonautas autodidactas. Ahora se usa, de nuevo, para tratar la pérdida de audición, la epilepsia y varios cánceres. La compañía de atención médica norteamericana Aetna ofrece la terapia con dióxido de carbono como un tratamiento experimental. «Carbogen Inhalation Therapy», Aetna, http://www.aetna.com/cpb/medical/data/400_499/0428.html.

30. Los quimiorreceptores están diseñados para analizar las más diminutas fluctuaciones de dióxido de carbono, de mucho menos de un 1 %.

CAPÍTULO DIEZ: RÁPIDO, LENTO Y TODO LO CONTRARIO

1. Incluso una hora después de haber terminado la práctica del tummo. Imaginad que los pulmones son un panel solar; cuanto más grande es el panel, más células hay para absorber luz solar y más energía disponible habrá. La respiración intensa de Wim Hof puede incrementar el espacio disponible para el intercambio de gases cerca de un 40 %: una cantidad tremenda. Con este espacio extra, Hof podía, por ejemplo, consumir el doble de la cantidad normal de oxígeno cuarenta minutos después de terminar los ejercicios. Isabelle Hof, *The Wim Hof Method Explained* (Wim Hof Method, 2015, actualizado 2016), p. 8, https://explore.wimhofmethod.com/wp-content/uploads/ebook-the-wim-hof-method-explained-EN.pdf.

2. Joshua Rapp Learn, «Science Explains How the Iceman Resists Extreme Cold», Smithsonian.com, 22-05-2018, https://www.smithsonianmag.com/science-nature/science-explains-how-iceman-resists-extreme-cold-180969134/#WUf1Swaj7zYCkVDv.99.

3. Herbert Benson (et al.), «Body Temperature Changes during

the Practice of g Tum-mo Yoga», *Nature* 295 (1982): pp. 234-236; William J. Cromie, «Meditation Changes Temperatures», *The Harvard Gazette,* 18-04-2002.

4. Pregunté por este misterio al doctor Paul Davenport, un prestigioso fisiólogo y *Distinguished Professor* en la Universidad de Florida. Contestó al cabo de pocas horas. «Un problema interesante —escribió en el correo electrónico—. Mi respuesta será pertinente y académicamente vaga :) Conclusión: el efecto de la hiperventilación voluntaria depende de múltiples factores, como la distribución de la sangre por el cuerpo, el grado de alteración de los gases sanguíneos, la capacidad de amortiguación reducida del líquido cefalorraquídeo (LCR), los cambios en el rendimiento cardíaco, el tiempo y factores aún desconocidos. (¿Es mi respuesta suficientemente ambigua?) Las investigaciones sobre la respuesta fisiológica de la sangre y del LCR ante la hiperventilación voluntaria son bastante evidentes. Sin embargo, las respuestas cognitivas a los cambios fisiológicos son mucho más ambiguas y complejas.» Al final del correo me contó que estaba trabajando en un análisis detallado del problema, que le llevaría un tiempo elaborar. En el momento de escribir este libro, aún estaba redactándolo. Lo publicaré en mi sitio web: mrjamesnestor.com/breath. Mientras tanto, podéis examinar unos cuantos estudios aquí: I. A. Bubeev, «The Mechanism of Breathing under the Conditions of Prolonged Voluntary Hyperventilation», *Aerospace and Environmental Medicine* 33, n.º 2 (1999): pp. 22-26; J. S. Querido y A. W. Sheel, «Regulation of Cerebral Blood Flow during Exercise», *Sports Medicine* 37, n.º 9 (oct. 2007), pp. 765-782.

5. Iuriy A. Bubeev y I. B. Ushakov, «The Mechanism of Breathing under the Conditions of Prolonged Voluntary Hyperventilation», *Aerospace and Environmental Medicine* 33, n.º 2 (1999): pp. 22-26; Seymour S. Kety y Carl F. Schmidt, «The Effects of Altered Arterial Tensions of Carbon Dioxide and Oxygen on Cerebral Blood Flow and Cerebral Oxygen Consumption of Normal Young Men», *Journal of Clinical Investigation* 27, n.º 4 (1948): pp. 484-492; Querido y Sheel, «Regulation of Cerebral Blood Flow during Exercise»; Shinji Naganawa (et al.), «Regional Differences of fMR Signal Changes Induced by Hyperventilation: Comparison between SE-EPI and GE-EPI at 3-T», *Journal of Magnetic Resonance Imaging* 15, n.º 1 (en. 2002): pp. 23-30; S. Posse (et al.), «Regional Dynamic Signal Changes during Controlled

Hyperventilation Assessed with Blood Oxygen Level-Dependent Functional MR Imaging», *American Journal of Neuroradiology* 18, n.º 9 (oct. 1997): pp. 1763-1770.

6. Más concretamente, las referencias escritas al prana aparecieron en India hace unos tres mil años; en China surgieron durante los periodos Ying y Zhou, hace unos dos mil quinientos años.

7. Los antiguos indios creían que el cuerpo contenía entre 72.000 y 350.000 canales. Nadie sabe cómo los contarían.

8. Sat Bir Singh Khalsa (et al.), *Principles and Practice of Yoga in Health Care,* Edimburgo, Handspring, 2016.

9. Hubo, no obstante, unas investigaciones muy raras y fascinantes con financiación pública sobre las posibilidades de mover esta «energía vital». Aquí encontraréis esta maravilla de estudio de 1986, que de algún modo se filtró por las grietas del sitio web de la CIA: Lu Zuyin (et al.), «Physical Effects of Qi on Liquid Crystal», CIA, https://www.cia.gov/library/readingroom/docs/CIA-RDP96-00792R00020 0160001-8.pdf.

10. Justin O'Brien (Swami Jaidev Bharati), *Walking with a Himalayan Master: An American's Odyssey,* St. Paul (Minesota), Yes International, 1998, 2005, pp. 58, 241; Pandit Rajmani Tigunait, *At the Eleventh Hour: The Biography of Swami Rama,* Honesdale (Pensilvania), Himalayan Institute Press, 2004; «Swami Rama, Researcher/ Scientist», Swami Rama Society, http://www.swamiramasociety.org/ project/swami-rama-researcherscientist/.

11. «Swami Rama, Himalayan Master, Part 1», YouTube, https:// www.youtube.com/watch?v=S1sZNbRH2N8.

12. «Swami Rama at the Menninger Clinic, Topeka, Kansas», Kansas Historical Society, https://www.kshs.org/index.php?url=km/ items/view/226459.

13. El doctor Daniel Ferguson, jefe de la clínica de higiene médica del hospital del Departamento de Asuntos de los Veteranos en Minesota, había demostrado unos meses antes que Swami Rama tenía la capacidad de hacer «desaparecer» el pulso durante unos minutos. Erik Peper (et al.) (eds.), *Mind/Body Integration: Essential Readings in Biofeedback,* Nueva York, Plenum Press, 1979, p. 135.

14. El tiempo registrado realmente fue de diecisiete segundos, pero Rama había entrado en esa zona de aleteo del corazón unos cuan-

tos segundos antes de que los técnicos estuvieran preparados. Este detalle procede del libro de Justin O'Brien *The Wellness Tree: The Six-Step Program for Creating Optimal Wellness,* Yes International, 2000.

15. Gay Luce y Erik Peper, «Mind over Body, Mind over Mind», *The New York Times,* 12-09-1971.

16. Marilynn Wei y James E. Groves, *The Harvard Medical School Guide to Yoga,* Nueva York, Hachette, 2017; Jon Shirota, «Meditation: A State of Sleepless Sleep», jun. 1973, http://hihtindia.org/wordpress/wp-content/uploads/2012/10/swamiramaprobe1973.pdf.

17. «Swami Rama: Voluntary Control over Involuntary States», YouTube, 22-01-2017, 1:17, https://www.youtube.com/watch?v=yv_D3ATDvVE.

18. Mathias Gardet, «Thérèse Brosse (1902–1991)», https://repenf.hypotheses.org/795; «Biofeedback Research and Yoga», Yoga and Consciousness Studies, http://www.yogapsychology.org/art_biofeedback.html; Brian Luke Seaward, *Managing Stress: Principles and Strategies for Health and Well-Being,* Burlington (Massachusetts), Jones & Bartlett Learning, 2012; M. A. Wenger y B. K. Bagchi, «Studies of Autonomic Functions in Practitioners of Yoga in India», *Behavioral Science* 6, n.º 4 (oct. 1961): pp. 312-313.

19. «Swami Rama Talks: 2:1 Breathing Digital Method», Swami Rama. YouTube, 23-05-2019, https://www.youtube.com/watch?v=PYVrB36FrQw; «Swami Rama Talks: OM Kriya pt. 1», Swami Rama. YouTube, 28-05-2019, https://www.youtube.com/watch?v=ygvnWEnvWCQ.

20. Al parecer, Rama no era todo luz y sosiego. En 1994 una alumna que había asistido al Himalayan Institute lo acusó de haber abusado sexualmente de ella cuando ella tenía diecinueve años y él casi setenta. Cuatro años más tarde, tras la muerte de Rama, un jurado indemnizó a la mujer con casi dos millones de dólares por daños y perjuicios. Desde la gerencia del Himalayan Institute sostienen que fue un juicio injusto, ya que Rama ni siquiera estaba presente para dar su versión de los hechos. No obstante, el incidente manchó el legado de Rama en el país y en el extranjero. William J. Broad, «Yoga and Sex Scandals: No Surprise Here», *The New York Times,* 27-02-2012.

21. La información biográfica está resumida a partir de las siguientes fuentes: Robyn Stoller, «The Full Story of Dr. Albert

Szent-Györgyi», Fundación Nacional para la Investigación sobre el Cáncer, 09-12-2017, https://www.nfcr.org/blog/full-story-of-dr-albert-szent-gyorgyi/; Albert Szent-Györgyi, «Biographical Overview», Biblioteca Nacional de Medicina, https://profiles.nlm.nih.gov/spotlight/wg/feature/biographical; Robert A. Kyle y Marc A. Shampo, «Albert Szent-Györgyi—Nobel Laureate», *Mayo Clinic Proceedings* 75, n.º 7 (jul. 2000): p. 722; «Albert Szent-Györgyi: Scurvy: Scourge of the Sea», Science History Institute, https://www.sciencehistory.org/historical-profile/albert-szent-gyorgyi.

22. Albert Szent-Györgyi, «Muscle Research», *Scientific American* 180 (jun. 1949): pp. 22-25.

23. Según investigadores de la Universidad de Arizona, en Tucson, lo que distingue a los animales con cerebros pequeños de los que tienen cerebros grandes y en rápida evolución es su capacidad de llevar a cabo ejercicios de resistencia. Cuanto mayor es la capacidad, más grande es el cerebro. Lo que alimenta esta capacidad —y estos cerebros— son unos pulmones más grandes, que tienen una mejor eficiencia respiratoria. Esto explica por qué los mamíferos tienen un cerebro más grande que los no mamíferos, y por qué el cerebro de los humanos, las ballenas y los delfines siguió creciendo tan deprisa a lo largo de millones de años mientras que el de los reptiles no aumentó. Oxígeno significa energía, y energía significa evolución. Nuestra capacidad de hacer respiraciones cuantiosas y plenas, en cierto modo, ha contribuido a hacernos humanos. David A. Raichlen y Adam D. Gordon, «Relationship between Exercise Capacity and Brain Size in Mammals», *PLoS One* 6, n.º 6 (jun. 2011): e20601; «Functional Design of the Respiratory System», medicine.mcgill.ca, https://www.medicine.mcgill.ca/physio/resp-web/TEXT1.htm; Alexis Blue, «Brain Evolved to Need Exercise», Neuroscience News, 26-06-2017, https://neurosciencenews.com/evolution-brain-exercise-6982/.

24. Bettina E. Schirrmeister (et al.), «Evolution of Multicellularity Coincided with Increased Diversification of Cyanobacteria and the Great Oxidation Event», *PNAS* 110, n.º 5 (en. 2013): pp. 1791-1796.

25. Albert Szent-Györgyi, «The Living State and Cancer», *Physiological Chemistry and Physics,* dic. 1980.

26. Szent-Györgyi atribuye esta expresión a una conversación personal con P. Ehrenfest, un físico teórico austroneerlandés.

27. G. E. W. Wolstenholme (et al.) (eds.), *Submolecular Biology and Cancer,* Hoboken (Nueva Jersey), John Wiley & Sons, 2008, p. 143.

28. J. Cui (et al.), «Hypoxia and Miscoupling between Reduced Energy Efficiency and Signaling to Cell Proliferation Drive Cancer to Grow Increasingly Faster», *Journal of Molecular Cell Biology,* 2012; Alexander Greenhough (et al.), «Cancer Cell Adaptation to Hypoxia Involves a HIF-GPRC5A-YAP Axis», *EMBO Molecular Medicine,* 2018.

29. Esta cita se atribuye a la conferencia de Szent-Györgyi «Electronic Biology and Cancer» ['Biología electrónica y cáncer'], que presentó en el Laboratorio de Biología Marina en Woods Hole, en Massachusetts, en julio de 1972.

30. «Master DeRose», enacademic.com, https://enacademic.com/dic.nsf/enwiki/11708766.

31. Las descripciones y los datos del valle del Indo proceden de las siguientes fuentes: «Indus River Valley Civilizations», Khan Academy, https://www.khanacademy.org/humanities/world-history/world-history-beginnings/ancient-india/a/the-indus-river-valley-civilizations; Saifullah Khan, «Sanitation and Wastewater Technologies in Harappa/Indus Valley Civilization (ca. 2600–1900 bce)», https://canvas.brown.edu/files/61957992/download?download_frd=1.

32. Para ponerlo en perspectiva, unos setecientos setenta mil kilómetros cuadrados equivalen a todos los estados de la Costa Este de los Estados Unidos desde Florida hasta Nueva York. Craig A. Lockard, *Societies, Networks, and Transitions: A Global History,* Stamford (Connecticut), Cengage Learning, 2008.

33. Yan Y. Dhyansky, «The Indus Valley Origin of a Yoga Practice», *Artibus Asiae* 48, n.º 1-2 (1987), pp. 89-108.

34. Puede encontrarse una descripción exhaustiva de la historia, la epistemología y la evolución del samkhya y del yoga primitivo en este excelente artículo académico de la *Internet Encyclopedia of Philosophy,* https://www.iep.utm.edu/yoga/.

35. El término *ario* proviene del sánscrito *ērān,* que fue la base de la denominación moderna de Irán. El término nunca tuvo nada que ver con la supremacía blanca hasta que los nazis se adueñaron de él cuatro mil años después.

36. En sánscrito, su lengua: Steve Farmer (et al.), «The Collapse of the Indus-Script Thesis: The Myth of a Literate Harappan Civilization», *Electronic Journal of Vedic Studies* 11, n.º 2 (en. 2014): pp. 17-19, http://laurasianacademy.com/ejvs/ejvs1102/ejvs1102article.pdf.

37. De una filosofía llamada *samkhya*. El samkhya se basaba en la razón y las pruebas. La raíz nominal de *samkhya* significa «número», mientras que la verbal significa «saber». «O lo sabes o no lo sabes —me dijo DeRose—. ¡La espiritualidad no tenía nada que ver con eso!» El fundamento del samkhya era secular, basado en estudios empíricos, no en opiniones. DeRose me contó que en los primeros upanishad no se mencionaban ni las manos en posición de rezo ni las posturas de yoga de pie porque estos ejercicios nunca formaron parte de la práctica. El yoga primitivo era una tecnología desarrollada para influenciar y controlar el prana. Era una ciencia de la meditación y la respiración. Posiblemente la primera referencia al pranayama (el antiguo arte indio del control respiratorio) aparece en el himno 1.5.23 del upanishad Brihadaranyaka, documentado por primera vez en torno al 700 antes de Cristo. «En efecto, uno debería inspirar (surgir), pero también debería espirar (sin detenerse) diciendo: "Que no me alcance la desgracia moribunda". Cuando uno practicara esto (respiración), debería desear alcanzar la plena comprensión de aquello (la inmortalidad). Es a través de esto (la comprensión) como uno alcanza la unión con esta divinidad (respiración), es decir, la compartición de dos mundos.» *The Brihadaranyaka Upanishad,* libro 1, Darshana Press (traducción de John Wells) http://darshanapress.com/Brihadaranyaka%20Upanishad%20 Book%201.pdf.

38. En el siglo VI antes de Cristo, Siddhartha Gautama, hijo de un rey guerrero y de una reina del valle del Indo, encontró su camino debajo de una higuera en el noreste de India. Se sentó y empezó a practicar estas antiguas técnicas de meditación y respiración. Gautama alcanzó la iluminación y partió para enseñar las maravillas de la respiración, la meditación y la iluminación por todo Oriente. Siddhartha terminaría siendo conocido como Buda, el fundador de la fe budista.

39. Michele Marie Desmarais, *Changing Minds: Mind, Consciousness and Identity in Patanjali's Yoga-sutra and Cognitive Neuroscience,* Delhi, Motilal Banarsidass, 2008.

40. El pasaje real es mucho más impreciso. Según DeRose, se tra-

duce algo así como: «El cuarto tipo de pranayama trasciende la inhalación y la exhalación». Las interpretaciones de los yoga-sutras varían enormemente; la interpretación que yo cito, a cargo de Swami Jnaneshvara, es la que me pareció más esclarecedora y más accesible. Aquí encontraréis más: http://swamij.com/yoga-sutras-24953.htm, http://www.swamij.com/yoga-sutras-24953.htm#2.51.

41. Mestre DeRose, *Quando É Preciso Ser Forte: Autobiografia* (edición en portugués), São Paulo, Egrégora, 2015.

42. Después de Patanyali, el yoga siguió condensándose y reescribiéndose. El *Bhagavad gita* lo describió más bien como una práctica mística y metafísica, una herramienta espiritual que podía emplearse para alcanzar la autorrealización y la iluminación. La tradición hatha, desarrollada formalmente en el siglo XV, utilizaba las antiguas técnicas para honrar a Shiva y convirtió los asanas sentados en quince posturas, muchas de las cuales se realizan de pie. «Contesting Yoga's Past: A Brief History of Āsana in Pre-modern India», Centro para el Estudio de las Religiones del Mundo de la Universidad Harvard, 14-10-2015 https://cswr.hds.harvard.edu/news/2015/10/14/contesting-yoga's-past-brief-history-āsana-pre-modern-india.

43. «Two Billion People Practice Yoga 'Because It Works'.» Noticias de las Naciones Unidas, 21-06-2016, https://news.un.org/en/audio/2016/06/614172; Alice G. Walton, «How Yoga Is Spreading in the U.S», *Forbes*, https://www.forbes.com/sites/alicegwalton/2016/03/15/how-yoga-is-spreading-in-the-u-s/#3809c047449f/.

44. En su libro *Pranayama* (del que recibí un ejemplar antes de su publicación), DeRose expone detalladamente cincuenta y ocho técnicas de respiración cuyo origen se remonta a miles de años atrás, en los inicios del samkhya. Al final del libro que tenéis entre manos se explican algunas de esas técnicas.

45. «The Most Ancient and Secretive Form of Yoga Practiced by Jesus Christ: Kriya Yoga», Evolve+Ascend, http://www.evolveandascend.com/2016/05/24/ancient-secretive-form-yoga-practiced-jesus-christ-kriya-yoga; «The Kriya Yoga Path of Meditation», Self-Realization Fellowship, https://www.yogananda-srf.org/The_Kriya_Yoga_Path_of_Meditation.aspx.

46. «Research on Sudarshan Kriya Yoga», Art of Living, https://www.artofliving.org/us-en/research-sudarshan-kriya.

47. No puedo describir cómo realizar el Sudarshan Kriya porque

no existen unas instrucciones escritas. Shankar es el único que dirige estas sesiones, y lo hace con una vieja gravación distorsionada como la que oí hace muchos años. El que quiera probar el Sudarshan Kriya deberá ir a un centro de The Art of Living o deberá rastrear internet para encontrar algo de contrabando. Yo he hecho ambas cosas.

48. Esta es una razón por la que hiperventilar aleatoriamente o practicar técnicas de respiración no tradicionales puede ser tan nocivo y peligroso.

EPÍLOGO: UN ÚLTIMO SUSPIRO

1. Albert Szent-Györgyi, «The Living State and Cancer», en G. E. W. Wolstenholme (et al.) (eds.), *Submolecular Biology and Cancer,* Hoboken (Nueva Jersey), John Wiley & Sons, 2008, p. 17.

2. «The Top 10 Causes of Death», Organización Mundial de la Salud, 24-05-2018, https://www.who.int/news-room/fact-sheets/detail/the-top-10-causes-of-death; «Leading Causes of Death», Centros para el Control y la Prevención de Enfermedades de los Estados Unidos, https://www.cdc.gov/nchs/fastats/leading-causes-of-death.htm.

3. Danielle Simmons, «Epigenetic Influences and Disease», Nature Education, https://www.nature.com/scitable/topicpage/epigenetic-influences-and-disease-895/.

4. «Cada día unos trece quilos y medio de aire participan en este oleaje, en comparación con los menos de dos kilos de comida y los dos quilos y pico de agua». Dr. John R. Goldsmith, «How Air Pollution Has Its Effect on Health (2)—Air Pollution and Lung Function Changes», *Proceedings: National Conference on Air Pollution U.S. Department of Health, Education, and Welfare,* Washington (DC), Oficina de Publicaciones del Gobierno de los Estados Unidos, 1959, p. 215.

5. Andrew Weil, *Breathing: The Master Key to Self Healing,* Sounds True, 1999.

6. Todavía quedaban restos de la infestación de bacterias en mi nariz, pero era prácticamente inexistente. Los resultados: «*Corynebacterium propinquum* 2+: cantidad prácticamente inexistente de cocos grampositivos; cantidad entre prácticamente inexistente y baja de bacilos grampositivos; ausencia de células polimorfonucleares».

7. Carl Stough y Reece Stough, *Dr. Breath: The Story of Breathing Coordination,* Nueva York, William Morrow, 1970, p. 29.

8. Charles Matthews, «Just Eat What Your Great-Grandma Ate», *San Francisco Chronicle,* 30-12-2007, https://michaelpollan.com/reviews/just-eat-what-your-great-grandma-ate/.

ÍNDICE ONOMÁSTICO